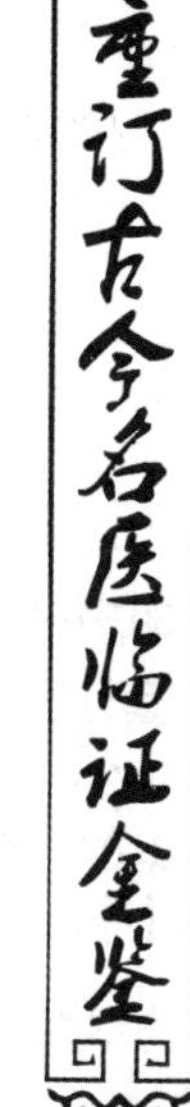

不孕卷

单书健◎编著

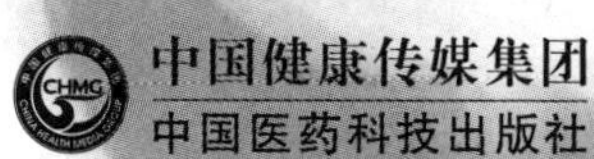

内容提要

古今名医之临床实践经验，乃中医学术精华之最重要部分。本书主要选取了古今名医对不孕症及滑胎、更年期综合征、盆腔炎治疗的临床经验、医案、医论之精华，旨在为临床中医诊治以上疾病提供借鉴。全书内容丰富，资料翔实，具有极高的临床应用价值和文献参考价值，以帮助读者开阔视野，增进学识。

图书在版编目（CIP）数据

重订古今名医临证金鉴．不孕卷 / 单书健编著．— 北京 ：中国医药科技出版社，2017.8

ISBN 978-7-5067-9221-9

Ⅰ．①重…　Ⅱ．①单…　Ⅲ．①不孕症—中医临床—经验—中国　Ⅳ．① R249.1

中国版本图书馆 CIP 数据核字（2017）第 071469 号

美术编辑　陈君杞
版式设计　也　在

出版　**中国健康传媒集团** | 中国医药科技出版社
地址　北京市海淀区文慧园北路甲 22 号
邮编　100082
电话　发行：010—62227427　邮购：010—62236938
网址　www.cmstp.com
规格　710×1000mm $^{1}/_{16}$
印张　27 $^{1}/_{2}$
字数　307 千字
版次　2017 年 8 月第 1 版
印次　2020 年 11 月第 2 次印刷
印刷　三河市航远印刷有限公司
经销　全国各地新华书店
书号　ISBN 978-7-5067-9221-9
定价　55.00 元

获取新书信息、投稿、为图书纠错，请扫码联系我们。

困惑与抉择

——代前言

单书健

从 1979 年当编辑起，我就开始并一直在思考中医学术该如何发展？总是处于被证明、被廓清、被拷问的中医学，在现代科学如此昌明的境遇下，还能不能独立发展？该以什么形态发展？

一、科学主义——中医西化百年之困

（一）浑沌之死

百年中医的历史，就是一部中医西化的历史……

百年来西医快速崛起，中医快速萎缩，临床范围窄化，临床阵地缩小，信仰人群迁移，有真才实学、经验丰富的中医寥若晨星……

科研指导思想的偏差。全部采用西医的思路、方法、评价标准。科研成果大部分脱离了中医药学的最基本特点，以药为主，医药背离，皮之不存，毛将焉附？

中医教育亦不尽人意。学生无法建立起中医的思维方式，不能掌握中医学的精髓，不能用中医的思维方式去认识疾病，这是中医教育亟待解决的问题。中医学术后继乏人，绝非危言耸听，而是严酷的现实。

傅景华先生认为，科学主义首先将科学等同于绝对真理，把近代以来形成的科学体系奉为不可动摇的真理，那么一切理论与实践都要

符合“科学”，并必须接受“科学”的验证。一个明显错误的观念，却变成不可抗衡的共识。事实上，这种认识一旦确立，中医已是死路一条。再用笼罩在现代科学光环之下的西医来检验中医则是顺理成章。“用现代科学方法研究中医，实现中医现代化”的方针应运而生，并通过行政手段，使之成为中医事业发展的惟一途径。中医走上了科学化、现代化、实证化、实验化、分析化、还原化、客观化、标准化、规范化、定量化的艰巨而漫长的征程，中医被验证、被曲解、被改造、被消化的命运已经注定。在“现代化”的迷途上，历尽艰辛而长途跋涉，费尽心机地寻找中医概念范畴和理论的“物质基础”与“科学内涵”，最高奢望不过是为了求人承认自己也有符合西医的“科学”成分。努力去其与西医学不相容的“糟粕”，取其西医学能够接受的“精华”，直至完全化入西医，以彻底消亡而告终。

中国科学院自然科学史研究所研究员宋正海先生认为科学是人类社会结构中的一个基本要素。从古至今，任何民族和国家，均存在科学这个要素，所不同的只是体系有类型不同、水平有高低之分。并非如科学主义者所认为的，只有西方体系的近代科学才算是“科学”。[1]

近代科学为西方科学体系所独霸，它的科学观、方法论所形成的科学主义，无限度发展，逐渐在全球形成强势文化，取得了话语权，致使各国民族的科学和文化越来越被扼杀乃至被完全取代。近百年来以科学主义评价中医科学性、以西医规范中医，正促使中医走上一条消亡之路。要真正振兴中医，首先要彻底批判科学主义，让中医先从束缚中走出来。

《庄子·应帝王》中浑沌之死十分深刻，发人深省……

南海之帝为倏，北海之帝为忽，中央之帝为浑沌。倏与忽时相与遇于浑沌之地，浑沌待之甚善。倏与忽谋报浑沌之德，曰：“人皆有七

[1] 宋正海．要振兴中医首先要彻底批判科学主义．中国中医药报社．哲眼看中医．北京科学技术出版社，2005，71-78.

窍以视听食息，此独无有，尝试凿之。”日凿一窍，七日浑沌死。

《经典释文》：“倏忽取神速之名，浑沌以合和为貌。”成玄英疏：“夫运四肢以滞境，凿七窍以染尘，乖浑沌之至淳，顺有无之取舍，是以不终天年，中途夭折。”“浑沌”象征本真的生命世界，他的一切原本如此，自然而然，无假安排，无须人为地给定它以任何秩序条理。道的根源性在于浑沌。在浩渺的时空中按人的模式去凿破天然，以分析去破毁混融，在自然主义的宇宙观看来，乃是对道的整体性和生命的整体性的斫丧。把自己的价值观强加给中医学，加给多样性的生命世界，中医西化无疑是重演“浑沌”的悲剧！

（二）中医是不为狭义科学见容的复杂性科学

2015 年 10 月 5 日，中国科学家屠呦呦凭发现青蒿素的治疟作用而获得 2015 年诺贝尔生理学与医学奖，这是中国科学家获得的第一个科学类诺贝尔奖。2011 年，屠呦呦获得拉斯克奖（Lasker Award）时曾表示，青蒿素的发现，是团队共同努力的成果，这也是中医走向世界的荣誉。

围绕屠呦呦的获奖，关于中医科学性的争论再次喧嚣一时。然而不管如何争议，中医跨越几千年历史为中华民族乃至全世界的生存做出了不可磨灭的贡献。

朱清时院士认为中医药是科学，是复杂性科学。只是当前流行的狭义的“科学”还不接受。

发源于西方的现代主流科学总是把复杂事物分解为基本组成单元来研究（即以还原论为基础）；以中医为代表的中国传统科学总是把复杂事物看作整体来研究，他们认为，若把事件简化成最基本的单元，就要把许多重要信息都去除掉，如单元之间的连接和组合方式等等，这样做就把复杂事物变样了。

朱清时院士指出，解剖学发现不了经络和气，气实际上是大量细胞和器官相互配合和集体组装形成的一种态势。这种态势正如战争中兵家的部署，士兵组织好了，战斗力就会大增，这种增量就是气。或者像放在山顶上蓄势待下的石头。总之，是一个复杂系统各个部分之间的关系、组装方式决定了它能产生巨大的作用。

英国《自然》杂志主编坎贝尔博士就世界科技发展趋势发表看法说：目前对生命科学的研究仍然局限在局部细节上，尚没有从整个生命系统角度去研究，未来对生命科学的研究应当上升到一个整体的、系统的高度，因为生命是一个整体。

著有《东方科学文化的复兴》的姜岩博士曾著文指出：混沌理论推动了复杂科学的诞生。而复杂科学的问世彻底动摇了还原论——能用还原论近似描述的仅仅是我们世界的很小的一部分。哥德尔不完备性定理断言，不仅仅是数学的全部，甚至任何一个系统，都不可能用类似哥德尔使用的能算术化的数学和逻辑公理系统加以概括。哥德尔的结果是对内涵公理化一个致命的打击。

著名生物学家、生命科学哲学家迈尔强调科学的多元性。他认为，由于近代物理学的进步，“仿佛世界上并没有活生生的有机世界。因此，必须建立一种新的哲学，这种哲学主要的任务是摆脱物理主义的影响”。他指出生物学中还原是徒劳的、没有意义的……生物学领域重要的不是本质而是个体。

诺贝尔奖获得者、杰出现代科学家普利高津说过：“物理学正处于结束现实世界简单性信念的阶段，人们应当在各个单元的相互作用中了解整体，要了解在相当长的时间内，在宏观的尺度上组成整体的小单元怎样表现出一致的运动。”而这些观念与中医的学术思想更为接近。美国物理学家卡普拉把现代物理学与中国传统思想作了对比，认为两者在许多地方极其一致。哈肯提出“协同学和中国古代思想在整体性观念上有深刻的联系”，他创立协同学是受到中医等东方思维的启发。以中国古代整体论思想为基础的中医将大大促进医学和科学的发展。

（三）哲学家的洞见

曾深入研究过中医的哲学家刘长林先生指出，当前困扰中医学的不是中医药学术本身，而是哲学。一些流行的认识论观念必须突破、更新，这样才能树立正确的科学观，破除对西方和现代科学的迷信，正确理解中医学的科学价值，划清中医与西医的界限，此乃发展中医学的关键。

刘先生认为：科学多元的客观依据是宇宙的无限性，宇宙和任一具体事物都具有无限多的方面和层面……任何认识方法都是对世界的一种选择，都是主客体的一种特殊的耦合关系。你的方法选择认识这一方面，就不能同时认识那一方面；你建立的耦合关系进入这一层面，就不能同时进入那一层面，因为世界是由各种对立互补的方面、层面所组成的。这就形成了不同的认识方法，而认识方法的不同，导致了认识的结果也就不同，所获规律的形态也不一样，从而形成不同的科学模型，但却都是对这一事物的正确认识。于是形成形态各异的科学体系，这就是科学的多元性。[1]

恩格斯说：一切存在的基本形式是空间和时间。孟庆云先生认为，《内经》的思想主旨是从时间结构的不同内容阐发有机论人体观，提出了关于阴阳始终、藏象经络、四时气化、诊法治则等学说中时间要素的生命特征，具有独特的科学价值。

刘先生指出：西方科学体系以空间为主。空间性实，其特性在于广延和并列。空间可以分割，可以占有。空间关系的特点是相互排斥，突显差别。对空间的深入认识以分解为条件。在空间中，人与物

[1] 刘长林．关于中国象科学的思考——兼谈中医学的认识论实质．杭州师范大学学报（社会科学版），2009，31（2）：4-11.

是不平等的，人居主位，对物持征服和主宰的态度。因此，主体与客体采取对立的形式……以空间为本位，就会着重研究事物的有形实体和物质构成，这与主客对立的认识方式是统一的。认识空间性质主要靠分析、抽象和有控制条件的实验。抽象的前提是在思维中将对象定格、与周围环境分割开，然后找出具有本质意义的共性。在控制的条件下做实验研究，是在有限的空间范围内（如实验室），在实际中将对象与周围环境分割开，然后寻找被分离出来的不同要素之间的规律性联系。

刘先生还认为：东方科学体系以时间为主。时间性虚，其特性在于持续和变异。时间不能分割，不能占有，只能共享。在时间里，人与人、人与万物是平等、共进的关系。主体与客体采取相融的方式……从时间的角度认识事物，着眼在自然的原本的整体，表现为现象和自然的流行。向宇宙彻底开放的状态，在“因”“顺”对象的自然存在和流行中，寻找其本质和规律。用老子的话说，就是“道法自然”，这是总的原则。

“现象联系的本质是‘气’，气是万物自然生化的根源。现象层面的规律体现为气的运动，通过气来实现。中医学研究的是现象层面的规律，在认识过程中，严格保持人和万物的自然整体状态，坚持整体决定和产生部分，部分受整体统摄，因而要从整体看部分，而不是从部分看整体。西医学研究的是现象背后的实体层面，把对象看作是合成的整体，因而认为部分决定整体，整体可以用部分来说明，故主要采取还原论的方法。”

“现象表达的是事物的波动性，是各种功能、信息的联系。现象论强调的是事物的运动变易，即时间方面。庄子说：‘与物委蛇，而同其波。’（《庄子·庚桑楚》）‘同其波’，就是因顺现象的自然流变，去发现并遵循其时间规律。所以中医学研究的是整体。而西医学以实体为支撑事物存在的本质，将生命活动归结为静态的物质形体元素，故西医学研究的是‘粒子’的整体。”

“中医学认为：‘器者，生化之宇。’（《素问·六微旨大论篇》）而生化之道，以气为本。‘气始而生化，气散而有形，气布而蕃育，气终而象变，其致一也。’（《素问·五常政大论篇》）可见，中医学以无形的人体为主要对象，着意关注的是气化，把人看作是气的整体。而西医学则以有形的人体为对象，研究器官、细胞和分子对生命的意义，把人看作是实体的整体。”

刘先生进而指出：时间与空间是共存关系，不是因果关系。人无论依靠何种手段都不可能将时空两个方面同时准确测定，也不可能从其中的一个方面过渡到另一方面。量子力学的不确定性原理告诉我们，微观粒子的波动特性的关系也是这样。它们既相互补充，又相互排斥。

部分决定整体和整体决定部分，这两个反向的关系和过程同时存在。但是，观测前者时就看不清后者，观测后者时又看不清前者，所以我们只能肯定二者必定相互衔接，畅然联通，但却永远不能弄清其如何衔接，如何联通。这是认识的盲区，是认识不可逾越的局限。要承认这类盲区的存在，因为世界上有些不可分割的事物只是共存关系，而没有因果联系。

刘先生从哲学的高度对中西医把握客观事物认识论原理，燃犀烛微，深刻剖析，充满了哲学家的洞见，觉闻清钟，发人深省。

李约瑟曾经指出：中西医结合在技术层面是可以探讨的，理论层面是不可能的。刘长林先生也认为：人的自然整体（中医）与合成的整体（西医），这两个层面之间尽管没有因果联系，但却有某种程度的概率性的对应关系。寻求这种对应关系，有利于临床。我们永远做不到将两者真正沟通，就是说，无论用中医研究西医，还是用西医研究中医，永远不可能从一方走到另一方。

早在20世纪80年代，傅景华先生就形成了中医过程论思想。傅先生认为：中医不仅包括对有形世界的认识，而且具有对自然和生命本源以及发生演化过程的认识。中医的认识领域主要在生命过程与枢机，而不仅是人体结构与功能，中医是“天地人和通、神气形和通”的大道。傅先生认为中医五脏属于五行序列，分别代表五类最基本的生命活动方式。《素问·灵兰秘典论篇》喻以君主、相傅、将军、仓廪、作强之官，形象地反映出五类生命运动方式的特征。在生命信息的运行机制中，心、肺、肝、脾、肾恰似驱动、传递、反馈、演化、发生机制一样，立足于生命的动态过程，而非实体器官。针对实体层面探求中医脏腑经络实质已走入死胡同，傅景华先生以“中医过程论”诠释中医实质，空谷足音，振聋发聩，惜了无唱和。笔者曾多次和傅景华讨论，好像那时他并不知道怀特海的过程哲学，只是基于对《周易》等典籍中过程思想的理解，能提出如此深刻的见解，笔者十分敬佩他深邃的洞见。十几年后，怀特海的过程哲学已在中国传播，渐至大行其道了。

怀特海明确地说过，他的过程哲学与东方思想更加接近！而不是更接近于西方哲学。杨富斌教授指出，怀特海过程哲学的“生成”和“过程”思想，与中国哲学关于生成和变易的思想相接近。

怀特海的有机体概念，通常是指无限“绵延”（持续）的宇宙运动过程的某一点上包含了与其他点上的事物的相互关系，因而获得自身的具体现实规定性的事物。意在取代以牛顿物理学绝对时空观为基础的机械唯物论宇宙观中的“物质”或“实在”观，即宇宙观问题。在他看来，传统的机械论宇宙观中所说的“物质”或“实在”实际上都是处于过程之中的存在物或实有（entity），都是与其他存在物相互作用、相互影响、相互依赖的，并在此过程中获得自身的规定性，不是单纯的、永恒的、具有绝对意义的东西，而是具有过程性、可变性和相对性的复杂有机体；认识过程中的主体和客体也是同一运动（认识）过程中彼此相关、相互渗透和相互依赖的两个有机体，因而并没有完全自主、自足的“主体”，也没有绝对不受主体影响的、具有绝对意义的客体，因此对于主体与客体的关系，也应当从二者的相互作用、相互影响和相互渗透及其与周围的关系等方面来考察。而中国古代哲学追求超现象的本质、超感觉的概念、超个体性的普遍性（同一性）为哲学的最高任务。在中国哲学家看来，天地人相通，自然与社会相通，阴阳相通相合。《黄帝内经》通过揭示自然变化对人体生理的影响，自然变化与疾病、自然环境与治疗的关系，认为“人与天地相参也，与日月相应也。”(《灵枢·岁露论》) 怀特海的有机体思想与中国哲学的天人合一确有相通之处。

（四）医学不是纯粹的科学

除了极少数的哲学家、科学家认为中医是科学，而中医不是科学几乎成为世人之共识。但医学哲学家同样拷问：西医学是科学吗？

西医学之父威廉姆·奥斯勒说，“医疗行为是植根于科学的一种艺术”，进而他解释道，“如果人和人都一样，那医学或许能成为一门科学，而不是艺术。”

1981 年 6 月密苏里大学哲学系的罗纳尔德·穆森在《医学与哲学》(The Journal of Medicine and Philosophy）发表了 25 页的长文“为什么医学不可能是一门科学”，医学圈里为之哗然，因为文章发表在暑月，因此常常被称为“暑月暴动”。依照穆森的观点，“医学是科学”缺乏有说服力的论证；从历史和哲学上可以论证医学“不是”“不应该是”也“不可能是”（单一的、纯粹的）科学。在愿景、职业价值、终极关怀、职业目的与职业精神上，医学与科学之间是有冲突的；医学一旦成为科学，就会必然遮蔽偏离医学的职业愿景、价值、终极关怀、目的与精神。科学的基本目的是获得新知，以便理解这个世界和这个世界中的事物，医学的目的是通过预防或治疗疾病来增进人们的健康；科学的标准是获得真理，医学的标准是获得健康和疗效；科学的价值旨向为有知、有理（客观、实验、实证、还原）、有用、有利（效益最大化）；医学的价值旨向为有用、有理、有德、有情、有根、有灵，寻求科学性、人文性、社会性的统一。针对人的医学诉求和服务，科学存在严重的"缺损配置"。

穆森的结论是：尽管医学（知识）大部分是科学的，但它并不是、也不可能成为一门科学。

范瑞平先生指出，不能完全按照当代科学性与科学化的指标、方法与价值来衡量医学，裁判中西医之争，在当代科学万能和科学至上的意识形态中，技术乌托邦的期盼遮蔽了医学的独立价值，穆森的文章力矫时弊。

医学的原本是人学，这是众所周知的事实，其性质必须遵循人的属性而定。穆森和拥护者所做的，其实是站在我们所处的时代——医学有离科技更近、离人性更远，离具体更近、离整体更远的趋势——发出的"重拾医学人性"的呼吁。

我们还用为中医是不是科学而捶胸顿足地大声疾呼吗？

二、理论－实践脱节与"文字之医"

理论－实践脱节，即书本上的知识（包括教科书知识），并不能完全指导临床实践，这是中医学术发展未能解决的首要问题。形成理论－实践脱节的因素比较复杂，笔者认为欲分析解决这一问题，必须研究中医学术发展的历史，尤其是正确剖析文人治医对中医学术的影响。

迨医巫分野后，随着文人治医的不断增多，中医人员的素质不断提高，因为大量儒医的出现，极大地提高了医生的基础文化水平。文人治医，繁荣了中医学，增进了学术争鸣，促进了学术发展。通医文人增加，对医学发展的直接作用是形成了以整理编次医学文献为主的学派。由于儒家济世利天下的人生观，促使各阶层高度重视医籍的校勘整理、编撰刊行，使之广为流传。

文人治医对中医学术的消极影响约有以下诸端：

（一）尊经崇古阻碍了中医学的创新发展

两汉后，在儒生墨客中逐渐形成以研究经学、弘扬经书和从经探讨古代圣贤思想规范的风气，后人称之为“经学风气”。

儒家“信而好古”“述而不作”一直成为医学写作的指导思想，这种牢固的趋同心理，削磨、遏制了医家的进取和创新。尊经泥古带给医坛的是万马齐喑，见解深邃的医家亦不敢自标新见，极大地禁锢了人们的思想，导致了医学新思想的难以产生及产生后易受抑压，也导致了人们沿用陈旧的形式来容纳与之并不相称的新内容，从而限制了新内容的进一步发展，极大地延缓了中医学的发展。

（二）侈谈玄理，无谓争辩

一些医学家受理学方法影响，以思辨为主要方法，过分强调理性作用，心外无物，盲目夸大了尽心明性在医学研究中的地位，对医学事实进行随意的演绎推理，以至于在各家学说中掺杂了大量的主观臆测、似是而非的内容（宋代以前文献尚重实效，宋代以后则多矜夸偏颇、侈谈玄理、思辨攻讦之作）。

无谓争辩中的医家，所运用的思辨玄学的方法，使某些医学概念外延无限拓宽，无限循环，反而使内涵减少和贫乏，事实上思辨只是把人引入凝固的空洞理论之中。这种理论似乎能解释一切，实际上却一切都解释不清。它以自然哲学的普遍性和涵容性左右逢源，一切临床经验都可以成为它的诠注和衍化，阻碍和束缚了人们对问题继续深入的研究。理论僵化，学术惰于创新，通过思辨玄学方法构建的某些理论，不但没有激起后来医家的创新心理，反而把人们拉离临床实践的土壤。命门之争，玄而又玄，六味、八味何以包治百病？

（三）无病呻吟，附庸风雅的因袭之作

“立言”的观念在文人中根深蒂固，一些稍涉医籍的文人，也常附庸风雅，编撰方书，有的仅是零星经验，有的只是道听途说，因袭之作，俯拾皆是。

（四）重文献，轻实践

受经学的影响，中医学的研究方法大抵停留在医书的重新修订、编次、整理、汇纂，呈现出“滚雪球”的势态。文献虽多，而少科学含量。从传统意义上看，尚有可取之处，但在时间上付出的代价是沉重的，因为这样的思想延缓了中医学的发展。

伤寒系统，有人统计注释《伤寒》不下千余家，主要是编次、注释，但大都停留在理论上的发挥和争鸣，甚或在如何恢复仲景全书原貌等问题上大做文章，进而争论诋毁不休，站在临床角度上深入研究者太少了。马继兴先生对《伤寒论》版本的研究，证明“重订错简”几百年形成的流派竟属子虚乌有。

整个中医研究体系中重经典文献，轻临床实践是十分明显的。

一些医家先儒而后医，或弃仕途而业医，他们系统研究中医时多已年逾不惑，还要从事著述，真正从事临床的时间并不多，其著作之实践价值仍需推敲。

苏东坡曾荐圣散子方。某年大疫，苏轼用圣散子方而获效，逾时永嘉又逢大疫，又告知民众用圣散子方，而贻误病情者甚伙。陈无择《三因方》云：此药实治寒疫，因东坡作序，天下通行。辛未年，永嘉瘟疫，被害者不可胜数。盖当东坡时寒疫流行，其药偶中而便谓与三建散同类。一切不问，似太不近人情。夫寒疫亦自能发狂，盖阴能发燥，阳能发厥，物极则反，理之常然，不可不知。今录以备寒疫治疗用者，宜审究寒温二疫，无使偏奏也。

《冷庐医话》记载了苏东坡孟浪服药自误：士大夫不知医，遇疾每为庸工所误。又有喜谈医事，孟浪服药以自误。如苏文忠公事可惋叹焉……

文人治医，其写作素养，在其学问成就上起到举足轻重的作用。而不是其在临床上有多少真知灼见。在中医学发展史上占有重要地位的医学著作并非都是经验丰富的临床大家所为。

《温病条辨》全面总结了叶天士的卫气营血理论，成为温病学术发展的里程碑，至今仍有人奉为必读之经典著作。其实吴鞠通著《温病条辨》时，从事临床只有六年，还不能说是经验宏富的临床家。《温病条辨》确系演绎《临证指南》之作，对其纰谬，前哲今贤之驳辨批评，多为灼见。研究吴鞠通学术思想，必须研究其晚年之作《医医病书》及其晚年医案。因《温病条辨》成书于1798年，吴氏40岁，而《医医病书》成于道光辛卯（1831）年，吴氏时已73岁。仔细研究即可发现风格为之大变，如倡三元气候不同医要随时变化，斥用药轻描淡写，倡治温重用石膏，从主张扶正祛邪，到主张祛除邪气，从重养阴到重扶阳……

《证治准绳》全书总结了明代以前中医临床成就，临床医生多奉为圭臬，至今仍有十分重要的学术价值。但是王肯堂并不是职业医生、临床家。肯堂少因母病而读岐黄家言，曾起其妹于垂死，并为邻里治病。后为其父严戒，乃不复究。万历十七年进士，选翰林院庶吉士，三年后受翰林院检讨，后引疾归。家居十四年，僻居读书。丙午补南行人司副，迁南膳部郎，壬子转福建参政……独好著书，于经传多所发明，凡阴阳五行、历象……术数，无不造其精微。著《尚书要旨》《论语义府》《律例笺释》《郁冈斋笔尘》，雅工书法，又为藏书大家。曾辑《郁冈斋帖》数十卷，手自钩拓，为一时刻石冠。

林珮琴之《类证治裁》于叶天士内科心法多有总结，实为内科之集大成者，为不可不读之书，但林氏在自序中讲得清清楚楚：本不业医。

目尽数千年，学识渊博，两次应诏入京的徐灵胎，亦非以医为业，如《洄溪医案》多次提及：非行道之人。

王三尊曾提出“文字之医”的概念（《医权初编》上卷论石室秘录第二十八）：

夫《石室秘录》一书，乃从《医贯》中化出。观其专于补肾、补脾、疏肝，即《医贯》之好用地黄汤、补中益气汤、枳术丸、逍遥散之意也。彼则补脾肾而不杂，此又好脾肾兼补者也……此乃读书多而临证少，所谓文字之医是也。惟恐世人不信，枉以神道设教。吾惧其十中必杀人之二三也。何则？病之虚者，虽十中七八，而实者岂无二三，彼只有补无泻，虚者自可取效，实者即可立毙……医贵切中病情，最忌迂远牵扯。凡病毕竟直取者多，隔治者少，彼皆用隔治而弃直取，是以伐卫致楚为奇策，而仗义执言为无谋也……何舍近而求远，尚奇而弃正哉。予业医之初，亦执补正则邪去之理，与隔治玄妙之法，每多不应。后改为直治病本，但使无虚虚实实之误，标本缓急之差，则效如桴鼓矣……是书论理甚微，辨症辨脉则甚疏，是又不及《医贯》矣……终为纸上谈兵。

“文字之医”实际的临床实践比较少，偶而幸中，不足为凭。某些疾病属于自限性疾病，即使不治疗也会向愈康复。偶然取效，即以偏概全，实不足为法。

“文字之医”为数不少，他们的著作影响并左右着中医学术。

笔者认为理论与实践脱节，正是文人治医对中医学术负性影响的集中体现。

必须指出，古代医学文献临床实用价值的研究是十分艰巨的工作。笔者虽引用王三尊之论，却认为《石室秘录》《辨证录》诸书，独到之处颇多，同样对非以医为业的医家，如王肯堂、徐灵胎、林珮琴等之著作，亦推崇备至，以为不可不读。

三、辨病下的辨证论治

笔者师从洪哲明先生临诊时，先生已近八旬。尝见其恒用某方治某一病，而非分型辨治。小儿腹泻概以“治中散”（理中丸方以苍术易白术）治之，其效甚捷；产后缺乳概用双解散送服马钱子；疝气每用《金匮》蜘蛛散。辨病还是辨证？

中医是先辨病再辨证，即辨证居于第二层次。《伤寒论》“辨太阳病脉证并治”“辨阳明病脉症论治”……已甚明了。后世注家妄以己意，曲加发挥，才演绎出林林总总的“六经辨证”，已背离仲师原旨。

1985年，有一次拜谒张琪先生，以中医是辨病下的辨证论治为题就教，张老十分高兴地给我讲了一个多小时：同为中焦湿热，淋病、黄疸、湿温有何不同，先生毫分缕析，剀切详明。张老十分肯定中医是辨病下的辨证论治。

徐灵胎《兰台轨范》序：欲治病者，必先识病之名，能识病名，而后求其病之由生，知其所由生，又当辨其生之因各不同，而病状所由异，然后考其治之之法。一病必有主方，一方必有主药。或病名同而病因异，或病因同而病症异，则又各有主方，各有主药，千变万化之中，实有一定不移之法。

中医临床流派以经典杂病派为主流，张石顽、徐灵胎、尤在泾为其代表人物，《张氏医通》为其代表作。张石顽倡“一病有一病之祖方”，显系以辨病为纲领。细读《金匮要略》，自可发现仲景是努力建立辨病体系的，一如《伤寒论》。

外感热病中温病学派，临证每抓住疫疠之气外犯，热毒鸱盛这一基本病因病机，以祛邪为不易大法，一治到底，同样是以辨病为主导的。

《伤寒论》是由“三阴三阳”辨“病”与“八纲”辨“证”的两级构成诊断的。如“太阳病，桂枝证”（34条）、“太阳病……表证仍在”（128条）。首先是通过辨病，从整体上获得对该病的病性、病势、病位、发展变化规律以及转归预后等方面的全面了解，从而把握贯穿该病过程的始终，并明确其发生、发展的基本矛盾，然后才有可能对各个发展阶段和不同条件（如治疗、宿疾等）影响下所表现出来的症候现象做出正确的分析和估价，得出符合该阶段病理变化性质（即该阶段的主要矛盾）的“证”诊断，从而防止和克服单纯辨证的盲目性。只有首先明确“少阴病”的诊断，了解贯穿于少阴病整个发展过程中的主要矛盾是“心肾功能低下，水火阴阳俱不足”，才有可能在其“得之两三日”仅仅出现口燥咽干的情况下判断为“邪热亢盛，真阴被灼”，果断地用大承气汤急下存阴。正确的辨证分析，必须以明确的“病”诊断为前提，没有这个前提就难以对证候的表现意义做出应有的估价，势必影响辨证的准确性。

辨“病”诊断的意义在于揭示不同疾病的本质，掌握各病总体矛盾的特殊性；辨“证”诊断的意义在于认识每一疾病在不同阶段、不同条件下矛盾的个性和各病在一定时期内的共性矛盾，做到因时、因地、因人制宜。首先，辨病是准确诊断的基础和前提；结合辨证，则是对疾病认识的深入和补充。二者相辅相成，缺一不可。

“六经辨证”的说法之所以是错误的，就在于把仲景当时已经区分出的六个不同外感病种，看成了一种病的六个阶段，即所谓的太阳病是表证阶段，阳明病是里证阶段，少阳病是半表半里阶段等。这种认识混淆和抹杀了“病”与“证”概念区别，既与原文事实相违背，又与临床实际不相符合。按照这种说法去解释原文，就难免捉襟见肘，矛盾百出。“六经辨证”说认为太阳病即是表证，全不顾太阳病还有蓄血、蓄水的里证；认为阳明病是里证，却无视阳明病还有麻黄汤证和桂枝汤证。既为阳明病下了“里证”定义，却又有“阳明病兼表证”之说。试问阳明病既为里证，何以又能兼表证，则阳明病为里证之说又何以成立?

张正昭先生指出：“六经辨证”说无端地给三阴三阳的名称加上一个“经”字，无形中把“三阴三阳”这六个抽象概念所包括的诸多含义变成了单一的经络含义，使人误认为“三阴三阳”病就是六条经络之病，违背了《伤寒论》以“三阴三阳”病名的原义。可见，把“三阴三阳”病说成“六经病”固属不妥，而称其为“六经证”就更是错误的了。

李心机先生鉴于《伤寒论》研究史上“注不破经，疏不破注”的顽固“误读传统”，就鲜明地指出“让伤寒论自己诠释自己”。

四、亚健康不是“未病”是“已病”

近年来，较多的中医学者把亚健康与中医治未病、欲病等同起来，亚健康不是中医的未病，机械的对应、简单的比附，不仅仅犯了逻辑上的错误，于全面继承中医学术精华并发扬光大十分不利。

（一）中医“未病”不能等同于亚健康

《素问·四气调神大论篇》：“圣人不治已病，治未病，不治已乱，治未乱，此之谓也。夫病已成而后药之，乱已成而后治之，譬犹渴而穿井，斗而铸锥，不亦晚乎。”体现了治未病是中医对摄生保健的指导思想，强壮身体，防于未病之先。

“未病”是个体尚未患病，应注意未病先防。中医的“未病”和“已病”，是相对概念，健康属于未病，疾病属于已病。

《难经·七十七难》：“上工治未病，中工治已病者，何谓也？然所谓治未病者，见肝之病，则知肝当传之与脾，故先实其脾气，无令得受肝之邪，故曰治未病焉。”此时，未病是以已病之脏腑为前提，以已病脏腑之转变趋向为依据，务先安未受邪之地。

《灵枢·官能》中有“正邪之中人也微，先见于色，不知于其身。”指出病邪初袭机体，首先见体表某部位颜色的变化，而身体并未感到任何不适，然机体的气血阴阳已出现失衡，仅表现一些细微病前征象的状态便为未病状态。由健康到出现机体症状，发生疾病，并非是卒然出现的，而是逐渐形成，由量变到质变的过程。

《灵枢·顺逆》也指出，“上工刺其未生者也；其次，刺其未盛者也……上工治未病，不治已病，此之谓也”。

《素问·八正神明论篇》：“上工救其萌芽，必先见三部九候之气，尽调不败而救之，故曰上工。下工救其已成，救其已败。”显示早期诊断，把握时机，早期治疗，既病防变之意。

唐孙思邈的《千金方》中有“古之医者，上医治未病之病，中医治欲病之病，下医治已病之病”的论述，明确地将疾病分为“未病”“欲病”“已病”三个层次。未病指机体已有或无病理信息，未有任何临床表现的状态或不能明确诊断的一种状态，是病象未充分显露的隐潜阶段。

中医的治未病是一种原则和指导思想，既包涵未病先防的养生防病、预防保健思想，也包涵既病防变、早期治疗、控制病情的临床治疗原则。

亚健康无论如何都是有明显身体不适而又不能符合（西医的）某种疾病诊断标准的状态，把未病和亚健康等同起来，是毫无道理的。

（二）亚健康是中医的已病

作为“中间状态”的亚健康，应包括三条：首先，没有生物学意义上的疾病（尚未发现躯体构造方面的异常）及明确的精神心理障碍（属“疾病”）；其次，它涉及躯体上的不适（如虚弱、疲劳等非特异性的，尚无可明确躯体异常、却偏离健康的症状或体验，但还够不上西医的“疾病”）；再次，还可涉及精神心理上的不适（够不上精神医学诊断上的“障碍”)，以及社会生存上的适应不良。以亚健康状态常见的头痛、头晕、失眠等为例，均已构成中医“病”的诊断。多数亚健康个体，其体内的病机已启动，已经出现了阴阳偏盛偏衰，或气血亏损，或气血瘀滞，或有某些病理性产物积聚等病机变化。

“亚健康状态”指机体正气不足或邪气侵犯时机体已具备疾病的一些病理条件或过程，已有一些或部分病症（证）存在，但是未具备西医学疾病的诊断标准。我们不能采取把中医的“病”的概念与西医“疾病”的概念等同起来的思考和研究方式。

笔者认为全部中医的“病”只要还不具备西医学疾病诊断的证据，均属亚健康范畴。

中医生存和发展有一最关键的因素，就是临床范围日益窄化，中医文化基础日渐式微，信仰人群的迁移，观念的转变，后继乏人。很多研究都表明，人群中健康状态占10%，疾病状态占15%，75%属于亚健康状态。西医还没有明确的方法和药物治疗亚健康。中医学在亚健康状态方面的潜在优势，不仅可拓展中医学术新的生存空间，而且必将促进整个世界医学的进化与发展，从而为全人类的健康做出新的贡献。

闫希军先生所著《大健康观》中提出了大健康医学模式。在大健康医学模式中，中医被赋予十分重要的地位，而拥有了更加广阔的空间。中医理论与系统生物学及大数据方法契合，并将与系统生物学和生态医学等领域取得的成果相互交通，水乳交融，这是未来西方医学和中医学发展必然的走向。

五、正本清源，重建中医范式

范式是某一科学共同体在某一专业或学科中所具有的共同信念，这种信念规定了它们的共同的基本观点、基本理论和基本方法，为它们提供了共同的理论模式和解决问题的框架，从而成为该学科的一种共同的传统，并为该学科的发展规定了共同的方向。

库恩认为“范式”是成熟科学的标志，由于“范式”的存在，科学家们一方面可以在特定领域里进行更有效率的研究，从而使他们的研究更加深入；而另一方面，“范式”也意味着该领域里“更严格的规定”，“如果有谁不肯或不能同它协调起来，就会陷于孤立，或者依附到别的集团那里去”。因此，同一范式内部，研究者拥有相同的世界观、研究方法、理论、仪器和交流方法，但在不同“范式”之间却是不可通约的。不同“范式”下的研究者对同一领域的看法就像是两个世界那样完全不同。这也是造成“一条定律对一组科学家甚至不能说明，而对另一组科学家有时好像直观那样显而易见”的原因。

李致重等学者从具体研究对象、研究方法及基础理论等方面论述了中西医范式的不可通约性。而且，中、西医关系的特殊之处还在于，它们不只是同一领域的两个不同“学派”，更是基于两种完全不同的文化而发展起来的，这也使得二者之间的不可通约性表现得尤其明显和强烈。正是由于这种不可通约性导致了中西医之争。屈于特定历史条件下“科学主义”的强势地位，中医最终被迫部分接受了西医“范式”。“范式丢失”是近现代中医举步维艰、发展停滞、甚至后退的根本原因。

任何一门科学的重大发展，都表现在基本概念的更新和范式的变革上……变革范式，是现时代中医理论发展的必经之路。

如何正本清源，重建范式？

正本清源是中医范式或重建的基础，这是一项十分艰巨浩大的工程。正本首先是建立传统范式。必须从经典著作入手，梳理还原，删汰芜杂，尽呈精华。

（一）解释学·语言能力与重建

东汉许慎在《说文解字·叙》中说：“盖文字者，经艺之本，王政之始，前人所以垂后，后人所以识古。故曰：本立而道生。”给予中国古典解释学以崇高的地位。

解释学把生命哲学、现象学、存在主义分析哲学、语言哲学、心理学、符号学等理论融合在一起，强调语言的本体论地位，认为我们所能认识的世界只能是语言的世界，人与世界的关系的本质是语言的关系，不仅把解释当作人文科学的方法论基础，而且是哲学的普遍方法。

狭义解释学特指现代西方哲学领域中的解释学理论，它经过狄尔泰、海德格尔、伽达默尔、利科、哈贝马斯等思想巨匠在理论上的构建和推动，形成了哲学释义学；广义解释学则不限于西方哲学领域，一切关于文本的说明、注解、解读、校勘、训诂、修订、引申及阐释的工作都属于解释活动，都要依靠相应的解释方法和解释理论来完成，因而都可以称作解释学。中医书籍中只有少部分是经典原著，而其余大部分都属于关于经典原著的解释性著作。

从当代解释学观点看，任何现代理论或现代文化都发轫于传统，传统文化的生命力则在于不断的解释和再解释之中。传统文化和现代文化并不是对立的，而是统一的，确切地说，是对立统一。人类文化是一条河流，它从传统走来，向未来走去，亦如黑格尔所说，离开其源头愈远，它就膨胀得愈大。

拉法格相信：《老子》在其产生之初，在它的著者与当时的读者之间存在着一种共识，这种共识便是《老子》的初始意义，《老子》著者传达的是它，当时的读者从中读懂的也是它。那么，这种共识又是从何而来的呢？拉法格认为：处于同一时代同一环境中的人可能会在词义的联想、语言结构的使用、社会问题的关注上具有共同之处，所以他们之间能够彼此理解。拉法格采用语言学家乔姆斯基的“语言能力”一词来指代这种基于共有的语言与社会背景的理解能力。在他看来，这种“语言能力”是历史解释学的关键，是发现历史文本原始意义的途径。他建议读者利用多种传统方法增强自己理解《老子》的语言能力，如古汉语字词含义的研究、历史事件与古代社会结构的分析，其他古代思想家思想的讨论等。也就是说，旨在发现《老子》原始意义的现代读者应尽可能地将自己置于《老子》所处的时代，将当时的社会背景、语言现象等历史的事物内化为自己的“语言能力”。

历史的解释者的任务是利用历史的证据重新将《道德经》与它产生的背景联结起来，在该背景下对其进行分析研究。解释者首先必须去掉成见，不可以将我们现代的思想强加于古人，或用现代思想批判古人。

历史解释学方法是中医经典著作、传统理论研究的基本方法。其要旨在于忠实细密地根据经典话语资料和现代方法对原典重新解读。旧有的词语和概念通过词语组合方式和语境组件方式的特殊安排，突显出原典文本固有的基本意义结构。通过意义结构分析，探询其原始涵义、历史作用和现代意义。

（二）解构与重建

理解分析就是“解构”，而“解构”旨在重建，使新的理论概念或理论结构因此建立。自然科学家就是依循这一程序不断地改弦更张，发展其理论系统的……解构和重建与科恩所说的“范式变革”有所类同。何裕民先生认为：对原有理论概念或规则的重新理解和分析，对传统中医理论体系进行解构和重建，是现阶段中医理论发展的切实可行的最佳选择。

事实的确认和概念的重建是重建的途径与环节。

严肃的科学研究应以经验事实为基础，而不仅仅是古书古人的描述，古人的认识充其量只是帮助人们寻找经验事实，并在研究中给予一定的启示。

概念的重建与事实的确认可以说是互为因果的两大环节。梳理每个名词术语的历史演变和沿革情况、分析它们眼下使用情况及混乱原因，这两者有助于旧术语的解构；组织专家集体研讨以期相对清晰、合理地约定每一概念（名词术语）的特征和实质。

阴阳五行学说对传统中医理论之建构，具有决定性的作用。它们作为主导性观念和认识方法渗入中医学，有的又与具体的学术内容融合成一体，衍生出众多层次低得多的理论概念。藏象、经络、气血津液等可视作中医理论体系的第二层次，第三层次的是众多较为具体的概念或术语，其大多与病因病机、治法及“证”相关联。最低层次的是一些带有经验陈述性质的论述。形成这些概念，司外揣内、援物比类等起着主要作用，不少是从表象信息直接跳跃到理论概念的，许多概念与实体并不存在明确的对应关系，其内涵和外延有时也颇难作出清晰的界定。

一些学者主张：与学术内容融合在一起的阴阳五行术语，应通过概念的清晰化、实体化和可经验化而清理出去。亦即使哲学的阴阳五行与具体（中医）的科学理论分离……愚意以为不可，以其广泛渗透而不可剥离，阴阳五行已成为不可或缺的纲领框架，当以中医学理视之，而不仅仅视为居于指导地位的古典哲学思想。

（三）方法

正本清源，重建范式，必须有良好的方法。我们反对科学主义，但我们崇尚科学精神，我们必须学习运用科学方法，尤其是科学思维方法，科学观察方法，科学实证方法（不仅仅是实验室方法）。

“医林改错，越改越错”,《医林改错》中提出的“心无血，脉藏气”之说，显然是错误的。为什么导致错误的结论？主要是他不知道，观察是有其一定条件，一定范围的。离开原来的条件、时间、地点，观察结果会有很大差异。运用观察结论做超出原条件、原范围的外推时，必须十分审慎。他所观察的都是尸体，由于动脉弹力大，把血驱入静脉系统。这是尸体的条件，不可外推到活着的人体。对观察结果进行理解和处理时，必须注意其条件性、相对性和可变性。

在广泛占有资料的基础上，还必须要有正确的思维方法。对于马王堆汉墓出土的缣帛及竹木简医书成书年代的推定和对该批资料的运用，我国的有关专家认为："如果从《黄帝内经》成书于战国时期来推定，那么两部灸经的成书年代至少可以上溯到春秋战国之际甚至更早。"而日本山田庆儿先生认为，这种"推论的方法是错误的。不管我们最后会达到什么样的结论，我都不应该根据所谓《黄帝内经》是战国时期的著作这个还没有确证的假定，去推断帛书医书的成书年代，而必须相反地从关于后者已经确证了的事实出发，来推断前者成书的过程和年代"。山田庆儿先生基于"借助马王堆医书之光，可以逐渐看清中国医学的起源及其形成过程"。

吴坤安认为：喻嘉言、吴又可、张景岳辈，治疫可谓论切治详，发前人所未发。但景岳宜于汗，又可宜于下，嘉言又宜于芳香逐秽，三子皆名家，其治法之所以悬绝若此，以其所治之疫各有不同。景岳所论之疫，即六淫之邪，非时之气，其感同于伤寒，故每以伤寒并提，而以汗为主，欲尽汗法之妙，景岳书精切无遗。又可所论之疫，是热淫之气，从口鼻吸入，伏于募原，募原为半表半里之界，其邪非汗所能达，故有不可强汗、峻汗之戒；附胃最近，入里尤速，故有急下、屡下之法。欲究疫邪传变之情，惟又可之论最为详尽，然又可所论之疫，即四时之常疫，即俗名时气症也。若嘉言所论之疫，乃由于兵荒之后，因病致病，病气、尸气混合天地不正之气，更兼春夏温热暑湿之邪交结互蒸，人在气交中，无隙可避，由是沿门阖境，传染无休，而为两间之大疫，其秽恶之气，都从口鼻吸入，直行中道，流布三焦，非表非里，汗之不解，下之仍留，故以芳香逐秽为主，而以解毒兼之。是三子之治，各合其宜，不得执此而议彼。

学术研究中，所设置的讨论的问题必须同一，必须是一个总体，这是比较研究的基本原则。执此而议彼，古代医家多有此弊，六经辨证与卫气营血辨证、三焦辨证之争论，概源于方法之偏颇。

六、提高疗效是中医学术发展的关键

中医药学历数千年而不衰，并不断发展，主要依靠历代医学家临床经验的积累、整理提高。历代名医辈出，多得自家传师授。《周礼》有“医不三世，不服其药”，可见在很早人们即已重视了老中医经验。

以文献形式保留在中医典籍之中的中医学术精华仅仅是中医学术精华的一部分。为什么这样说？这是因为中医学术精华更为宝贵的部分是以经验的形式保留在老中医手中的。这是必须予以充分肯定、高度重视的问题。临床家，尤其是临床经验丰富、疗效卓著者，每每忙于诊务，无暇著述，其临床宝贵经验，留下来甚少。叶天士是临床大家，《外感温热篇》乃于舟中口述，弟子记录整理而成。《临证指南医案》，亦弟子侍诊笔录而成，真正是叶天士自己写的东西又有什么？

老中医经验，或禀家学，或承师传，通过几代人，或十几代或数百年的长期临床实践，反复验证，不断发展补充，这种经验比一般书本中所记述的知识要宝贵得多。老中医经验是中医学术精华的重要组成部分，舍全面继承，无法提高疗效。

书中的知识要通过自己的实践，不断摸索不断体会，有了一些感受，才能真正为自己所利用。真正达到积累一些经验，不消说对某些疾病能形成一些真知灼见，就是能准确地把握一些疾病的转归，亦属相当困难，没有十年二十年的长期摸索，是不可能的。很显然，通过看书把老中医经验学到手，等于间接地积累了经验，很快增加了几十年的临床功力，这是中青年医生提高临床能力的必由之路。全面提高中医队伍的临床水平，必将对中医学术发展产生极大的推动作用。

老中医经验中不乏个人的真知灼见，尤其是独具特色的理论见解、自成体系的治疗规律都将为中医理论体系的发展提供重要的素材。尤其是传统的临床理论并不能完全满足临床需要时，理论与临床脱节时，老中医的自成规律的独特经验理论价值更大。

在强大的西医学冲击下，中医仍然能在某些领域卓然自立，是因为其临床实效，西医学尚不能取而代之。这是中医学赖以存在的基础，中医学的发展亦系之于此。无论如何，提高临床疗效都是中医学术发展的战略起点和关键所在。

中医以其疗效，被全世界越来越多的人认可，仅在英国就有 3000 多家中医诊所（这已是多年前的数字）。在美国有超过 30% 的人群，崇尚包括中医在内的替代医学自然疗法。在医学界也认为有一些疾病，西医学是束手无策的，应从中医学中寻求解决的办法。美国医学会在 1997 年出版的通用医疗程序编码中特别增加两个针灸专用编码，对没有解剖结构，没有物质基础的中医针灸学予以承认；在 2015 年实施的“国际疾病分类”ICD-11，辟专章将中医纳入其中。我们应客观地对待百年中医西化历史，襟怀大度地包容对中医的批评，矜平躁释，心态平和，目标清晰，化压力为动力，寓继承于创新，与时俱进。展望未来，我们对中医事业发展充满了信心。

单书健

2016 年 12 月

序

十年前出版之《当代名医临证精华》丛书，由于素材搜罗之宏富，编辑剪裁之精当，一经问世，即纸贵洛阳，一版再版，被医林同仁赞为当代中医临床学最切实用、最为新颖之百科全书。一卷在手，得益匪浅，如名师之亲炙，若醍醐之灌顶，沁人心脾，开慧迪智，予人以钥，深入堂奥，提高辨治之水平，顿获解难之捷径，乃近世不可多得之巨著，振兴中医之辉煌乐章也，厥功伟矣，令人颂赞！

名老中医之实践经验，乃中医学术精华之最重要部分，系砺炼卓识，心传秘诀，可谓珍贵至极。今杏林耆宿贤达，破除“传子不传女，传内不传外”之旧规，以仁者之心，和盘托出；又经书健同志广为征集，精心编选，画龙点睛，引人入胜。熟谙某一专辑，即可成为某病专家，此绝非虚夸。愚在各地讲学，曾多次向同道推荐，读者咸谓得益极大。

由于本丛书问世迨已十载，近年来各地之新经验、新创获，如雨后春笋，需加补充；而各省市名老中医珍贵之实践经验，未能整理入编者，亦复不少，更应广搜博采，而有重订《当代名医临证精华》之议，以期进一步充实提高，为振兴中医学术，继承当代临床大家之实践经验，提高中青年中医辨治之水平，促进新一代名医更多涌现，发展中医学术，作出卓越贡献。

与书健同志神交多年，常有鱼雁往还，愚对其长期埋首发掘整理老中医学术经验，采撷精华，指点迷津，详析底蕴，精心编辑，一心为振兴中医事业而勤奋笔耕，其淡泊之心志，崇高之精神，实令人钦佩。所写《继承老中医经验是中医学术发展的关键》一文，可谓切中时弊，力挽狂澜，为抢救老中医经验而呼吁，为振兴中医事业而献策，愚完全赞同，愿有识之士，共襄盛举。

顷接书健来函，出版社嘱加古代医家经验，颜曰：古今名医临证金鉴。愚以为熔冶古今，荟为一帙，览一编于某病即无遗蕴，学术发展之脉络了然于胸，如此巨构，实令人兴奋不已。

书健为人谦诚，善读书，且有悟性，编辑工作之余，能选择系之于中医学术如何发展之研究方向，足证其识见与功力，治学已臻成熟，远非浅尝浮躁者可比。欣慰之余，聊弁数语以为序。

八二叟朱良春谨识

时在一九九八年夏月

凡　例

1. 明清之季中医临床体系方臻于成熟，故古代文献之选辑，以明清文献为主。

2. 文献来源及整理者，均列入文后。未列整理者，多为老先生自撰。或所寄资料未列，或转抄遗漏，间亦有之，于兹恳请见谅。

3. 古代文献，间有体例欠明晰者，则略作条理，少数文献乃原著之删节摘录，皆着眼实用，意在避免重复，简而有要。

4. 古代文献中计量单位，悉遵古制，当代医家文献则改为法定计量单位。一书两制，实有所因。药名多遵原貌，不予划一。

5. 曾请一些老先生对文章进行修改或重新整理素材，使主旨鲜明，识邃意新；或理纷治乱，重新组构，俾叶剪花明，云净月出。

6. 各文章之题目多为编纂者所拟，或对仗不工，或平仄欠谐，或失雅训，或难概全貌，实为避免文题重复，勉强而为之，敬请读者鉴谅。

7. 凡入药成分涉及国家禁猎和保护动物的（如犀角、虎骨等），为保持方剂原貌，原则上不改。但在临床运用时，应使用相关的替代品。

8. 因涉及中医辨证论治，故对于普通读者而言，请务必在医生的指导下使用，切不可盲目选方，自行使用。

目　录

附：滑胎

附：更年期综合征

附：盆腔炎

述 要

据史籍记载，早在《内经》前已有胎产书。《内经》中涉及妇科的条文达30条，治疗月经病的第一张方是《内经》中四乌贼一藘茹丸。《金匮要略》之“妊娠病脉证并治”“产后病脉证并治”“妇人杂病脉证并治”三篇，撰用《胎胪药录》参以己见和经验而写成。现存最早的妇科专著是唐代昝殷之《经效产宝》。

明清以降，妇科学已臻成熟，妇产科著作出版已多，据《全国中医图书联合目录》所载，至1949年，已有妇产科著作600余部。

一反中医书籍均在前人基础之上汇纂而成，《傅青主女科》于前人著述绝少沿袭，其论治方药，实用价值极高。诚如祁尔诚序言中云：“谈症不落古人窠臼，制方不失古人准绳，用药纯和，无一峻品，辨证详明，一目了然。”该书是否为傅青主所著，曾有争论，刊于光绪二十三年之《冷庐医话》中说：“《傅氏女科》书，道光丁亥张丹崖凤翔序刊，近复刊入《海山仙馆丛书》中。”王孟英谓：“文理粗鄙，剿袭甚多，误行误刊，玷辱青主，余观此书，遣辞冗衍，立方板实，说理亦无独到之处，当是陈远公之流，而其学更不如远公，乃女科书中之最下者。”谢利恒先生在《中国医学源流论》中曾云：“其书多与陈远公《石室秘录》（应为《辨证奇闻》）相同，不知陈、傅二君所本同一源耶，抑好事者袭陈书而托诸傅也。”贾得道先生《中国医学史略》

认为：“《傅青主女科》实为后人从《辨证录》中录出，略加润饰，假托傅氏之名而刊行的。”

傅山乃17世纪中国伟大的思想家。梁启超在《清代学术概论》中，对傅青主在清代的学术地位，作了具体评论，将傅山、顾炎武、黄宗羲、王夫之并列为清初大师，“其学大河以北，莫能及之”。傅山的实学科学思想、社会变革思想及民族精神，在近代思想史上产生了巨大的影响。赵执信《饴山堂集》说傅山书法可推清初第一。《半塘闲笔》载：“阳曲傅征君，以神医兼善书”。其绘画亦被推为大家。

顾炎武曾序傅山《大小诸症方》（山西省博物馆典藏傅山医学手稿），手稿乃青主墨迹。傅山逝世于康熙二十三年，《辨证录》成书于康熙二十八年。何高民先生致力于傅山医学著作研究，他认为《女科》到序刊时已秘传150余年，在传抄中难免抄夺、抄误之处，或者传抄中有人篡改而序刊时沿袭之，以致形成文理鄙陋、医理悖谬之处。《辨证奇闻》亦为先生之著述，而非陈远公之著述。

《神农本草经》紫石英条下记载：“女子风寒在子宫，绝孕十年无子。”西晋皇甫谧《针灸甲乙经·妇人杂病》云：“女子绝子，衃血在内不下，关元主之。”认识到女子不孕，为有血块凝聚在腹内不能泄下，提出瘀血不孕的病因。西晋·王叔和《脉经·平带下绝产无子亡血居经证》说：“妇人少腹冷，恶寒久，年少者得之，此为无子。年大者得之，绝产。”又说：“脉微弱而涩，年少得此无子。中年得此为绝产。”提出了不孕症的症状和脉象为少腹冷、恶寒久、脉微弱而涩。循其病机则为宫寒不能摄精成孕及精气不足或气滞血瘀导致不孕。

唐代孙思邈《备急千金要方·求子》中对不孕症主张首先察夫妇双方有无劳伤痼疾，精亏血虚，瘀血内阻。如：“凡人无子，当为夫妻俱有五劳七伤，虚羸百病所致，故有绝嗣之殃。”

《圣济总录·妇人无子》中已认识到不孕与冲任、肾气及气血积冷有关，如："妇人所以无子者，冲任不足，肾气虚寒也。"

陈自明《妇人大全良方·求嗣门》载："合男女必当其年。男虽十六而精通，必三十而后娶；女虽十四而天癸至，必二十而嫁。"论述了晚婚的优越性"皆欲阴阳完实，然后交而孕，孕而育，育而子坚壮强寿"，否则适得其反，即"交而不孕，孕而不育，而子脆之不寿"。

严用和《济生方·求子》载："男妇之合，二情交畅，阴血先至，阳精后冲，血开裹精，阴外阳内，阳含阴胎，而女形成矣。男女婚姻，贵乎及时，夫妇乎强比，则易于受形也，且父少母老，生女必羸；母壮父衰，生男必弱，诚有斯理。或男子精气不浓，妇女血衰而气旺，是谓夫病妇疹，皆使人无子。"

元·朱震亨首倡痰湿不孕，如《丹溪心法·子嗣》说："若是肥盛妇人，禀受甚厚，恣于酒食之人，经水不调，谓之躯脂满溢，闭塞子宫，宜行湿燥痰。"还提出："若是怯瘦性急之人，经水不调，不能成胎，谓之子宫干涩无血，不能摄受精气。"认为子宫干涩、血虚则不能摄精成孕。

如《景岳全书·妇人规·子嗣类》云："妇人所重在血，血能构精，胎孕乃成，次察其病，惟于经候见之，欲治其病惟于阴分调之……凡此皆真阴之病也。真阴既病，阴血不足者不能育胎，阴气不足者不能摄胎，凡此摄育之权，总在命门。正以命门为中任之血海，而胎以血为主，血不自生而又以气为主，是皆真阴之谓也。"又说："所以补命门。"

《广嗣纪要·择配篇》中还提出："合男子多则沥枯虚人，产乳众则血枯杀人。"力主节欲防病，男则保精，女则益血，精血气盛，交合以时，则可育子也。万氏又采用韩飞霞女金丹和杨仁斋艾附暖宫丸，两方温肾暖宫，而治宫寒不孕，且告诫人们"凡妇人服药，更戒恼怒，勿食生冷"，注意情志饮食的调节，有助于胎孕之成。

龚信《古今医鉴·求嗣》载有治不孕方3首，调经种玉汤疏泄肝气，养血调经；调经汤疏肝健脾；助阳孕子丸滋水养肝，调理冲任。强调女子以肝为先天，阴性凝结，易于怫郁，郁则气滞血瘀。

王肯堂《证治准绳·女科》载有补肾填精、通调冲任的赵氏肉苁蓉菟丝子丸，现为不孕症常用方。

傅山在《傅青主女科·种子》中列有不孕10条，即血虚、肾气不足、胞胎寒极、脾胃虚寒、带脉拘急、肝气郁结、湿盛、骨髓内热、任督之困、膀胱之气不化，很注重不孕与肾虚之间的内在联系。

清·吴谦《医宗金鉴·妇科心法要诀》指出："妇人以调经为主，其外肝经之病最多另有女科方法，和肝养血为先。"强调了肝在女子生理中的重要作用。肝经之病治宜疏肝养肝调经为主，经调则摄精有望，自可成孕，方选益母胜金丹加减，并载有济坤大造丸加减补气益血，佐益肾化精，治妇人血虚气弱，不能摄精成孕，俾气血充足，肾精施化，自可成孕。

于不孕之治，蔡小荪先生主以调经益肾，倡用周期疗法；何少山先生每重温通疏补；何子淮先生主张围猎排障，重视疏散，补益肾元。

夏桂成教授，究子宫体用，以复藏泻之职，重心神肾精，择时调整周期。自出机杼，洵为一家之言。

何炎燊先生对慢性附件炎所致之不孕每以四乌贼一藘茹方和桂枝茯苓丸缓攻其癥，而后随症调理。幼稚型子宫，每以二仙胶和阳和汤化裁，暖宫行血，以求阳生阴长。

万密斋

万氏家传求子方

万密斋（1499~1582），名全，字全仁，号密斋，明代著名医学家

丹溪云：无子之因，多起于父气之不足，岂可归罪于母之虚寒？况母血之病，奚止虚与寒而已哉？然古人治妇人无子，惟秦桂丸一方，其性热，其辞确，今之欲得子者，率皆服之无疑，夫求子于阴血，何至轻用热剂耶。

东垣滋肾丸　治下焦伏火，阴虚脚痛无力，阴痿无子。

黄柏酒洗，焙　知母酒洗，焙，各一两　肉桂二钱

上末，水丸，如梧桐子大，每七八十丸至百丸，食前百沸汤下。

愚按：男精女血，混合成胎，子形之肖于父母者，其原固有所自矣。然则求子者，男当益其精而节其欲，使阳道达常健，女当养其血而平其气，使月事以时下，交相培养，有子之道也。又云：父少母老，产女必羸；母壮父衰，生男必弱。古之良工治病首察乎此，补羸女则养血壮脾，补弱男则养脾绝色。羸女宜及时而嫁，弱男宜待壮而婚。

愚按：此言弱男羸女补养之法，诚求子之所当讲求者也。盖男强女壮，精溢血盛，自然有子，何须补益？惟男之弱者，精常不足，当补肾以益其精；女之羸者，血常不足，当补脾以益其血。补肾宜六味地黄汤，精寒加五味子、熟附子。补脾宜参苓白术散，血少加归、

芎。又着箴曰：男精充盈，阴血时行，阳变阴合，旺胎妙凝。男益其精，女调其经，乃能有子，螽斯振振。羸男亏阳，弱女亏阴，虽交不孕，虽孕不成。调养之法，上工所明，不遇其良，反成其疹。

茭山云：或有感而不生，或有感而孕，孕而多堕，其意何也？感而不生者，男子精盛之时，女子阴血不足犹若老阴得其少阳，枯杨生华，种子下硗田之中，故不发生。又有男子精冷如冰，精清如水，虽女阴血纵横，而终身亦无子矣。感而易孕者，女子血盛，男子精虽不足，犹若老阳得其少阴，枯杨生枝，种子下于肥田之中，故生而秀实也。孕而多堕者，男子贪淫无度，女子好欲性偏，兼以喜食辛酸热物，暴损冲任，故有堕胎之患。

孙都宪淮海公 年四十未有嫡嗣，尝问密斋广嗣之道，且语其故。密斋告曰：男女媾精，万物化生。夫男子阳道之坚强，女子月事之时下，应期交接，妙合而凝，未有不成孕育者矣。然男子阳道之不强者，由于肾肝之气不足也。肾者作强之官，肝者罢极之本。肝之罢极，由于肾之强作也，故阴痿而本起不固者，筋气未至也。肝主筋，肝虚则筋气不足矣。阴起而不坚不振者，骨气未至也，肾主骨，肾虚则骨气不足矣。又有交接之时，其精易泄，流而不射，散而不聚，冷而不热者，此神内乱，心气不足也。凡有此者各随其脏气不足而补之。在肝则益其肝，如当归、牛膝、续断、巴戟之类。在肾则益其肾，如熟地黄、苁蓉、杜仲之类。在心则益其心，如五味、益智、破故纸之类。再用枸杞子、菟丝子、柏子仁以生其精，使不至于易亏；山茱萸、山药、芡实以固其精，使不至于易泄，修合而服之，其药勿杂，其交勿频，其动以正，其接以时，则熊罴之梦，麒麟之子，可计日而待矣。命其方曰：螽斯丸。

当归　牛膝　续断　巴戟　苁蓉　杜仲姜汁炒　菟丝酒蒸　枸杞子　山萸　芡实　山药　柏子仁各一两　熟地黄二两　益智去壳　破故

纸黑麻油炒　五味子各半两

上十六味，各制研末，秤定和匀，炼蜜为丸，如梧桐子大，每五十丸，空心食前酒下。

公又问：女子月事或前或后，或多或少无定期者，何以调之？密斋曰：此神思之病，无以法治也。公曰：何故？曰：宠多而爱不周，念深而幸不到，是以神思不舒也。以身事人。而其性多傲，以色悦人而其心多忌，故难调也。公曰：据此意思制方，平其气，养其血，开其郁，宜无不可。曰：谨如教。乃进调元丸方，用香附子、川芎、陈皮以开郁顺气，白术以补脾利滞血，当归养心生新血。又以治其二阳发心脾之疾。

香附子醋浸，春五夏三秋七冬十，捶极烂，晒干，研为细末，以十两余醋作糊，一斤　当归　川芎　白术　陈皮各五两

五味各为极细末，浸药余醋煮面糊为丸，如梧桐子大，每五十丸，空心食前酒下，不饮酒，小茴汤下。

密斋尝见男子阴痿者，多致无子，不可不虑也。惟其求嗣之急，易为庸医之惑，或以附子、石床脂为内补，或以蟾酥、哈芙蓉为外助，阳事未兴，内热已作，玉茎虽劲，顽木无用，以致终身无了者，或有妖殁之惨者。吾见此辈无辜而受医药之害，乃遍访诸方，无越此者，出以示人，命曰壮阳丹。

熟地黄四两　巴戟去心　破故纸炒，各二两　仙灵脾一两　桑螵蛸真者，盐焙　阳起石煅，另研，水飞，各半两

上六味，合阴之数，研末，炼蜜丸，如梧桐子大每三十丸，空心只一服，温酒下。不可持此自恣也，戒之。

人有误服壮阳辛燥之剂，鼓动命门之火，煎熬北海之水，以致邪火妄动，真水渐涸，失其养生之道，去死远矣。治此之法，曰滋水之主，以制阳光。肾者，水之主也，肺者，水之化源也。肾苦燥，急

食辛以润之，辛者，肺金之味也，滋其真水之化源，以制其邪火之亢甚，阳光既伏，真水自生，补阴丸主之。

黄柏盐水炒，四两　知母酒洗，四两　熟地黄酒蒸焙，六两　天门冬培，三两

各勿犯铁。各取末和匀炼蜜为丸。如梧桐子大，每五十丸，空心食前百沸汤下。

制方，古云：肾苦燥，知母之辛寒以润之；肾欲坚，黄柏之苦寒以坚之。熟地黄之苦甘寒，以补肾之虚；天门冬之甘寒，以补肺、滋肾水之化源，所谓虚则补其母也。

丹溪曰：妇人无子者，多因血少不能摄精。俗医悉谓：子宫虚冷，投以辛热之药，煎熬脏腑，血气沸腾，祸不旋踵。或服艾者，不知艾性至热，入火灸则下行，入服药则上行，多服则致毒，咎将谁归？

若是肥盛妇人，禀赋甚厚，恣于酒食之人，经水不调，不能成胎，谓之躯脂满溢，闭塞子宫，宜行湿燥痰，用南星、半夏、苍术、台芎、防风、羌活、滑石，或导痰汤之类。

密斋云：肥盛妇人无子者，宜服苍附导痰丸。

苍术制，二两　香附童便浸，二两　陈皮去白，两半　南星炮，另制　枳壳麸炒　半夏各一两　川芎一两　滑石飞，四两　白茯一两半　神曲炒，一两

上十味，共末，姜汁浸蒸饼丸，梧桐子大，淡姜汤下。若是怯瘦性急之人，经水不调，不能成胎，谓之子宫干涩无血，不能摄受精气，宜凉血降火，或四物加香附、柴胡、黄芩养血养阴等药。

东垣有六味地黄丸，以补妇人阴血之不足无子服之，能有胎孕。

仁斋云：人之夫妇，犹天地然。天地阴阳和而后万物生。夫妇之道，阴阳和而后男女生，是故欲求嗣者，先须调其妇之经脉。经脉既调，则气血和平，气血和平则百病不生，而乐乎有子矣。

古庵云：妇人无子之因，或经不匀，或血不足，或有疾病，或交不时，四者而已。调其经而补其血，去其病而节其欲，夫如则经调血足，无病而交有时，岂有不妊娠者乎？虽然人之后嗣系乎天命，抑或人事之未尽者，可不究其心欤？愚按妇人无子，或经水不调，自有调经之方，血不足者，莫如六味地黄丸；素有疾病者，莫如补脾参苓白术散。若夫子宫虚寒者，不可不讲，苟执勿用热药之禁，所谓执中无权，犹执一也。今采韩飞霞女金丹、杨仁斋艾附暖宫丸二方于后，以备治虚寒者之用也。

韩飞霞女金丹（可代诜诜丸）

白术　当归　川芎　赤石脂　藁本　人参　白薇　丹皮　玄胡索　白芷　桂心　白芍　没药　白茯苓　甘草各调

上十五味，除石脂、没药另研，余以醇酒浸三日，焙干为末，足数十五两；香附子十五两，以米汤浸三日，略炒，为细末，足十五两。共十六味，为末，重罗和匀，炼蜜为丸，如弹子大，磁银器封收。每取七丸，空心鸡未鸣时服一丸，以清茶灌漱咽喉后细嚼，以温酒或白汤下，咸物干果压之。服至四十九丸为一剂，以癸水调匀，受胎为度。胎中三日一丸，百日止，尽人事而不育者天也。

仁斋艾附暖宫丸　兼治带下白浊。

香附俱要各时采者，用醋五升，以瓦罐煮一昼夜，捣烂，分作饼，慢火焙干，六两　艾叶去枝根，三两　吴茱萸去枝根　川芎　白芍炒　黄芪各二两　当归三两　续断一两半　生地黄一两　官桂五钱

共为细末，上好米醋糊丸，梧桐子大。每五七十丸，淡醋汤食远下。修合宜壬子日，或天德合月德合日益后续断生气日，精选药材，至诚合造精用经验。

养肾种子方

枸杞子用好水酒浸，晒干，研细末，不用火炒、忌铁器，六两　菟丝子用

好水酒浸，浸满日数毕，末日七蒸七晒，如干了，少用酒伴湿，蒸之，研成饼则烂矣，忌铁器，六钱　熟地黄用好水酒浸，浸毕，用竹刀薄切，晒干研末，忌铁器，三两　干山药不必制，研碎，忌铁器，六两　白茯苓用好水酒浸，去粗皮，细研末，忌铁器，晒干，用竹刀切冬，六两　当归用好水酒浸，竹刀切，晒干，研碎，忌铁器，三两　川芎去粗皮，好水酒浸，竹刀切，晒干研碎，忌铁器，三两　苍术米泔水浸，用竹刀切，晒干研碎，忌铁器，六两　肉苁蓉好水酒浸，去麟甲，竹刀切，晒干，研碎，忌铁器，六两　小茴香用盐一酒盅，拌炒黄色，去盐，细研，用瓦锅炒，六两　何首乌用黑豆二三升，将一半放罐底，置首乌于其中，仍将一半豆放其上，着水煮一日，去互浸之，竹刀薄切，晒干，细研，忌铁器，六两　甘草去粗皮，研碎，用蜜，瓦锅炒，十二两　川椒去子，瓦锅炒黄色，先用黄土细捶，铺在地上，用纸二层置土上，将炒椒在纸上，以瓦盆盖着，去火毒，十二两

上十三味，冬天浸七日，秋天浸五日，夏天三日，俱用竹刀薄切，晒干，研细，忌一切铁器，炼蜜为丸，如梧桐子大。不拘时，每服五六十丸，或酒，或滚白水，或盐汤送下。忌豆腐、鹿肉二事。年过六十者，加人参一两，沉香一两。

血余固本九阳丹

血余选黑者，不拘男女，用皂荚煎汤洗净，清水漂过，入口无油垢气为度，晒干，置大锅内，用红川椒去梗目，与发层铺上，用小锅盖定，盐泥秘塞上，锅底上用重石压之，先用武火煅炼一柱香，后用文火半柱香，以青烟去净，无气息为度，冷定取出，研末，双绢筛过，一斤　何首乌赤者、白者，先用米泔水浸，竹刀到去皮，各八两　怀山药共何首乌去皮，竹刀切成片，用黑豆二升，上下铺盖，蒸熟晒干，八两　赤茯苓去皮，牛乳浸两日夜，八两　白茯苓人乳浸一日夜，四两间　破故纸酒拌，砂锅炒，以香为度，四两　菟丝子人乳一碗，酒半碗，浸一夕，饭锅上隔布蒸熟，晒干，微炒，研为末，四两　枸杞子去蒂梗，酒拌，蒸熟，四两　生地黄酒蒸，半　苍术去皮，为末，半斤　熟地黄酒蒸，半

斤　龟甲酥油炙，半斤　当归去尾，酒浸，四两　牛膝酒浸，黑豆蒸，四两

以上各药末，炼蜜为丸，如梧桐子大，每服五六十丸，药酒送下。

药酒方

当归　生地黄　五加皮　川芎　芍药　枸杞子各二两　核桃肉一两　砂仁五钱　黄柏一两　小红枣二百个

用无灰白酒三十六斤，内分五斤入药装坛内密封，隔汤煮之，冷定去渣，入前酒密封用。

龚廷贤

保元求嗣

龚廷贤（1538~1635），字子才，江西金溪人，明代名医

《易》曰：天地氤氲，万物化醇，男女媾精，万物化生。则氤氲者，升降凝聚之谓也。媾精者，配合交感之谓也。必二气合则生且生矣。否则，独阴不成，孤阳不生，理有必然者。知此则人之不成孕育者，岂无由哉！抑岂夫妇竟无一交媾之遇哉！遇而不适其会，是亦独阴孤阳之谓也，不知者委于天命则泥矣。间虽有倡为资药饵以养精血，候月经以种孕育之说，又多峻补以求诡遇，则求嗣未得而害已随之，予之痛惜也久矣。

夫种子之道有四，一曰择地，二曰养种，三曰乘时，四曰投虚是也。盖地则母之血也，种则父之精也，时则精血交感之会也，虚则去旧生新之初也。予尝闻之师曰：母不受胎，气胜血衰故也。衰则伤于寒热，感于七情，气凝血滞，荣卫不和，则经水先后不一，多寡不均，谓之阴失其道，何以能受？父不种子，气虚血弱故也。弱则原于色欲过度，伤损五脏，五脏皆有精而藏于肾，精既弱，譬之射者力微矢弱，安能中的！谓之阳失其道，何以能施？究斯二者，皆由己之不能自实，以致真元耗散，阴涸阳枯，遂成不孕者多矣。动辄归咎天命，不亦误哉？故必地盛则种可投，又必时与虚俱得焉，则未有不成孕而生子者矣。虽然至难养者，精与血，至难遇者，时与虚，苟不凭

以药饵之力，示以调摄之宜，候以如期之法，则养与遇者竟茫然矣。是知种子之法以调经养精为首，而用药须审平和，夫妇尤必各相保守，旬日之间，可使精与血俱盛，所待者时也，当夫月经一来，即记其时而算，以三十时辰乃两日半也，至此积秽荡涤既尽，新血初生，所谓时与虚者俱会矣，当此时而有人道之感；虽平生不孕者亦孕矣，尚何疑哉！是乃历试历验，百发百中者也。呜呼！是说也，岂畔道云乎哉？盖培植元气，颐养天真，特资药力以佐助之，所谓人定亦可以胜天者是也。

一论凡妇人无子，多因七情所伤，致使血衰气盛，经水不调，或前或后，或多或少，或色淡如水，或紫如血块，或崩漏带下，或肚腹疼痛，或子宫虚冷，不能受孕，宜进此药，而效可通神。

调经种玉汤（少宋姚范川传）

当归身酒洗，四钱　川芎四钱　白芍酒炒，三钱　熟地黄酒蒸，六钱　白茯苓去皮，三钱　陈皮三钱　香附米炒，六钱　吴茱萸炒，四钱　玄胡索三钱　牡丹皮三钱

若先期三、五日，色紫者，血虚有热也，加条芩三钱。

若过期，经水色淡者，血虚有寒也，加官桂、干姜（炒）、艾叶（醋炒）各二钱。

上锉，作四剂，每一剂用生姜三片，水一碗半，煎至一碗，空心温服，渣再煎，临卧服。待经至之日服起，一日服一剂，药尽经止，则当交媾即成孕矣。若未成孕，经当对期，俟经来再服四剂，必孕无疑矣。百发百中。

一论此方常服，顺气养血，调经脉，益子宫，疗腹痛，除带下，种子屡效，不可尽述。

种子济阴丹

香附米一两醋浸，一两酒浸，一两米泔浸，一两童便浸，各浸三日，焙干

为末，四两　益母草以上二味忌铁器，二两　艾叶醋浸，炒，一两　真阿胶蛤粉炒成珠，二两　当归酒洗，一两五钱　川芎一两　白芍盐、酒炒，一两三钱　怀熟地黄姜汁炒，二两　陈皮去白，一两　半夏汤泡，姜汁浸，香油炒，二两　白茯苓去皮，一两　白术去芦，土炒，一两半　条芩炒，一两　牡丹皮酒洗，一两　吴茱萸汤泡，五钱　玄胡索四钱　小茴香盐、酒炒，五钱　没药五钱　川续断酒洗，一两　麦门冬去心，一两　甘草炙，三钱

上为细末，酒糊为丸，如梧桐子大，每服百丸，空心米汤送下，温酒、滚水俱可。气虚加人参一两。一方加山药、石斛各一两。

一论孕育子嗣，全在调经理脾，血气充旺，调其经候，去其妒忌，再服孕方，自然有子。

调经育子汤

当归酒洗，一钱　川芎七分　白芍酒炒，一钱　熟地黄姜汁炒，七分　陈皮八分　白术去芦，一钱　香附酒炒，一钱　砂仁三分　丹参五分　条芩酒炒，一钱　甘草炙，四分

水煎，空心服。

先期者，热，加黄连（姜汁炒）七分，倍黄芩。后期者，血虚，加黄芪（蜜炙）一钱，倍当归。腹痛有块，加玄胡索（炒）、牡丹皮各一钱。发热，加软柴胡、地骨皮。赤白带下，加柴胡、升麻（俱酒炒）各七分、半夏（姜汁炒）、白茯苓、苍术（米泔炒）、黄柏、知母（俱酒炒）、干姜（炮），升阳除湿也。肥盛者，痰脂满子宫，加南星、半夏、苍术、茯苓。瘦怯者，血少不能摄精，倍芎、归。经血过多，加炮姜五分、荆芥穗（炒）八分、地榆九分。经闭不通，加桃仁、红花、苏木。气盛善恼，加乌药、陈皮、香附、柴胡。

一治妇人阴血不足，久无子者，能使胎孕。

六味地黄丸（方见虚劳）　依本方全料加童便炒香附二两，炼蜜为丸服。

一治妇人无子仙方。

乌鸡丸

香附米四制，酒、醋、童便、米泔各浸四两，炒干，一斤　白茯苓去皮，四两　当归二两　川芎一两　白芍一两　陈皮去白，一两半　白术去芦，陈土炒，一两　山药一两　小茴香二两　吴茱萸水浸，去苦汁，五钱　莲肉去心、皮，二两　酸枣仁一两　大附子看虚实用，一个　黄芪蜜炙，五钱　阿胶蛤粉炒，五钱　黄柏一两　知母一两　怀生地黄酒拌，砂锅内蒸黑，四两

上用雄乌骨鸡一只，吊死，去毛，屎净，蒸熟，连骨捣烂，寻前为末，炼蜜为丸，每服二钱，临经之日，每日三服，半月见效，多服生双胎。

补天育嗣丹（大方伯王如水传）

嫩鹿茸酥炙，二两　虎胫骨酥炙，二两　败龟甲酥炙，二两　补骨脂盐水微炒，二两　怀生地黄去轻浮者不用，沉实者八两、好酒浸一宿，入砂锅内蒸一日，极黑　怀山药四两　白茯苓去皮，切片，乳汁浸，晒干，再浸再晒，三次，三两　牡丹皮去骨，三两　泽泻去毛，二两　天门冬去心、皮，二两　甘枸杞子四两　当归身酒洗，四两

上忌铁器，为细末，用紫河车一具，此乃混沌皮也，又名混元衣，取首男胎者佳，先用米泔水洗净，此乃初结之真气也，再入长流水浸一刻，以取生气，取回入碗内，放砂锅内蒸一日，极烂如糊，取出，先倾自然汁在药末内，略和匀，此天元正气汁也，将河车放石臼内杵泥，却将药末汁同杵匀为丸，如干，再加些炼蜜，杵匀为丸，如梧子大，每服三钱，空心温酒送下。忌三白。此全天元真气，以人补人，玄妙不可言也。

续嗣壮元丹（种子天下第一方）

嫩鹿茸酥炙，一两　真沉香一两　肉苁蓉酒洗，去甲，一两　天门冬去心，一两　麦门冬去心，一两　拣参一两　熟地黄酒蒸，一两　巴戟去

心，一两　甘枸杞子一两　山药四两　柏子仁去壳，四两　牛膝酒洗，去芦，一两　菟丝酒洗令净，酒炒干，捣成饼，晒干为末，一两　小茴香盐炒，一两　鳖甲酥炙，一两　破故纸炒，一两　何首乌米泔浸，一两　石菖蒲去毛，一两　朱砂五钱

上为细末，酒打面糊丸，如梧子大，每服四十丸，空心温盐汤下。忌烧酒、胡椒、干姜、煎炒之物。专治虚损，阳事不举，少弱多情，痼冷，心肾不交，难成子嗣，遗精白浊，五劳七伤，一切亏损之疾，无不应验，临卧再进一服。

鲁府遇仙传种子药酒方

白茯苓去皮，净，一斤　大红枣煮，去皮、核，取肉，半斤　胡核肉去壳，泡，去粗皮，六两　白蜂蜜入锅熬滚，入前三味搅匀，再用微火熬滚，倾入瓷坛内，又加南烧酒二十斤，糯米白酒十斤，共入蜜坛内，六斤　黄芪蜜炙　人参去芦　白术　当归　川芎　白芍炒　生地黄　熟地黄　小茴　甘枸杞子　覆盆子　陈皮　沉香　木香　官桂　砂仁　甘草各五钱　乳香　没药　辽五味子各三钱

上为细末，共入蜜坛内，和匀，箬叶封口，面外固，入锅内，大柴火煮二炷香，取出埋于土中三日，去火毒，每日早、午、晚三时男女各饮数杯，勿令大醉，安魂定魄，改易容颜，填髓驻精，补虚益气，滋阴降火，保元调经，壮筋骨，润肌肤，发白再黑，齿落更生，目视有光，心力无倦，行步如飞，寒暑不侵，能除百病，交媾而后生子也。神秘不可传与非人，宝之宝之。

一治妇人子宫虚冷，带下白淫，面色萎黄，四肢酸痛，倦怠无力，饮食减少，经脉不调，血无颜色，肚腹时痛，久无子息，服药更宜戒气恼怒，忌生冷，其效如神。

艾附暖宫丸

香附米醋煮，六两　艾叶三两　当归酒浸，三两　川芎二两　白芍酒

炒，二两　怀生地酒蒸黑，一两　黄芪蜜炒，三两　川续断一两半　吴茱萸三两　官桂五钱

上为细末，醋糊为丸，如梧子大，每五十丸，空心淡醋汤下。

一论妇人气盛于血，变生诸症，所以无子，寻常头晕，膈满怔忡，皆服。

抑气散

香附米童便浸，四两　白茯神去皮、木，一两半　陈皮去白，二两　甘草炙，一两

上为末，每服二钱，空心滚水调下。

一论妇人妒妾，误夫无子，盖正士入朝，小人忌之，美色入室少妇妒之，咸宜此，可免妒忌之病也。

去妒丸

天门冬去皮、心　赤黍米去壳，微炒　薏苡仁去壳，炒，各四两

上为末，炼蜜为丸，每服百丸，食远白汤送下，妇人常服则不妒也。

（《寿世保元》）

王肯堂

求子准绳

王肯堂（1549~1613），字宇泰，明代医家

胡氏孝曰：男女交媾，其所以凝结而成胎者，虽不离乎精血，尤为后天滓质之物，而一点先天真一之灵气，萌于情欲之感者，妙合于其间。朱子所谓禀于有生之初。悟真篇所谓生身受气初者是也。医之上工因人无子，语男则主于精，语女则主于血。着论立方，男以补肾为要，女以调经为先，而又参之以补气行气之说。察其脉络，究其亏盈，审而治之，夫然后一举可孕。天下之男无不父，女无不母矣。

诊脉：陈楚良曰：人身气血各有虚实、寒热之异，惟察脉可知，舍脉而独言药者妄也。脉有十二经，应十二时，一日一周与天同运，循环无端。其至也既不宜太过而数，数则热矣。又不宜不及而迟，迟则寒矣。不宜太有力而实，实非正气能自实也，正气虚而火邪来乘，以实之也。治法先当散郁以伐其邪，邪去而后正可补也。不宜太无力而虚，虚乃正气正血虚也，治法惟当补其气血耳。亦有男、妇上热下寒，表实里虚而未得子者，法当临睡、时服凉膈之药，以清其上；每晨食未入口时服补药，以温其下；暂进升散之药，以达其表；久服厚味之药，以实其里。又有女人气多血少、寒热不调，月水违期，或后或先，白带频下而无子者，皆当诊脉而以活法治之。务欲使其夫妇之脉皆和平有力，不热不寒，交合有期，不妄用精，必能生子，子不殇

夭。故欲得子者，必须对脉立方，因病用药。

男子脉浮弱而涩为无子、精气清冷。脉：妇人少腹冷，恶寒久，年少者得之此为无子，年大者得之绝产。脉微弱而涩，年少得此为无子，中年得此为绝产。

调　　经

〔楼〕胎前之道始于求子，求子之法莫先调经。每见妇人之无子者，其经必或前或后，或多或少，或将行作痛，或行后作痛，或紫，或黑，或淡，或凝而不调，不调则血气乖争不能成孕矣。详夫不调之由，其或前或后及行后作痛者虚也。其少而淡者血虚也。多者气虚也。其将行作痛及凝块不散者滞也。紫黑色者滞而挟热也。治法：血虚者四物。气虚者四物加参芪。滞者香附、缩砂、木香、槟榔、桃仁、延胡。滞久而沉痼者吐之下之。脉证热者四物加芩连。脉证寒者四物加桂附及紫石英之类是也。值至积去滞行虚回，然后血气平和能孕子也。予每治经不调者，只一味香附末醋为丸，服之亦百发百中也。《素问》云：督脉生病，女子不孕。

妇人经事不调，即非受孕光景，纵使受之，亦不全美。宜服六味地黄丸。

熟地黄四两　山茱萸肉　山药各二两　牡丹皮　白茯苓各一两五钱　泽泻　香附米童便浸三次，炒，各一两　蕲艾叶去筋，醋煮，五钱

上为末，炼蜜丸如梧子大，每服七十丸，白沸汤送下。随后证作汤使，或另作煎剂服。

妇人肥盛者多不能孕育，以身中有脂膜闭塞子宫，以致经事不行。瘦弱妇人不能孕育，以子宫无血，精气不聚故也。肥人无子，宜先服调理药。眉批：肥人多痰宜燥。

当归酒洗，一两　茯苓二两　川芎七钱半　白芍药　白术　半夏汤洗　香附米　陈皮　甘草各一两

作十帖，每帖姜三片，水煎吞后丸子。

白术二两　半夏曲　川芎　香附米各一两　神曲炒　茯苓各半两　橘红四钱　甘草二钱

以上并为末，以稠粥为丸，每服八十丸，如热多者加黄连、枳实各一两，服前药讫，却服螽斯丸。

附子　茯苓各六钱　厚朴　杜仲　桂心　秦艽　白薇　半夏　干姜　牛膝　沙参各二钱　人参四钱　细辛五钱

上为末，炼蜜和丸小豆大，每服五丸，空心酒下加至十丸不妨，觉有娠三月后不可更服，忌食牛马肉。按此方即秦桂丸也。丹溪忌服之者，盖忌于瘦人无血者。若肥人湿多者又兼前调理药，而所服丸数十减其九，只服五分无妨也。

上三方得之于丹溪之子朱懋诚者，累试有效。

抑气散　治妇人气盛于血，所以无子。寻常头眩晕，膈满、体疼、怔忡皆可服。

香附炒净，二两　陈皮焙，二两　茯神　甘草炙，各一两

上为细末，每服二三钱不拘时，白汤调下。

白薇丸　治妇人无子，或断绪，上热下冷百病皆主之。

白薇　熟干地黄　川椒去目及闭口者，微炒出汗　白龙骨以上各一两　麦门冬去心焙，一两半　藁本　卷柏　白芷　覆盆子　桃仁汤浸去皮尖，双仁麸炒微黄　人参　桂心　菖蒲　白茯苓　远志去心，以上各七钱半　车前子　当归锉，微炒　芎劳　蛇床子　细辛　干姜炮制，各半两

上件药杵罗为末，炼蜜为丸梧子大，每服三十丸，空心日午以温酒下三十丸。予之故友江君雅，曾仲容俱无嗣，因以此方赠之，逾年而皆有子。后有艾君肃齐翰公者亦然，故述之。

赵氏苁蓉菟丝子丸

肉苁蓉一两三钱　覆盆子　蛇床子　川芎　当归　菟丝子各一两二钱　白芍药一两　牡蛎盐泥固济，煅　乌贼鱼骨各八钱　五味子　防风各六钱　条芩五钱　艾叶三钱

此方不寒不热，助阴生子，前药俱焙干为末，炼蜜丸如桐子，每服三四十丸，清盐汤下，早晚皆可服。

正元丹　调经种子。

香附同艾三两，先以醋同浸一宿，然后分开制之，酒、盐、酥、童便各制四两，一斤　阿胶蛤粉炒，二两　枳壳半生用半麸炒，四两　怀生地酒洗　熟地酒浸　当归身酒洗　川芎炒，各四两　白芍药半生半酒炒，八两

加白茯苓、琥珀治带。末之，醋糊丸如梧桐子大，空心盐汤吞五六十丸。

五子衍宗丸　男服此药填精补髓，疏利肾气，不问下焦虚实寒热，服之自能平秘。旧称古今第一种子方。有人世服此药，子孙繁衍遂成村落。此说在嘉靖丁亥得于广信、郑中丞宅、张神仙四世孙子及数人用之殊验。

甘州枸杞子　菟丝子酒浸，捣成饼，各八两　辽五味子一两　覆盆子酒洗，去目，四两　车前子炒，二两

上五品俱择地道新者，焙晒干，共为细末，炼蜜丸如桐子大。每服空心九十丸，上床时五十丸，白沸汤或盐汤送下，冬月用温酒送下。修合日，春取丙丁巳午，夏取戊己辰戌丑未，秋取壬癸亥子，冬取甲乙寅卯。忌师尼、鳏寡之人及鸡犬六畜见之。

（《妇科准绳》）

宋林皋

求嗣秘书

宋林皋（1573~1620），明朝著名女科（妇科）医家

凡女人经水来时，有两日半净者，三日净者，亦有女人血旺气盛，六七日净者，不可拘定。但观宝田，看经水之颜色何如耳，乃以洁白之物，或丝或帛，夹于阴户，取而观之。金色者，乃佳期也。鲜红者，未净不及也。浅红者，太过也。惟以败血去净，新血已生。如金色者，为佳期也，此时合交，无不成孕矣。若先期而交者，纵使施精，乃金水太盛，子宫淤塞，且无受精之处。后期而交者，子宫已闭，虽施精而无门可入，胎岂有成也哉。所谓佳期者，败血已净，新血复生，子宫虚，此时施精，如炉炼金，如浆点腐，胎孕自成矣。又《经》云：经水净，单日下种则成男，双日下种则成女，六日以后不成矣。施精亦要在夜半子时候，方可也。盖子时候，夜气清明，一阳发生。古语：一阳动处，兴功是也。此时再遇天晴月朗，风清气和，又是成定吉日，又逢天月二德，合日行房，不惟生子，而子且贵，神气清秀，聪明必过人矣。胚胎既成矣，则阴阳之精，浑融一气，但精血蕊嫩而未老，动之易克易化，第恐风邪感人，损伤胎气。切记，不可复后连交，挟持重物，过险超壑，深怒大笑，大惊高语，是何也。盖以胎阴之结，一月如白露，二月如桃花，三月之后分男女，当静以守之，逸以待之。故曰：静而常是也。若连交一次，胎息反被摇动，感

受风邪，入于子宫，譬如果木花开，若遇风寒雾露，花定不能结果。纵有结成，亦必生虫风落。结胎后若要连交，亦必不能以成子矣。纵有一成，亦不能结实元真，非小产即脐风，非生虫落果而何。将产若连交，则胎受毒秽，产后满头生疮，有必然矣。慎之慎之。妇人之道，始于求子，求子之法，莫先调经。每见妇人之无子者，其经必或前而或后，或多或少，或将行而作痛，或行后而作痛，或黑或紫，或淡或凝，而不调。不调则气血乖争，不能成孕矣。大抵妇人无子，多因气血俱虚，不能摄养精气故也。肥人多痰，躯脂满溢，闭塞子宫，治须消痰，养血顺气。瘦人多火，子宫干燥，无血，治宜清热补血。术岂多乎哉。

调经神子方 调经中子，百发百中。

当归 川芎各四钱 熟地六钱 香附炒，六钱 白芍酒炒，三钱 陈皮三钱 白茯苓三钱 吴茱萸炒，四钱 丹皮 延胡索炒，各三钱

若遇期而经水色淡者，乃血虚而有寒也。加官桂、干姜、熟艾三钱。

若先期三五日，而经水色紫者，加条芩三钱。

上作四剂，每剂用姜三片。空心服，渣临卧服，待经至之日，服起，一日一服。药尽经止，则当交媾，即成孕矣。纵未成孕，经为对期，俟经再来，即服四剂，必有孕无疑。

百子建中丸 治妇人久冷，赤白带下，肚腹疼痛，经水不调，四肢无力，久鲜子息，温中暖调经开郁，开胃，服至半月，必有孕矣。

香附分作四份，一份童便浸七日，一份酒浸七日，一份醋浸七日，一份盐水浸七日，各用炒香，一斤 大艾叶米醋浸七日，将米醋浸七日，将米醋漫火煮半日，焙干为末，十四两 砂仁五钱 淮熟地酒浸，三两 白芍药三两 延胡索一两五钱 五味子五钱 杜仲酒炒，一两 阿胶炒，一两五钱 白术麸炒，一两

上为末，用壬子日，好米醋，打粳米糊为丸，如梧子大。空心时，用淡醋汤送下，八十丸。如妇人肥胖者，加陈皮、半夏各一两。此方慈水叶南洲，三代以此得子，屡试屡验。

女金丹 调经种子，真神方也。

白芍药 当归 川芎不见火 石脂赤白皆可 藁本 人参 白薇 丹皮 桂心 白芷 白术 白茯苓 延胡索 没药 甘草各等份一两

上十五味，除石脂、没药另研，其余皆以醇酒浸一宿，漉起烘干，为细末。壳砂十五两，香附米十五两，以米醋浸一宿，略炒为细末，足十五两。上十六味和合，重罗炼蜜丸，如弹大。每服取一丸，空心鸡未鸣时，先以茶汤漱口，后细嚼，以温酒或白汤送下。干物压之，服至四十九丸为一剂。以癸水调平，受胎为度。胎中三日一丸，产后二日，一丸，百日止。尽人事而不育者，天也。此方治妇人久虚无子，及胎前产后，一切病患。男子积年血气，手脚麻痹，半身不遂，并妇人血崩带下，产后腹中结痛，吐逆心痛，诸虚不足，腹痛并治。

五子六味丸 即经候不调门。养心益肾百补丸也，男妇俱可服。

乌骨鸡丸 补虚极羸，种子亦妙。

南岳夫人济阴丹 治三十六疾，吾祖籍之以起家。调经补虚，种子神验方，珍之珍之。

黄皮龟肉丸 虚寒者服之，种子亦效。

四顺理中汤 调经种子，百发百中。

以上五方，俱载在经候不调门，可参看之。

固本健阴丹 凡人无子，多是精血清冷，或赋禀薄弱，间有壮甚者，亦是房劳过甚，以致肾水欠旺，不能直射子宫，故令无子。岂可尽归罪于母血之不足与虚寒也耶。

菟丝子酒煮，一两五钱 白茯苓 山药酒蒸 牛膝去芦，酒浸 肉苁

蓉酒浸　归身　杜仲去皮，酥炙　五味子去梗　益智仁盐水炒　鹿茸酥炙，各一两　熟地酒蒸　山茱萸酒蒸，去核，各三两　川巴戟酒浸，二两去心　续断酒浸　远志肉去骨，姜炒　人参二两　枸杞子三两

上为末，炼蜜为丸，如梧子大。每服八十丸，空心盐汤送下，酒亦可，临卧再进一服。若妇人月候已尽，此时种子期也，一日可服三次，无妨。精不固，加龙骨、牡蛎，火煅过，盐酒和淬三五次，各一两五钱，更加鹿茸五钱，尤妙。

武之望

痰饮不孕与求子方治

武之望（1552~1629 年），字叔卿，明代名医

论痰饮不孕

张子和云：戴人过谯都营中饮，会有一卒说出妻事，戴人问其故，答曰：吾妇为室女时，心下有冷积如覆杯，按之如水声，以热手熨之如冰，娶来已十五年矣，恐断吾嗣，是以去之。戴人曰：公勿黜也，如用吾药，病可除，孕可得。卒从之。戴人诊其脉，寸脉沉而迟，尺脉洪大有力，非无子之候也，可不逾年而孕。其良人笑曰：试之。先以三圣散吐涎一斗，心下平软。次服白术调中汤、五苓散，后以四物汤和之。不再月，气血合度，数月而娠一子。戴人常曰：吾用此法，无不子之妇，此言不诬。一妇人年三十四岁，梦与鬼神交，惊怕异常，及见神堂阴司、舟楫桥梁。如此一十五年，竟无妊娠。巫祈觋祷，无所不至，钻肌炙肉，孔穴万千。黄瘦发热，引饮中满，足肿，委命于天。一日苦请戴人，戴人曰：阳火盛于上，阴水盛于下。见鬼神者阴之灵，神堂者阴之所，舟楫桥梁水之用。两手寸脉皆沉而伏，知胸中有实痰也。凡三涌三泄三汗，不旬日而无梦，一月而有娠。眉批：此二案非子和先生不能。

论求子禁用热剂

丹溪秦桂丸论曰：无子之因，多起于妇人，医者不求其因起于何处，遍阅古方，惟秦桂丸，其辞确，其意专，用温热药近乎人情，欣然受之，锐然服之，甘受燔灼之祸，犹懵然不悔。何者。阳精之施，阴血能摄之，精成其子，血成其胞，胎孕乃成。今妇人之无子者，率由血少不足以摄精也。血之少也，固非一端，然欲得子者，必须调补阴血，使无亏欠，乃可推其有余以成胎孕。何乃轻用热剂，煎熬脏腑，血气沸腾，祸不旋踵矣。或曰：春气温和，则万物发生，眉批：妙在温和二字。盖大寒大热皆不能生物故也。冬气寒凛，则万物消殒。非秦桂丸之温热，何以得子脏温暖而成胎耶。予曰：《诗》曰妇人和平则乐有子。和则血气均，平则阴阳不争。今得此药，经血必转紫黑，渐成衰少，或先或后。始则饮食骤进，久则口苦而干，阴阳不平，血气不和，疾病蜂起，焉能成胎。纵然成胎，生子亦多病而不寿，以秦桂丸耗损天真之阴也。戒之。慎之。

按：秦桂丸施于肥人而少其丸数，兼取调理补药，亦无妨。但忌施于瘦人火多者。眉批：此注最当。

论孕子杂法

丹溪曰：妇人无子者，多由血少不能摄精。俗医悉谓子宫虚冷，投以辛热之药，煎熬脏腑，血气沸腾，祸不旋踵。或有服艾者，不知艾性至热，入火炙则下行，入药服则上行，多服则致毒，咎将谁挽。眉批：艾性虽热实暖，下焦寒者宜之。若是肥盛妇人，禀受甚厚，恣于酒食之人，经水不调，不能成胎，谓之躯脂满溢，闭塞子宫，宜行湿燥痰，用星半、苍术、台芎、防风、羌活、滑石，或导痰汤之类。若是瘦怯性急之人，经水不调，不能成胎，谓之子宫干涩无血，不能摄受精气，宜凉血降火，或四物汤加香附、黄芩、柴胡养血养阴等药。东垣有六味地黄丸，以补妇人之阴血不足，无子服之者，能使胎孕。眉批：六味丸果验。薛氏曰：妇人之不孕，亦有因六淫七情之邪有伤冲任，或宿疾淹留，传遗脏腑，或子宫虚冷，或气旺血衰，或血中伏热。又有脾胃虚损，不能营养冲任。审此更当察其男子之形质虚实何如，有肾虚精弱不能融育成胎者，有禀赋元弱气血虚损者、有嗜欲无度阴精衰惫者，各当求其源而治之。眉批：求责极当，诚哉言也。至于大要，则当审男女之尺脉。若左尺微细，或虚大无力者、用八味丸。左尺洪大，按之无力者，用六味丸，两尺俱微细，或浮大者，用十补丸。眉批：岂此三方所能尽，宜扩充之。若误用辛热燥血，不惟无益，反受其害。

脉　　法

《素问》曰：督脉生病，女子不孕。《脉经》曰：妇人少腹冷，恶寒久，年少者得之，此为无子，年大者得之，绝产。脉微弱而涩，年少得此为无子，中年得此为绝产。肥人脉细，胞有寒，故令少子，其色黄者，胸中有寒。

治血虚不孕方

加味四物汤　治妇人不孕，久服有子，甚好。

当归　川芎各二钱　白术微炒　熟地黄酒洗，各一钱半　白茯苓　芍药微炒　续断　阿胶各一钱　香附醋煮，八分　橘红七分　甘草炙，三分

上锉。水二盅，煎八分，食远服。

眉批：极稳当。但气旺血热者须去芎术。而当归味辛，有热症者亦须裁酌。

加味四物汤 治血气两虚不孕。

当归酒洗 白芍药炒 肉苁蓉各二钱 熟地黄酒洗 白术 白茯苓各一钱 人参五分 川芎一钱

上锉，水煎服。每月经前三服，经正行三服，经行后三服。

眉批：肉苁蓉治绝阴不产。

调经种玉汤 凡妇人无子，多因七情所伤，致使血衰气盛，经水不调，或前或后，或多或少，或色淡如水，或紫如血块，或崩中带下，或脐腹疼痛，或子宫虚冷，不能受孕。宜此药，百发百中，效可通神。

当归酒洗 川芎 吴茱萸炒，各四钱 熟地黄酒洗 香附炒，各六钱 白芍药 白茯苓去皮 陈皮 牡丹皮 玄胡索各三钱

上锉，作四剂。每一剂加生姜三片，水一碗半，煎一碗，空心温服。渣再煎，临卧服。待经至之日服起，一日一剂，药尽经止，则当交媾，即成孕矣。纵不成孕，经当对期，俟经来再服四剂，必孕无疑。

眉批：妙在吴茱萸。

若过期而经水色淡者，加官桂、炒干姜、熟艾各二钱。若先期三五日，色紫者，加条芩三钱。

经验育胎丸 治妇人久无子嗣。服此经调血盛，子宫温暖成孕。孕后服之，可保胎气坚固。

当归酒浸 熟地黄酒蒸 白术 香附各四两 砂仁三两 芍药酒炒 川芎 川续断酒洗 陈皮 黄芩酒炒，各二两

上为细末，糯米糊丸如桐子大。每服七八十丸，空心淡醋汤下，酒亦可，以干物压之。

眉批：妙在调气。

妇人归附丸 不但种子，且无小产、产后诸证。

香附子大者，砂罐内醋蒸极熟，水洗焙干为末，一斤 当归大者，去芦稍用身，酒洗，切片焙干为末，十两 鹿角大者，刮去粗皮，镑末二三两，绵纸垫钱锅内，文火炒为细末用，二两

上三味和匀，醋糊丸如桐子大。每服三钱，早起临睡各一服，白滚汤下。一月经后入房即孕。

眉批：二味简切。尤妙在鹿角屑。

神仙附益丸丹 不惟治妇人百病，而生育之功效如神。

香附米用童便浸透取出，水洗净，露一宿，晒干。再浸再露再晒，如此二次用，一斤 益母草东流水洗净，烘干为末，十二两

上再用香附四两、北艾一两煮汁，用三分，醋七分，和前药为丸，如桐子大。每服五七十丸，空心临卧淡醋汤下。

眉批：不杂血药而能调血，不类辛香不能调气，凡胎前产后俱可服。谓之仙方亦宜。

加味地黄丸 治妇人久无孕育者，效如影响。

熟地黄四两 山茱萸肉 山药各二两 白茯苓 牡丹皮各一两五钱 泽泻 香附子童便炒，各一两 蕲艾醋煮，五钱

上为末，炼蜜丸如桐子大，每服七八十丸，滚汤下。

眉批：血热者不宜艾附。加艾附亦似画蛇添足。

金莲种子仙方 一名梦熊丸，有小茴香二两，无熟地黄，女人服之有孕。

熟地黄酒洗 当归酒洗 白芍药酒炒黄 益母草 川芎酒洗 苍术米泔水浸一宿，各三两 蛇床子酒炒 条芩酒洗 覆盆子炒 玄胡索微炒 陈皮水洗，去皮 丹参水洗，各二两 砂仁去壳，一两五钱 山茱萸酒浸，去核 香附四制，各五两

上为极细末。先用白毛乌骨雄鸡一只，预先喂养一月，勿令与雌鸡同处。临时将鸡缉死，不出血，干去毛，剖开去肠内污物并膝内宿食，肫内黄皮用酒洗净。一应时件，仍装入鸡肚内，不令见水，置坛内，入酒二斤，封固。重汤煮烂，取出，割下净内，捣如泥。仍将鸡骨用酥油和原汁，或酒炙酥为末，入前药末内拌匀。再用醋煮米糊，同鸡肉木臼内捣极细，为丸如桐子大。每服四五十丸，渐至八九十丸，空心清米饮下。

眉批：此亦乌骨鸡丸之变方，他方多用参芪白术以补气，而此兼苍术、砂仁、益母以行气。他方又佐以艾桂椒姜等热药以温经，此则以蛇床、山茱萸暖其下，而又以条芩佐之，则寒热均停，可无偏弊之害矣。服之当自有验。

如月信先期而至者，加黄芩、地骨皮、黄连各一两半，清米饮下。如月信后期而至者，加黄芪一两，人参、白术各一两半，温酒或淡盐汤下。如白带者，加苍术、白术、升麻、白芷各一两半，淡姜汤下。

眉批：此方加法、服法尤为精当，可冠诸方。而变通之理又头头是道矣。玩之。

百子建中汤　女人服此药调经养血，安胎顺气。不问胎前产后，月事参差，有余不足诸证，悉皆治之。

当归酒洗　南川芎　白芍药酒炒　熟地黄姜汁浸，焙　真阿胶蛤粉炒成珠　蕲艾醋煮，各二两

上为细末，炼蜜丸如桐子大。每服八十丸，空心白沸汤点醋少许下，内寒者温酒下。

眉批：以姜汁浸地黄汁，以醋煮艾，皆有窍妙。等份亦是一法。服法须知。

加味养荣丸　此方服之有孕，且无小产之患。

当归酒浸　熟地黄酒浸　白术各二两　芍药　川芎　黄芩　香附各

一两半　陈皮　贝母去心　茯苓　麦门冬去心，各一两　阿胶　甘草炙，各五钱　黑豆炒，去皮，四十九粒

上为细末，炼蜜丸如桐子大，每服七八十丸，食前空心白汤、酒任下。忌食诸血。

眉批：此平顺之剂，而麦门冬、黑豆亦心肾药也。而贝母与熟地同用，能无功过相掩乎。

加味香附丸　男服聚精丸，女服此。

香附分四分，一分酒浸二宿，捣碎炒，一分米醋浸同上，一分童便浸同上，一分用山栀四两煎浓汁浸同上，一斤　泽兰净叶，酒洗，六两　海螵蛸捣稍碎，炒，六两　当归酒洗，四两　川芎三两　白芍药酒炒，四两　熟地黄捣膏，焙干，八两

上为末，用浮小麦面打糊为丸，如绿豆大。每日早晚两服，白汤、酒任下。忌食莱菔及牛肉生冷。

眉批：此妙在泽兰螵蛸。而学者尤须审证的确，熟察本草，便能得方中三味，《灵》《素》一言矣。

大五补丸　瘦人无孕，乃无血摄精，宜润。

天门冬去心　麦门冬去心　菖蒲　茯苓　人参　益智　枸杞子　地骨皮　远志肉　熟地黄各等份

上为细末，炼蜜丸如桐子大，每服三十丸，空心酒下。服本方数服后，以七宣丸泄之。

增损三才丸

天门冬酒浸，去心　熟地黄酒蒸　人参　远志去心　五味子　茯苓酒洗　鹿角酥炙

上为细末，炼蜜杵千下为丸，如桐子大。每服五十丸，空心好酒下。

年老欲补，加混元衣，即头生儿胎衣，全个酒浸，晒干为末入

药。一方加白马茎，酥炙。一方加附子，补相火不足。一方加麦门冬，令人有力。一方加续断，以续筋骨。一方加沉香，暖下焦虚冷。

眉批：此二方是男人药也，借以治妇人之无嗣者，正所谓因病以变方，勿拘方以治病。

神效墨附丸 治妇人久无子而经事不调，及数堕胎者。服之可立致效。

香附分四分，用米醋、童便、盐水、酒，各浸一日夜，一斤 绵艾用米醋二碗，用香附煮干，捣烂成饼，新瓦焙干，四两 白茯苓 人参 当归 川芎 熟地黄酒浸一宿 上等徽墨火煅醋淬，各一两 木香五钱

上九味，各另为末，醋糊丸如桐子大。每服五十丸，空心好酒下。

眉批：细阅此方，不用芍药而用木香，其意欲行肝而不欲敛肝也。殊不知胎之堕又苦于血之行，故凡艾附之类俱用醋制，以醋入肝，有微阳之气，又可以调血也。其加松烟，亦为固血而设耳。其如阿胶乎。

青蒿乌鸡丸 妇人服，能令多子。

五月采青蒿即野蒿，一斤 香附子童便、盐水、酒、醋各浸四两，炒，一斤 蕲艾醋煮 秦当归酒浸一宿，炒 牡丹皮 地骨皮 白芍药酒浸，炒 黄芪蜜炙 茯苓 人参 白术 川芎各二两 鳖甲醋煮，一两五钱

上为细末，取白毛乌骨雄鸡一只，初发声音，绞杀，干去毛，不用水汤，亦不用水洗，惟用水去脚上粗皮。用好酒入瓷器内，同熟地黄二两，煮鸡熟去骨，合前药捣烂作饼。复晒干为末，仍用煮鸡酒调糯米粉为糊，丸如桐子大。每服七八十丸，酒下。日二三服，不拘时，一月见效。造药忌钱器。

大乌鸡丸 治女人羸瘦，血虚有热，经水不调。崩漏带下，不能成胎，及骨蒸等症。

香附四制，一斤　熟地黄四两　生地黄　当归　白芍药　人参各三两　川芎　鳖甲各三两半　白术　黄芪　牛膝　柴胡　牡丹皮　知母　贝母各二两　黄连　地骨皮　玄胡索　干姜各一两　白茯苓二两半　秦艽一两半　艾叶　青蒿各四两

上香附等二十一味，俱为细末。用白毛乌骨雄鸡一只，缉死，去毛与肠，将艾、蒿各一半装入腹内。将鸡并余艾、蒿，同入坛内，以童便和水浸过鸡二寸许，隔汤煮烂。取出去骨，焙肉干为末。如有筋骨疼痛者，去肉焙骨焦为末，与前末和匀，鸡汁打糊为丸，如桐子大。每服五六十丸，渐加至七八十丸，温酒或米饮下。忌煎炒苋菜。

小乌鸡丸　治妇人百病。

吴茱萸　良姜　白姜　当归　白芍药　玄胡索　破故纸　川椒　陈皮　刘寄奴　生地黄　莪术　川芎各一两　北艾二两　荷叶灰四两

上为末。用白毛乌骨鸡缉死，煮烂，去骨取肉捣如泥，拌药末，晒干磨细。以鸡汁作糊为丸，如桐子大。每服五十丸，空心随引下。

眉批：巧只在荷叶灰一味。

如从来未曾生育者，乃油膜包裹子宫，以致不能生气成孕，宜加凤凰衣烧存性七个，朱砂为衣。

眉批：用凤凰衣，更巧中之巧。如腹痛血黑色者，加炒黄连，有湿痰者，加南星、苍术、香附同丸。月水不通，红花苏木酒下。子宫久冷，茯苓煎汤下，赤带，清茶下。白带，牡蛎粉调酒下。血崩，豆淋酒调绵灰下。胎不安，蜜酒下。眉批：此方太热，非胎不安者所宜。肠风，陈米饮调百草霜下。眉批：肠风漏血又安用之。心痛，菖蒲酒下，腹痛，芍药酒下。胎漏下血，乌梅酒下。胎死不动，斑蝥三个调酒下。

眉批：斑蝥太毒，不可妄试。胎衣不下，芸薹菜研水下。胎前产后白痢，干姜煎汤下。赤痢，甘草煎汤下。

眉批：赤痢之用，亦在薄叶乎。耳聋，腊茶清下。头风，薄荷煎汤下。头风眼黑，甘草汤下。

眉批：头风、眼黑，俱宗青震之义。身体疼痛，黄芪末调酒下。腰脚痛，当归酒下。生疮，地黄煎汤下。

眉批：生疮岂可用热药。气块血块作痛，与葱白汤间服。四肢浮肿，麝香汤下。咳嗽喘满，杏仁、桑白皮煎汤下。常服，温酒醋任下。

十全济阴丸 《方论》曰：胎嗣主于济阴者何也。盖八之所禀，阳常有余，阴常不足，气常有余，血常不足。在女人，癸水易亏而难盈，以至不育。旧方多以辛香燥热之剂，为暖子宫，偏助阳气，反耗阴血，岂能成胎。况女性多气多郁，气多则为火，郁多则血滞，故经脉不行，诸病交作，生育之道遂阻矣。又如脾胃虚弱者，偏用四物凉血等药，则脾胃益虚，饮食顿减，使气血无资生之地，何以得成胎孕。为子嗣之计者，莫如养血顺气调经为本，而兼以甘温养脾辛温开郁，斯为至当。其调经之法，又当因人而加减之，初无一定之法也。此方则以当归身养血和气为君，入手少阴经，以心主血也，入足太阴经，以脾裹血也，入足厥阴经，以肝藏血也。熟地黄补肾中元气，生心血，与芍药同用，又生肝血。川芎乃血中之气药，下行血海，通经导气为臣。人参通经活血，助熟地黄以补下元。白术利腰脐间血，与人参同用，补益脾气。香附疏气散郁，佐泽兰能生新血而和平气体。牡丹皮养新血去坏血，固真气行结气。山药能强阴补虚。枸杞子补肾水而止下血腰疼为佐。紫石英补心气，散心中结气，填补下焦。艾叶助香附和百脉，温子宫，兼行血药而平其寒。炙甘草通经脉血气而和诸药，且缓肝经之急为使。十年不孕者，此药主之。

当归身酒洗　熟地黄　香附子童便煮，各四两　干山药　白术各二两五钱　枸杞子　人参各二两　蕲艾叶去梗，同香附用陈醋老酒煮一时，捣烂焙干，二两　川芎　白芍药　牡丹皮　紫石英火煅淬，各一两五钱　泽兰一

两　紫河车在净水内洗去秽血，用银针挑去紫筋，一具

上各药俱咀片，同河车入砂锅内，用陈老酒三碗、陈米醋一碗、清白童便一碗、米泔水数碗和匀，倾入碗内，浮于药寸许。如尚少，再加米泔。以锅盖盖密，勿令透气。桑柴火慢煮，以河车融化，汁干为度。同药俱取出，在石臼内捣极烂，捻作饼子。日晒衣露三昼夜，宜在月满之时，以受日精月华。仍焙干为末。炼蜜捣千余杵，丸如桐子大。每服五十丸，渐加至八九十丸，空心淡盐汤下，随用早饭，使药下行。忌食生萝卜。

眉批：窃谓此方妙在气血两虚之人而先期者。将行腹痛者，经水紫黑者，肥人湿者，婢妾多郁者，如此之类皆非所宜，虽有加减，亦需斟酌。

凡月经过期而行，或少，或不行，皆血寒血少也。尺脉心微弱，加桂心五钱，夏月三钱，黄芪一两炙。先期而来者，血热也，脉来心数，加条实黄芩（炒）二两，生地黄（酒制）一两五钱，腹痛加白芍药一两。凡经将行而腹中先作痛者，血实而气滞也，去血成块者，气凝也，脉来弦数滑大，加玄胡索（酒炒）一两，陈皮八钱，广木香、柴胡梢各五钱。凡经水行后作痛者，气血俱虚也，尺脉心虚涩而兼紧，加炒干姜三钱，白茯苓一两，桂心夏月二钱、余月五钱。凡经行三五日后，腹中绵绵作痛，或淋漓不止，血因气滞未尽也，尺脉见沉涩或沉弦，加广木香五钱，柴胡六钱。凡经水紫色或黑色，血热之甚也，尺脉见洪数，加条实黄芩（炒）一两，生地黄（酒浸）一两五钱，凡过期行经而色淡者，肥人则有湿痰，加白茯苓水淘、陈皮、苍术米泔浸一宿，盐水炒，各一两，白术五钱，减去熟地黄一两，瘦人则血虚少而水混之，加桂心五钱，经行或来或断，或发寒热者，加柴胡八钱，白茯苓一两。

眉批：或来或断或寒热者，此肝经及心包络气血不调。

凡经脉不调，多白带者，肥人主胃中湿痰流注，加制过苍术、白茯苓各一两五钱，减熟地黄一两。凡瘦人气多血少脾虚，加木香五钱，牡蛎（火煅）、赤石脂（火煅）、白茯苓各一两。凡多崩漏者，减香附、艾叶各一两，加荆芥穗（炒黑）一两，黄芩一两五钱，血崩或多，加阿胶珠一两，干姜（炒黑）五钱，黄芪（炙）一两。

眉批：以多崩漏而减香附、艾叶，加荆穗、黄芩，则治崩漏者可想矣。而阿胶、干姜、黄芪之治崩，不可想其意也。事属揣摩，至此亦着苦心。

元气虚弱，经水闭者加牛膝（酒洗）二两，属寒，加桂心五钱，属热，加黄芩（酒炒）一两。凡婢妾素见忌于嫡室者，必多抑郁，以致经水不调，加味制香附二两，或血弱心虚，交感时惊恐不宁，则精气不聚，加琥珀（另研）、酸枣仁（隔纸略炒）、茯神各一两，辰砂（水飞）、紫石英各五钱。

治宫冷不孕方

调生丸（一名洗洗丸） 治妇人冲任虚寒，胎孕不成，成多损坠。

泽兰叶　当归洗，焙　熟地黄洗，焙　川芎　白芍药　牡丹皮　玄胡索　石斛酒浸，炒，各一两　白术一两半　干姜炮　肉桂去皮，各五钱

上为末，醋糊丸如桐子大。每服五十丸，空心酒下。

眉批：冲为血海，任主胞胎，此方以四物养荣，以白术石斛养气，泽兰、丹皮、玄胡荡肠中之秽，干姜、肉桂暖子宫之寒，去旧生新，温中益胃，亦温和之正方也。

调气暖宫丸

当归酒洗　川芎　肉桂各二钱　白芍药煨　香附　艾叶醋炒　阿胶蛤粉炒成珠，各四两

上为末，醋糊丸如桐子大。每服五十丸，食前米汤下。

眉批：不用地黄，恐凝滞也。再查分量果否。

艾附暖官丸 治妇人子宫虚冷，带下白淫，面色萎黄，四肢疼痛，倦怠无力、饮食减少，经脉不调，血无颜色，肚腹时痛，久无子息，服药更能戒恼怒生冷，累用经验。

香附子用醋五升，以砂石罐煮一昼夜，捣烂成饼，慢火焙干，六两　艾叶大者，去枝梗　川芎酒洗，各三两　大川芎　吴茱萸去梗　黄芪　白芍药淡酒炒，各二两　续断去芦，一两五钱　生地黄酒洗，一两　官桂五钱

上共为细末，用上好醋打糊，丸如桐子大。每服五七十丸，淡醋汤食远下。择壬子日或天德月德日修合。

眉批：此方制附最妙，分两极当。

胜金丸（一名女金丹） 治妇人久虚，或产后失调，触犯禁忌，断产少子，及经事迟来，赤白带下，腰脚重痛，寒热不一，身体瘦削，眩晕呕逆。此药善调经候，每日一丸。若胎前三日一丸，产后二日一丸，去一切杂症。效难具述，珍之，宝之。

香附子醋浸三日，十五两　当归　川芎　白芍药　人参　白术　茯苓　甘草炙　桂心　白薇　玄胡索　牡丹皮　藁本　香白芷　没药另研　赤石脂另研，各一两

上除香附、没药、赤石脂，其余十三味，用好酒浸三日，去酒晒干，连前香附一处为末，方入没药、石脂炼蜜为丸，好弹子大。每服一丸，五更初嚼服，温酒送下，白汤亦可。此药多在四十九丸后，以癸水调平受孕为度。倘有孕，依前三日一服，无所忌戒。

眉批：此方妙在配合，乃酒浸三日之功。

一方去没药加沉香。一方去桂心加熟地黄，丸如桐子大，每服五十丸，空心温酒或白汤下，以干物压之。

白薇丸 治妇人月水不利，四肢羸瘦，渐觉虚乏。

当归　白薇　柏子仁　白芍药　川芎　白术　桂心　附子　萆薢　木香　槟榔　细辛　吴茱萸各五钱　人参　白茯苓　石斛　川牛膝　泽兰叶各七钱半　牡丹皮　紫石英各一两　熟地黄二两

上为末，炼蜜丸如桐子大。每服五十丸，空心温酒下。

眉批：以温行则可，以治羸则不可。

白薇丸　治妇人无子或断绪，上热下冷，百病皆主之。

白薇　熟地黄　川椒去目及闭口者，微炒出汗　白龙骨各一两　麦门冬去心，一两半　藁本　卷柏　白芷　覆盆子　桃仁汤浸去皮尖双仁，麸微炒黄　人参　白茯苓　桂心　菖蒲　远志去心，各七钱半　车前子　当归微炒　芎䓖　蛇床子　细辛　干姜炮，各五钱半

上为细末，炼蜜丸如桐子大。每服三十丸，空心日午温酒下。

眉批：以之补气行血则是，以治上热恐非。

昔有数人无嗣，俱用此方，逾年而皆有子。故述之。

秦桂丸　治妇人血海虚冷，不能孕育。

附子（一方用香附）白薇　半夏　茯苓　杜仲　厚朴　当归　秦艽各三两　防风　肉桂　干姜　牛膝　沙参各二两二钱　细辛　人参各四钱

上为末，炼蜜丸如桐子大。每服五十丸，空心酒下，无效更加丸数。经调受补者，服七日即交合，孕后忌服。

眉批：有燥湿温经之治，而无清顺平和之性。非真阴寒者不可服。内有沙参、未知其解。

艾附丸　此药能暖子宫，胎前产后，各随饮用。

当归　芍药　熟地黄　生地黄　香附子　蕲艾各一两　陈皮　藿香　白芷　牡丹皮　藁本各五钱　丁皮　木香各三钱

上为细末，酒糊丸，每服三钱。子宫冷，热酒下。白浊，盐汤下。产后积血，醋煎汤下。

眉批：温平之方。

壬子丸 此药服之，不过一月有孕，试之有效。

吴茱萸　白及　白茯苓　白蔹各一两　人参　桂心　没药各四两　乳香三两　川牛膝　厚朴各五钱　当归　石菖蒲　白附子炮去皮，各一钱

上为细末，炼蜜丸如桐子大。每服三四十丸，温酒或盐汤下，日进三服。用壬子日，鸡犬不闻处修合。有孕毋服，无夫妇人不可服。

眉批：以水旺之日而和温热之药，其意欲求既济之法也。而白及白蔹之用何居。

南岳魏夫人济阴丹 治妇人血海虚冷，久无孕育，及数堕胎，一切经候不调，崩中漏下，积聚诸证。

秦艽　人参　藁本　石斛　甘草　蚕布烧灰　桔梗各二两　京墨煅醋淬　木香　桃仁去皮尖，炒，各一两　糯米炒，一升　川芎　当归　肉桂　干姜炮　细辛　牡丹皮各一两半　茯苓三两　熟地黄酒蒸　香附子炒　泽兰叶各四两　川椒炒，去目　山药各三两　苍术米泔浸，八两　大豆黄卷炒，半斤

一方川椒、山药各七钱。上为末，炼蜜为剂，每两作六丸。每服一丸，细嚼，空心温酒、醋汤任下。或以醋调和丸，如桐子大，每服五十丸亦可。

眉批：此方药品虽多，自成一局。补气而不用芪术，补血而不用白芍。行血而用牡丹、泽兰、黄卷，行气而有木香、香附、苍术、川椒。止血有蚕布、京墨，破血有桃仁、丹皮。温暖则肉桂、干姜、细辛，引经则藁本、石斛。糯米和胃而养阴，秦艽行经而散湿。补而不滞，温而不燥。若再以热易凉，以燥易平，即凉行之法也。

紫石英丸 治妇人子宫久冷，不成孕育，及数经堕胎，月候不匀，崩中漏下，七癥八瘕，白淫白带，并宜服之。

紫石英　天门冬　桂心　川芎　卷柏　乌头炮　熟地黄　辛夷仁　禹余粮醋煅淬　当归　石斛各三两　紫葳　牡蒙各二两　乌贼骨烧灰　薯蓣各一两半　牛膝　柏子仁炒　吴茱萸　桑寄生　牡丹皮　人参　细辛　厚朴　续断　干姜炮，各一两

上为末，炼蜜丸如桐子大。每服五十丸，空心米饮温酒任下。

眉批：此与前方相表里，而余粮、乌贼又有燥湿治带之功。天冬、柏子又有清凉润燥之用，惟用古者能斟酌之。

荡胞汤　治妇人全不产育，及断绝久不产二三十年者。

朴硝　牡丹皮　当归　大黄蒸一饭久　桃仁各三两　细辛　厚朴姜汁炙　桔梗　赤芍药　人参　茯苓　桂心　甘草　牛膝　陈皮各二两　附子炮，一两半　虻虫炒焦，去翅足　水蛭炒，各十枚

上为末，每服六钱。水酒各半盏，煎至六分，温服，日二服，夜一服。温覆得少汗，必下积血与冷赤脓如小豆汁，斟酌不尽。若力弱，大困不堪者，只一二服止。如恶物不尽，用坐导药。

眉批：此方为禀厚断产者设。

坐导药　治妇人全不产及断续，服前荡胞汤恶物不尽，用此方。

皂角去皮子，一两　吴茱萸　当归各二两　大黄　细辛　五味子　干姜炮，各一两　白矾枯　戎盐　蜀椒各半两

一方无大黄，有黄葵花半两。上为细末，以绢袋盛如指状，入妇人阴户中，坐卧任意，勿行走，小便时去之，一日一度易新者。必下清黄冷汁，汁尽止。若未见病出，可十日安之。本为子宫有冷恶物，故令无子，值天阴冷则发疼痛。须俟病出尽方已，不可中辍，每日早晚，用苦菜煎汤熏洗之。

内药续生丸

母丁香　附子　肉豆蔻　枯矾　乌鱼骨

上为末，糊为软丸，绵裹内阴中。

眉批：乌贼骨原根《素问》藘茹乌贼来。

治痰塞不孕方

丹溪植芝汤　治妇人肥盛无子，以身中有脂膜闭塞子宫也。宜先服此调理。

眉批：痰在上，须用子和法。

当归酒洗，一两　川芎七钱半　白芍药　白术　半夏汤泡　香附　陈皮　茯苓二两　甘草半两

上锉，作十帖。每帖加生姜三片，水煎，吞后丸子。

眉批：不用地黄。

丹溪茂芝丸

白术二两　半夏曲　川芎　香附子各一两　茯苓　神曲炒，各半两　橘红四钱　甘草

上为末，粥丸如桐子大。每服八十丸，前汤下。

眉批：不用四物。

如热多，加黄连、枳实各一两。服此药后，却服螽斯丸。

眉批：用枳实黄连。

螽斯丸　即前秦桂丸无当归、防风二味。

上每服五丸，空心酒下，加至十丸不妨。觉有娠三月后，不可更服。

按：此方即秦桂丸也。丹溪忌服之者，盖忌于瘦人无血者。若肥人湿多者，又兼前调理药，而所服丸数，十减其九，只服五丸，妨也。累试有验。眉批：丹溪深辟秦桂丸之非，而螽斯丸又为取用，岂自相左耶。抑各因其病而为去取耳。

消脂膜导痰汤

半夏姜制　南星火炮　橘红　枳壳去穰　茯苓铁炒　滑石研细，各一

钱　川芎　防风　羌活各五分　车前子七分

上细切，作一服，加生姜五片水煎，空心服，以干物压之。

眉批：要知南星、滑石、防风、羌活之意。

一方治肥盛妇人，禀受甚厚，恣于酒食，经水不调，不能成胎。谓之躯胎满溢，闭塞子宫。

南星　半夏　羌活　苍术　台芎　防风　滑石

上锉，水煎服。或导痰汤亦可。

眉批：又加苍术。

治婢妾不孕方

煮附丸　治婢妾多郁，情不宣畅，经多不调，故难孕。此方最妙，不须更服他药。

香附子不拘多少，去毛与粗皮，米泔水浸一宿，晒干。用上好米醋，砂锅内煮之，旋添醋旋煮，以极烂为度，取出焙干，为末。仍用醋糊为丸，如桐子大，每服五七十丸。经不调即调，久不孕即孕。

眉批：可与神仙附益丸并驾。妙在多醋意。

（《济阴纲目》）

傅　山

不孕论析

傅山（1607~1684），字青主，又字青竹，清代医家

妇人有瘦怯身躯，久不孕育，一交男子，即卧病终朝，人以为气虚之故，谁知是血虚之故乎？或谓血藏于肝，精涵于肾，交感乃泄肾之精，与血虚何与？殊不知肝气不开，则精不能泄，肾精既泄则肝气亦不能舒，以肾为肝之母，母既泄精，不能含润以养其子，则木燥乏水，而火且暗动以铄精，则肾愈虚矣。况瘦人多火，而又泄其精，则水益少而火益炽，水虽制火，而肾精空乏，无力以济，成火在水上之卦，所以倦怠而卧也。此等之妇，偏易动火，然此火因贪欲而出于肝木之中，又是虚火，绝非真火也。不交合则已，交合又偏易走泄。阴虚火旺，不能受孕，即偶尔受孕，逼干男子之精，随种而随消者有之。治须大补肾水而平肝木，水旺则血旺，血旺则火消，便成水在火上之卦。方用养精种玉汤。

熟地一两　当归五钱　白芍五钱　山萸五钱

水煎服，三月便可身健受孕，断可种子也。此方之用，不特补血，而纯于填精。精满则子宫易于摄精，血足则子宫易于容物，皆有子之道也。惟世人贪欲者多，节欲者少，往往不验。服此者果能节欲三月，心静神满，自无不孕之理，否则不过身体壮健而已，勿咎方之不灵也。

胸满不思饮食不孕

妇人有饮食少思，胸膈满闷，终日倦怠，思睡，一经房事，呻吟不已，人以为脾胃之气虚也，谁知是肾气之不足乎？夫气宜升腾，不宜消降，升腾于上焦，则脾胃易于分运降陷于下焦，则脾胃难于运化。人乏水谷之养，则精神自尔倦怠，脾胃之气可升而不可降也，明甚。然则脾胃之气，虽充于脾胃之中，实生于两肾之内，无肾中之水气，则胃之气不能腾，无肾中之火气，则脾之气不能化，惟有肾之水火二气，而脾胃之气始能升腾而不降也。然则补脾胃之气，可不急补肾中水火之气乎？治必以补肾气为主，但补肾而不兼补脾胃之品，则肾之水火二气，不能提于至阳之上也。方用并提汤。

熟地一两　巴戟一两　白术一两　人参五钱　黄芪五钱　山萸肉三钱　枸杞二钱　柴胡五分

水煎服，三月而肾气大旺，再服一月，未有不能受孕者。此方补气之药多于补精，似乎以补脾胃为主矣，孰知脾胃健而生精自易，是补脾胃之气与血正所以补肾之精与水也。脾胃既旺，又益以补精之味，则阴气自足，阳气易升，自尔腾越于上焦矣。阳气不下陷，则无非大地阳春，随遇皆是化生之机，安有不受孕之理与？

下部冰冷不孕

妇人有下身冰冷，非火不暖，交感之际，阴中绝无温热之气，人以为天分之薄也，谁知是胞胎寒之极乎？夫寒冰之地，不生草木；重阴之渊，不长鱼龙。今胞胎既寒何能受孕？虽男子鼓勇力战，其精甚热，直射于子宫之内，而寒冰之气相逼，亦不过茹之于暂，而不能不吐之于久也。夫犹是人也，此妇之胞胎何以寒凉至此，岂非天分之薄乎？盖胞胎居于心、肾之间，上系于心而下系于肾，胞胎之寒凉，乃心、肾二火之衰微也。故治胞胎者，必须补心肾二火而后可。方用温胞饮。

白术一两　巴戟一两　人参三钱　杜仲三钱　菟丝三钱　山药三钱　芡实三钱　肉桂二钱　附子三分　补骨脂二钱

水煎服，一月而胞胎热。此方之妙，补心而即补肾，温肾而即温心，心肾之气旺，则心肾之火自生，心肾之火生，则胞胎之寒自散。原因胞胎之寒，以至茹而即吐，今胞胎既热矣，尚有施而不受者乎？若改汤为丸，朝夕吞服，尤能摄精，断不至有伯道无儿之叹也。

胸满少食不孕

妇人有素性恬淡，饮食少则平和，多则难受，或作呕泄，胸膈胀满，久不受孕，人以为赋禀之薄也，谁知是脾、胃虚寒乎？夫脾、胃之虚寒，原因心、肾之虚寒耳。盖胃土非心火不能生，脾土非肾火不能化，心、肾之火衰，则脾、胃失生化之权，即不能消水谷以化精微矣。脾、胃既失生化之权，即不能化水谷之精微，自无津液以灌溉于胞胎之中，欲胞胎有温暖之气以养胚胎，必不可得。

总然受胎，而带脉无力，亦必堕落，此脾、胃虚寒之咎，故无玉麟之毓也。治法，可不急温补其脾胃乎？然脾之母原在肾之命门，胃之母原在心之包络，欲温补脾、胃，必须补二经之火，盖母旺子必不弱，母热子必不寒，此子病治母之义也。方用温土毓麟汤。

巴戟一两　覆盆子一两　白术五钱　人参三钱　怀山药五钱　神曲一钱

水煎服，一月，可以种子矣。此方妙，温补脾、胃，而又兼补命门与心包络之火，药味不多，而四经并治，命门、心包之火旺，则脾与胃无寒冷之虞，子母相顾，一家和合，自然饮食多而善化，气血旺而能任，带脉有力，不虞落胎，安有不玉麟之育哉？

少腹急迫不孕

妇人有少腹之间，自觉有紧迫之状，急而不舒，不能生育，此人人之所不识也，谁知是带脉之拘急乎！夫带脉系于腰脐之间，宜弛而不宜急。今带脉之急者，由于腰脐之气不利也。而腰脐之气不利者，由于脾、胃之气不足也。脾、胃气虚，则腰脐之气闭，腰脐之气闭，则带脉拘急，遂致牵动胞胎。精即直射于胞胎，胞胎亦暂能茹纳，而力难负载，必不能免小产之虑。况人多不能节欲，安得保其不堕乎？此带脉之急，所以不能生子也。治宜宽其带脉之急，而带脉之急不能遽宽也，宜利其腰脐之气，而腰脐之气不能遽利也，必须大补其脾、胃之气与血，而腰脐可利，带脉可宽，自不难于孕育矣。方用宽带汤。

白术一两　巴戟肉五钱　补骨脂一钱　人参三钱　麦冬三钱　杜仲三钱　熟地五钱　肉苁蓉三钱　白芍三钱　当归二钱　五味三分　莲子二十粒

水煎服。服四剂，少腹无紧迫之状，服一月，即受胎。

此方之妙，脾胃两补，而又利其腰脐之气，自然带脉宽舒，可以载物而胜任矣。或疑方中用五味、白芍之酸收，不增带脉之急，而反得带脉之宽，殊不可解！岂知带脉之急，由于气血之虚，盖血虚则缩而不伸，气虚则挛而不达。用芍药之酸以平肝木，则肝不克脾，用五味之酸以生肾水，则肾能益带，似相碍而实相济也，何疑之有？

嫉妒不孕

妇人有怀抱素恶，不能生子者，人以为天心厌之也，谁知是肝气郁结乎？夫妇人之有子也，必然心脉流利而滑，脾脉舒徐而和，肾脉旺大而鼓指，始称喜脉。未有三部脉郁而能生子者也。若三部脉郁，肝气必因之而更郁，肝气郁，则心肾之脉必致郁之极而莫解。盖子母相依，郁必不喜，喜必不郁也。其郁而不能成胎者，以肝木不舒，必下克脾土而致塞，脾土之气塞，则腰脐之气必不利，腰脐之气不利，必不能通任脉而达带脉，则带脉之气亦塞矣。带脉之气既塞，则胞胎之门必闭，精即到门，亦不得其门而入矣，其奈何哉？法，必解四经之郁，以开胞胎之门，则已矣。方用开郁种玉汤。

白芍一两　香附三钱　当归五钱　白术五钱　丹皮三钱　茯苓三钱　花粉二钱

水煎服。一月则郁结之气开，郁开则无非喜气之盈腹，而嫉妒之心，亦可以一易，自然两相合好，结胎于顷刻之间矣。此方之妙，解肝气之郁，宣脾气之困，心肾之气亦因之俱舒，所以腰脐利而任带通达，不必启胞胎之门，而胞胎自启，不特治嫉妒者也。

肥胖不孕

妇人有身体肥胖，痰涎甚多，不能受孕者，人以为气虚之故，谁知是湿盛之故乎？夫湿从下受，乃言外邪之湿也。而肥胖之湿，实非外邪，乃脾土之内病也。然脾土既病，不能分化水谷，以养四肢，宜其身躯瘦弱矣，何以能肥胖乎？不知湿盛者多肥胖，肥胖者多气虚，气虚者多痰涎，外似健壮，而内实虚损也。内虚则气必衰，气衰则不能行水，而湿停于肠、胃之间，不能化精而化涎矣。夫脾本湿土，又因痰多，愈加其湿，脾不能受，必浸润于胞胎，日积月累，则胞胎竟变为汪洋之水窟矣。且肥胖之妇，内肉必满，遮隔子宫，不能受精，此必然之势也。况又加以水湿之盛，即男子甚健，阳精直达子宫，而其水势滔滔，泛滥可畏，亦遂化精成水矣，又何能成妊哉？治必须以泄水化痰为主。然徒泄水化痰，而不急补脾、胃之气，则阳气不旺，湿痰不去，人先病矣，乌望其茹而不吐乎？方用加味补中益气汤。

人参三钱　黄芪三钱　柴胡一钱　甘草一钱　白术一两　升麻四分　陈皮五分　茯苓五钱　半夏三钱　当归三钱

水煎服，服八剂涎痰尽消，再服十剂而水湿利，子宫涸出，易于受精而成孕矣。其在于昔，则如望洋观海，而至于今，则是马到成功也。快哉！此方之妙，妙在提脾气而升于上，作云作雨，则水湿反利于下行；助胃气而消于下，为津为液，则痰涎转易于上化。不必用消化之品以损其肥，而肥自无碍；不必用浚决之味以开其窍，而窍自能通。阳气充足，自能摄精，湿邪散除，自可受种，何肥胖不孕之足虑乎？

骨蒸夜热不孕

妇人有骨蒸夜热，遍体火焦，口干舌燥，咳嗽吐沫，难于生子者，人以为阴虚火动也，谁知是骨髓内热乎？

夫寒阴之地，固不生物，而干旱之田，岂能长养？然而骨髓与胞胎，何相关切，而骨髓之热，即能使人不嗣，此前贤之所未言者也。山一旦创言之，不几为世俗所骇乎？而要知不必骇也，此中实有其理焉。盖胞胎为五脏外之一脏耳，以其不阴不阳，所以不列于五脏之中。所谓不阴不阳者，胞胎上系于心包，下系于命门。系心包者，通于心，心者，阳也；系命门者，通于肾，肾者，阴也。是阴之中有阳，阳之中有阴，所以善于变化，或生男，或生女，俱从此出。然必阴阳协和，不偏不枯，始能变化生人，否则否矣。况胞胎既通于肾，而骨髓者，亦肾之所化也。骨髓热由于肾之热，肾热而胞胎不能不热。且胞胎非骨髓之养，则婴儿无以生骨，骨髓过热，则骨中空虚，惟存火烈之气，又何能成胎？治法，必须清骨中之热，然骨热由于水亏，必补肾之阴，则骨热除，珠露有滴濡之喜矣。壮水之主，以制阳光，此之谓也。方用清骨滋肾汤。

地骨皮一两　丹皮五钱　沙参五钱　麦冬五钱　五味子五分　元参五钱　白术三钱　石斛二钱

水煎服，连服三十剂，而骨蒸解，再服六十剂，自受孕。此方之妙，补肾中之精，凉骨中之热，不清胞胎，而胞胎自无太热之患。然阴虚内热之人，原易受妊，今因骨髓过热，所以受精而变燥，以致难于育子，本非胞胎之不能受精。所以稍补其肾，以杀其火之有余，而益其水之不足，便易种子耳。

腰酸腹胀不孕

妇人有腰酸背楚，胸满腹胀，倦怠欲卧，百计求嗣，不能如愿，人以为腰肾之虚也，谁知是任、督之困乎？夫任脉行于前，督脉行于后，然皆从带脉上下而行也。故任脉虚则带脉堕于前，督脉虚则带脉堕于后。虽胞胎受精，亦必小产。况任、督之脉既虚，而疝瘕之症必起，疝瘕碍胞胎而外障，则胞胎缩于疝瘕之内，往往施精而不能受。虽饵以玉燕，亦何益哉？治法，必须先去其疝瘕之病，而补其任、督之脉，则提挈天地，把握阴阳，呼息精气，包裹成形，足以胜任而无虑矣。外无所障，内有所容，安有不生育之理？方用升带汤。

白术一两 人参三钱 沙参五钱 肉桂一钱 荸荠粉三钱 鳖甲三钱 茯苓三钱 半夏一钱 神曲二钱

水煎服，连服三十剂，而任、督之气旺，再服三十剂，而疝瘕之症除。此方利腰脐之气，正升补任、督之气也。任督之气升，而疝瘕自有难容之势。况方中有肉桂以散寒，荸荠以祛积，鳖甲之攻坚，茯苓之利湿，有形自化于无形，满腹皆升腾之气矣，何到受精而再堕乎哉？

便涩腹胀足浮肿不孕

妇人有小水艰涩，腹胀脚肿，不能受孕者，人以为小肠之热也，谁知是膀胱之气不化乎？夫膀胱原与胞胎相近，膀胱病而胞胎亦病矣。盖水湿之气，必走膀胱，而膀胱不能自化，必得肾气相通，始能化水，以出阴器，倘膀胱无肾气之通，则膀胱之气化不行，水湿之气，必且渗入胞胎之中，而成汪洋之势矣。汪洋之田，又何能生物也哉！

治法，必须壮肾气以分消胞胎之湿，益肾火以达化膀胱之水，使先天之本壮，则膀胱之气化，胞胎之湿除，而汪洋之田，化成雨露之壤矣。水化则膀胱利，火旺则胞胎暖，安有布种而不发生者哉？方用化水种子汤。

巴戟一两 白术一两 茯苓五钱 人参三钱 菟丝子五钱 芡实五钱 车前子二钱 肉桂一钱

水煎服，二剂膀胱之气化，四剂艰涩之症除，又十剂而虚胀脚肿之形消，再服六十剂，肾气大旺，胞胎温暖，易于受胎而生育矣。此方利膀胱之水，全在补肾中之气；暖胞胎之气，全在壮肾中之火。至于补肾之药，多是濡润之品，不以湿而益其湿乎？然方中之药，妙于补肾之火，而非补益肾之水，尤妙于补火而无燥烈之虞，利水而非荡涤之猛。所以膀胱气化，胞胎不湿，而发荣长养无穷？

（《傅青主女科校释》）

陈士铎

子 嗣 论

陈士铎（1627~1707），号远公，清初医家

人生子嗣，虽曰天命，岂非人事哉！有男子不能生子者，有女子不能生子者。男子不能生子有六病，女子不能生子有十病。六病维何？一精寒也，一气衰也，一痰多也，一相火盛也，一精少也，一气郁也。精寒者，肾中之精寒，虽射入子宫而女子胞胎不纳，不一月而即堕矣。气衰者，阳气衰也，气衰则不能久战，以动女子之欢心，男精已泄而女精未交，何能生物乎？精少者虽能射，而精必衰薄，胞胎之口大张，细小之入何能餍足？故随入而随出矣。痰多者，多湿也，多湿则精不纯，夹杂之精，纵然生子，必然夭丧。相火盛者，过于久战，女精已过而男精未施，及男精既施而女兴已寝，又安能生育哉？气郁者，乃肝气抑塞，不能生心包之火，则怀抱忧愁，而阳事因之不振，或临炉而兴已阑，或对垒而戈忽倒，女子之春思正浓，而男子之浩叹顿起，则风景萧条，房帏芩寂，柴米之心难忘，调笑之言绝少，又何能种玉于蓝田，毓麟于兰室哉？故精寒者温其火，气衰者补其气，痰多者消其痰，火盛者补其水，精少者添其精，气郁者舒其气，则男子无子者可以有子，不可徒补其相火也。十病维何？一胞胎冷也，一脾胃寒也，一带脉急也，一肝气郁也，一痰气盛也，一相火旺也，一肾水衰也，一任督病也，一膀胱气化不行也，一气血虚而不

能摄也。胞胎之脉，所以受物者也，暖则生物而冷则杀物矣，纵男子精热而射入之，又安能茹之而不吐乎？脾胃虚寒，则带脉之间必然无力，精即射入于胞胎，又安能胜任乎？带脉宜弛不宜急，带脉急者，由于腰脐之不利也，腰脐不利则胞胎无力，又安能载物乎？肝气郁则心境不舒，何能为欢于床笫？痰气盛者，必肥妇也，毋论身肥则下体过胖，子宫缩入，难以受精，即或男子甚健，鼓勇而战，射精直入，而湿由膀胱，必有泛滥之虞。相火旺者，则过于焚烧焦干之地，又苦草木之难生。肾水衰者，则子宫燥涸，禾苗无雨露之润，亦成萎黄，必有堕胎之叹。任督之间，倘有疝瘕之证，则精不能施，因外有障碍也。膀胱与胞胎相近，倘气化不行，则水湿之气必且渗入于胞胎，而不能受妊矣。女子怀胎，必气血足而后能养，倘气虚则阳衰，血虚则阴衰，气血双虚，则胞胎下坠而不能升举，小产之不能免也。故胞胎冷者温之，脾胃寒者暖之，带脉急者缓之，肝气郁者开之，痰气盛者消之，相火旺者平之，肾水衰者补之，任督病者除之，膀胱气化不行者助其肾气，气血不能摄胎者益其气血，则女子无子者亦可以有子，而不可徒治其胞胎也。

（《石室秘录》）

冯兆张

嗣育精要

冯兆张，字楚瞻，清代医家。

妇人无子者，或经不匀，或血不足，或有疾病，或交不时，四者而已。调其经而补其血，去其病而节其欲，无疾病而女有时，岂有不妊娠者乎。然更有二：凡肥盛妇人，禀受甚厚，恣于酒食，不能有胎，谓之躯脂满溢，闭塞子宫，宜燥湿痰，如星、半、苍术、台芎、香附、陈皮，或导痰汤之类；若是瘦怯性急之人，经水不调，不能成胎，谓之子宫干涩无血，不能摄受精气，宜凉血降火。如四物加黄芩、香附，养阴补血及六味地黄丸之类。然合男女，必当其年，男虽十六而精通，必三十而娶；女虽十四而天癸至，必二十而嫁，皆欲阴阳交实，然后交而孕，孕而育，育而其子坚壮强寿。

妇人不孕亦有六淫亡情之邪伤冲任，或宿疾淹留传遗脏腑，或子宫虚冷，或气旺血衰，或血中伏热，或脾胃虚损不能荣养冲任，或有积血积痰凝滞胞络。更当审男子形质何如，有肾虚精弱，有禀受不足，气虚血损，有嗜欲无度，阴精衰惫。各当求原而治。

受胎总论

安胎之法有二：如母病以致动胎者，但疗母则胎自安；若胎气不固，或有触动以致母病者，宜安胎则母自愈。

胎前诸症，皆以安胎为主，务使气血和平，则百病不生。若气旺而热，热则耗气血，而胎不安，当清热养血为主。若起居饮食调养得宜，绝嗜欲安养胎气，则虽成另证，无大害也。丹溪曰：白术、黄芪为安胎之圣药。俗医谓温剂可以养胎，不知胎前最宜清热，令血循经不妄行，故能养胎。白术益脾以培万物之母，条芩泻火，能滋子户之阴，与其利而除其害，其胎自安，故黄芩安胎为上中二焦药。益母草治血行气，有补阴之功，胎前无滞，产后无虚，以行气中有补也。胎至三月、四月忽腹痛，惟砂仁及些少木香，能治痛行气以安胎也。八九月必须顺气，用枳壳、紫苏之属，但气虚者宜补气以行滞，用参、术、陈皮、归、芍、甘草、腹皮；气实者，耗气以抑阳，用芩、术、陈皮、甘草加枳壳。如将临月，胎热者以三补丸加香附、白芍或地黄膏。血虚者，不外四物地黄，加以益母草，预为分娩地步也。至于世医安胎，多用艾、附、砂仁为害尤甚。不知血气清和，无火煎烁，则胎安而固，气虚则提不住，血热则溢妄行，胎欲不堕，其可得乎。香附虽云快气开郁，多用则损正气。砂仁快脾气，多用亦耗真气，香燥之品，气血两伤，求以安胎，适足以损胎矣。惟寒郁气滞者宜之。

古人用黄芩安胎，是因子气过热不宁，故用苦寒以安之，然气血旺脾胃和，胎自无虞，一或有乖，其胎即堕，是以胎无全赖气血以滋养，而气血又借谷气以化生，故脾为一身之津梁，主内外诸气，而胎息运化之机全赖脾土，故用白术以助之，然惟形瘦血热，营行过疾，胎常上逼，过动不安者为相宜。若形盛气衰，胎常下坠者，非人参举之不安。血虚火旺，腹常不运者，非香砂耗之不安。血虚火旺，腹常急痛者，非归芍养之不安。体肥痰盛，呕逆眩晕者，非半、苓豁之不安。则桂枝汤、香苏散、葱白香豉汤，谅所宜用。伏邪时气，尤宜急下，此即安胎之要诀。下药中独芒硝切不可犯，若有客犯而用白术，使热邪留恋不解，若素患虚寒而服黄芩，则中气脾胃愈伤，皆仅足以伤胎矣。

胎前用药，清热养血为主，而清热养血之后，惟以补脾为要，此培后天元气之本也。若养葵则不用芩、术，而以地黄饮加杜、续以补肾，夫胎系于肾，肾固则胎自安，此补脾不如补肾之要妙也。各具至理，察候用之。然劳神动怒，情欲之火俱能堕胎，盖原其故，皆因于热。夫火能消物，造化自然，如惯堕之妇，或食少而中气不调，且不必养血，先理脾胃，次服补中益气汤，脾胃旺饮食强，方能气血有自而生也。

女之肾脏系于胎，是母之真气，而子所赖以生长者也。受妊之后，宜令镇静，则血气安和，内远七情，外薄五味，大冷大热之物皆在所禁，雾露风邪不得乘闲而入，亦不得交合阴阳，触动欲火，谨节饮食。心气大惊而癫疾，肾气不足而解颅，脾气不和而羸瘦，心气虚乏而神不足，儿从母气，不可不慎，苟无胎动、胎痛，泻痢、风寒外邪，不可轻易服药。

便产须知曰：勿乱服药，勿过饮酒，勿妄针灸，勿向非常地便，勿举重、登高、涉险，勿恣欲行房。心有大惊，犯之难产，子必癫痫。勿多睡卧，时时行步，勿劳力过度，使肾气不足，生子解颅。衣勿太温，食勿太饱，若脾胃不和，荣卫虚怯，子必羸瘦多病。

启宫丸　治妇人肥盛，子宫脂满壅塞，不能孕育。

芎䓖　白术　半夏曲　香附各一两　茯苓　神曲各五钱　橘红　甘草各二钱

粥丸，白汤送下三钱，橘、半、白术燥湿以除痰，香附、神曲理气以消滞，川芎散郁以活血，茯苓、甘草去湿和中，助其生气，则壅者，通塞者启矣。肥而不孕，多由痰盛，故以二陈为君，而加气血药也。

诜诜丸 治妇人冲任虚寒，胎孕不成，或多损坠。

当归酒洗，焙 川芎 石斛酒浸，炒 白芍药 牡丹皮 延胡索各一两 肉桂去皮，五钱 泽兰叶 白术各一两五钱 干姜炮，五钱 熟地黄洗，焙，二两

为末，醋糊丸，桐子大，每服五十丸，空心温酒下。

当归建中汤 治妇人一切血气不足，虚损羸瘦。

当归四两 肉桂去皮 甘草炙，各二两 白芍药六两

每服五钱，姜枣水煎服。

补中丸 治妇人虚损诸疾，宜常服。

川芎 白芍药 黄芪 当归 人参 陈皮各五钱 白术 地黄各一两

为末，蜜丸，每服五十丸，温水下。

八珍散 调和荣卫，滋养血气，进美饮食。

四物汤、四君子汤等份。

姜枣水煎，食前温服。

地黄丸 治肾经不足，发热作渴，小便淋秘，气壅痰嗽，头目眩晕，眼花耳聋，咽燥舌痛，牙齿不固，腰膝痿软，自汗、盗汗，诸血失音，水泛为痰，血虚烦躁，下部疮疡，足跟作痛等症。

熟地黄酒煮，杵膏，八两 山茱萸酒润炒 干山药炒黄，各四两 牡丹皮酒洗，微炒 白茯苓人乳制焙 泽泻淡盐酒拌炒，各三两

为末蜜丸，如桐子大，空心淡盐汤下四钱。

乌鸡丸 治妇人羸弱，血虚有热，经水不调，崩漏带下，骨蒸等疾，不能成胎。

白毛乌骨公鸡一只，重二斤半许，闭死，去毛、肠净，用艾四两，青蒿四两剁碎，纳一半在鸡腹，用酒坛一个纳鸡并余艾蒿在内，用童便和水灌，令没鸡二寸许，煮绝干，取出去骨，余俱捣烂如薄饼状，焙干，研为细末

南香附去毛净，分作四分，米泔水浸一分，童便浸一分，醋浸一分，酒浸一分，春秋一夏一冬四日取出，晒干，焙干，一斤　熟地黄四两　当归酒浸洗，炒　白芍药酒炒　鳖甲醋浸，炙黄色　人参焙　生地黄怀庆者勿犯铁器　白术炒　黄芪蜜炙　川牛膝酒炒　牡丹皮酒炒　柴胡酒炒　知母酒炒　贝母姜汁拌炒，各二两　地骨皮　干姜炒黄　玄胡索　黄连酒浸，炒，各一两　秦艽蜜酒拌炒，一两五钱　川芎　白茯苓各二两五钱

上同香附子共为细末，和鸡末，温酒或米饮下，忌煎炒辛辣之物及苋菜。

滋血汤　治妇人皮聚色落，心肺俱伤，血脉虚弱，月水过期。益气养血。

人参　白茯苓　川芎，当归　白芍　山药　黄芪　熟地

水煎，食前温服。

（《女科精要》）

萧 埙

嗣育经纶

萧埙（1689~？），字赓六，清代医家

经论男女有子本于肾气之盛实

《素问》曰：女子七岁，肾气盛，齿更发长，二七而天癸至，任脉通，太冲脉盛，月事以时下，故有子。七七任脉虚，太冲脉衰少，天癸竭，地道不通，故形坏而无子。丈夫八岁，肾气实，齿更发长，二八肾气盛，天癸至，精气溢泻，阴阳和，故能有子。八八则齿发去，五脏皆衰，筋骨懈惰，天癸尽矣。故发鬓白，身怯，行步不正而无子。

慎斋按：以上经论一条，序男女有子，本于天癸至，肾气盛实矣候也。昔人论种子，必先调经。故妇人调经之后，即继以嗣育之道。

合男女必当其年欲阴阳之完实

褚澄曰：合男女必当其年，男虽十六而精通，必三十娶。女虽十四而天癸至，必二十而嫁。皆欲阴阳完实，然，交而孕，孕而育，育而为子坚壮强寿。今未笄之女，天癸至，已近男色，阴气早泄，未完而伤，未实而动，是以交不孕，孕而不育，育而子脆不寿。

求子在阴阳之形气寓论

《圣济经》曰：天地者，形之大也。阴阳者，气之大也。唯形与气，相资而立，未始偏废。男女媾精，万物化生，天也阴阳之形气寓焉。语七八之数，七，少阳也，八，少阴也，相感而流通。故女子二七天癸至，男子二八而精通，则以阴阳交合而兆始故也。

求子须知先天之气论

胡孝曰：男女交媾，其凝结成胎者，虽不离精血，尤为后天滓质之物，而一点先天之气萌于情欲之感者，妙合于其司。朱子所谓禀于有子之初,《悟真篇》所谓生身受气初者是也。医之上工，因人无子，语男则主于精，语女则主于血。著论立方，男子以补肾为要，女子以调经为先。又参以补气行气之说，察其脉络，究其盈亏，审而治之，然后一举可孕也。

求子之脉食和平论

陈楚良曰：人身气血，各有虚实寒热之异，唯察脉可知。舍脉而独言药者，妄也。脉不宜太过而数，数则为热。不宜不及而迟，迟则为寒。不宜太有力而实，实者正气虚，而火邪乘之以实也。治法当散郁以伐其邪，邪去而后正可补。不宜太无力而虚，虚乃气血虚也。治法当补矣气血。又有女子气多血少，寒热不调，月水违期，皆当诊脉，而以活法治之。务使夫妇之脉和平有力，交合有期，不妄用药，乃能生子也。

按：以上四条，序嗣育之道，必阴阳完实，形气相资，兆始于先天有生之初，而再诊以脉之和平，始可有子也。

种子必保养心肾二脏论

王宇泰曰：严冬之后，必有阳春。是知天地之间，不收敛则不能发生，自然之理也。今人既昧收藏之理，纵欲竭精，以耗真气。及其无子，既云血冷，又谓精寒，燥热之剂投而真阴益耗矣，安得而有子。大抵无子之故，不独在女，亦多由男。房劳过度，施泄过多，精清如水，或冷如冰，及思虑无穷，皆难有子。盖心主神，有所思则心驰于外，致君火伤而不能降。肾主智，有所劳则智乱于中，俾肾亏而不能升，上下不交，水火不媾，而能生育者，无有也。

种子有聚精之道五论

袁了凡曰：聚精之道，一曰寡欲，二曰节劳，三曰息怒，四曰戒酒，五曰慎味。肾为精之府，凡男女交接，必扰其肾。肾动则精血随之而流，外虽不泄，精已离宫。未能坚忍者，必有真精数点，随阳痿而溢出，此其验也，故贵乎寡欲。精成于血，不独房室之交，损吾之精。凡日用损血之事，皆当深戒。如目劳于视，则血于视耗。耳劳于听，则血以听耗。心劳于思，血以思耗。随事节之，则血得其养，而与日俱积矣，故贵乎节劳。主闭藏者，肾也。司疏泄者，肝也。二脏皆有相火，其系上属于心。心，君火也。怒则伤肝而相火动，动则疏泄用事，闭藏不得其职，虽不交合，亦暗流潜耗矣，故贵乎息怒。人身之血，各归其舍则常凝，酒能动血。人饮酒则面赤，手足俱红，是扰其血也。血气既衰之人，数月无房事，精始厚而可用。使一夜大醉，精随薄矣，故宜戒酒。《经》云：精不足，补之以味。浓郁之味，不能生精，唯恬淡者，能补精耳。盖万物皆有真味，调和胜，真味衰矣。不论腥素，淡煮得法，自有一段冲和恬淡之气，益人肠胃。《乘洪范》论味，而曰稼穑作甘。世物唯五谷得味之正，但能淡食谷味，最能养精。如煮粥饭中，有厚汁滚作一团者，此米之精液所聚，食之最能生精，故宜慎味。

种子之道有四

王宇泰曰：种子之道有四，一曰择地，地者，母血是也；二曰养种，种者，父精是也；三曰乘时者，精血交感之会是也；四曰投虚，虚者，去旧生新之初是也。

种子必知氤氲之时候

袁了凡曰：天地生物，必有氤氲之时，万物化生，必有乐育之候。猫犬至微，将受娠也，其雌必狂呼而奔跳，以氤氲乐育之气触之，不能自止耳。此天然之节候，生化之真机也。凡妇人一月经行一度，必有一日氤氲，于一时辰间，气蒸而热，昏而闷，有欲交接不可忍之状，此的候也。此时逆而取之，则成丹；顺而施之，则成胎矣。

慎斋按：以上四条，序种子之道，有保养聚精乘时之法也。夫保养聚精乘时之法，在男子之调摄。然亦有男子尽其法，而终身不育者，其咎不在男子之不得其法，而在女子之必有其故也。故以妇人不孕序之于后。

妇人无子属冲任不足肾气虚寒

《圣济总录》曰：妇人所以无子，由冲任不足，背气虚寒故也。《内经》谓：女子二七天癸至，任脉通，太冲脉盛，阴阳和，故能有子。若冲任不足，肾气虚寒，不能系胞，故令无子。亦有本于夫病妇疢者，当原所因调之。

妇人不寻属风寒袭于子宫

缪仲淳曰：女子系胞于肾及心包络，皆阴脏也。虚则风寒乘袭子宫，则绝孕无子，非得温暖药，则无以去风寒而资化育之妙。唯用辛温剂，加引经，至下焦，走肾及心胞，散风寒，暖子宫为要也。

妇人不孕属冲任伏热真阴不足

朱丹溪曰：妇人久无子者，冲任脉中伏热也。夫不孕由于血少，血少则热，其原必起于真阴不足。真阴不足，则阳胜而内热，内热则荣血枯，故不孕。益阴除热，则血旺易孕矣。《脉诀》曰：血旺易胎，气旺难孕是也。

妇人不孕属阴虚火旺不能摄精血

缪仲淳曰：女子血海虚寒而不承者，诚用暖药。但妇人不孕，亦有阴虚火旺，不能摄受精血，又不可纯用辛温药矣。

妇人不孕属血少不能摄精

朱丹溪曰：人之育胎，阳精之施也，阴血能摄之，精成其子，血成其胞，胎孕乃成。今妇人无子，率由血少不足以摄精也。血少固非一端，然欲得子者，必须补其精血，使无亏欠，乃可成胎孕。若泛用秦桂丸之剂，熏戕脏腑，血气沸腾，祸不旋踵矣。又曰：瘦弱妇人，性躁多火，经水不调，不能成胎。以子宫干涩无血，不能摄受精血故也。益水养阴，宜大五补丸、增损三才丸加减，以养血主之。索垣有六味丸，补妇人阴血不足无子，服之能胎孕。

妇人不孕戒服秦桂丸热药论

朱丹溪曰：无子之因，多起于妇人。医者不求其因起于何处，遡阅古方，唯秦桂丸，用温热药，人甘受燔灼之祸而不悔，何也？或曰春气温和，则万物发生，冬气寒冽，则万物消殒，非秦桂温热，何以得子脏温暖成胎？予曰：妇人和平，则乐有子。和则气血匀，平则阴阳木争。今服此药，经血必紫黑，渐成衰少。始则饮食渐进，久则口苦而干，阴阳不平，血气不和，病反蜂起，以秦桂丸耗损真阴故也，戒之。

按：秦桂丸为妇人子宫虚寒积冷不孕者设。若血虚火旺，真阴不足，不能摄精者服之，则阴血反耗，而燥热助邪矣。

按：以上六条，序妇人不孕，有虚寒、伏热、肾虚、血少，为不足之病也。

妇人不孕属于实痰

张子和曰：有妇人年三十四，梦与鬼交，及见神堂阴两，舟楫桥梁，如此一十五年，竟无妊娠。此阳火盛于上，阴水盛于下。见鬼神者，阴之灵。神堂者，阴之所。舟楫桥梁，水之用。两手寸脉皆沉而伏，知胸中有实痰也。凡三涌、三泄、三汗，不旬日而无梦，一月而有娠。

妇人不孕属脂膜闭塞子宫

朱丹溪曰：妇人肥盛者，多不能孕育。以身中有脂膜闭塞子宫，致经事不行。瘦弱妇人不能孕育，以子宫无血，精气不聚故也。肥人无子，宜先服二陈汤，四物去生地，加香附，久服之，丸更妙。

妇人不孕属湿痰闭子宫

朱丹溪曰：肥盛妇人，禀受甚厚，恣于酒食，经水不调，不能成孕，以躯脂满溢，湿痰闭塞子宫故也。宜燥湿、去痰、行气，二陈加木香、二术、香附、芎、归，或导痰汤。

妇人不孕属于积血

陈良甫曰：妇人有全不产育，及二三十年断绝者，荡胞汤主之，日三服，夜一服，温覆汗，必下积血及冷赤脓如豆汁，力弱大困者，一二服止。

妇人不孕分肥瘦有痰与火之别

何松庵曰：有肥白妇人不能成胎者，或痰滞血海，子宫虚冷，不能摄精，尺脉沉滑而迟者，当温其子宫，补中气，消痰为主。有瘦弱妇人不能成胎者，或内热多火，子宫血枯，不能凝精，尺脉洪数而浮者，当滋阴降火，顺气养血为主。

按：以上五条，序妇人不孕，有痰饮、积血、脂膜，为实邪有余之病也。

妇人不孕病情不一论

薛立斋曰：妇人不孕，亦有六淫七情之邪伤冲任。或宿疾淹留，传遗脏腑，或子宫虚冷，或气旺血衰，或血中伏热。又有脾胃虚损，不能荣养冲任。更当审男子形质何如。有肾虚精弱，不能融育成胎。有禀赋原弱，气血虚损。有嗜欲无度，阴精衰惫。各当求原而治。至大要，则当审男女尺脉。若右尺脉细，或虚大无力，用八味丸。左尺洪大，按之无力，用六味丸。两尺俱微细，或浮大，用十补丸。若误用辛热燥血，不唯无益，反受其害矣。

按：以上一条，序不孕之理，兼男女病情而论之也。

（《女科经纶》）

周贻观

求嗣秘珍

周贻观，清代医家

求嗣论

闻之乾道成男，坤道成女。乾坤以二气交感而生化万物，男女以二气交感而广其嗣源，此男女配匹，厥系匪轻也。然必阳道乾健而不衰，阴癸应候而不想，阴阳交畅，精血凝合而胎元易成。倘阳衰而不能下应乎阴，阴衰而不能上从乎阳，即欲有子而不可得。虽云天命之有定，抑亦人事之未尽欤。

调治子宫四方

肥盛妇人，禀赋既厚，恣于酒食，经水不调，不能成胎，谓之躯脂溢满，闭塞子宫，宜行痰燥湿，用苍术、莎草（香附），即导痰汤合女圣丸，方见前调经门。

导痰汤

茯苓　法夏　陈皮　甘草　南星　枳实

加苍术、香附，即名苍莎导痰汤。

歌曰：导痰汤用苓夏陈，甘草南星枳实增，加上苍术并香附，苍莎导痰汤名成。

妇人瘦怯，性急经水不调，不能成胎，谓之子宫干涩，无血不能摄受精气，宜滋阴地黄汤。

滋阴地黄汤

即六味地黄汤（方见汇集），加知母、黄柏（盐水炒）。

妇人素有浊漏带下之病，不能成胎，谓之下元虚惫，不能聚血受精，宜补虚涩脱，宜用乌鸡丸（方见前调经门）及内金鹿茸丸（方见前赤白带）。

妇人子宫久冷，不能孕育，宜服紫石英丸。

紫石英丸

紫石英火煅，醋淬　熟地　山药　枣皮　当归　牡蛎煅　干姜　乌贼骨　熟附片　远志肉　黄芪蜜炙蜜丸服

种子丸

调经种子丸，湘门屡用获验

大本枝用老姜二两，捣汁和水煮极热，又用姜汁炒，八两　砂仁研末，水酒一斤，和蒸晒十余烈日，五钱　当归酒洗，四两　川芎二两　赤芍酒炒，三两　条芩二两　怀山药酒炒，四两　茯苓去皮，三两　香附童便浸一昼夜，炒干，又用姜汁、酒、醋、盐水各炒，二两　枸杞同地黄蒸，三两　杜仲盐水炒，二两　粉草一两

若咳嗽加寸冬片（合地黄蒸）一两，虚甚出汗加淮黄芪（蜜炙）一两，有热加红柴胡（酒炒）一两，丹皮（酒洗）一两，小腹痛加小茴（盐水炒）八钱，痰甚加法夏（姜汁炒）三钱，南星片三钱。

调经育子案

妇人月经不调，两月一行，色黑气臭兼胁下结核，有一筋痛连手臂，及乳期门作热，经前腹胀，湘门常拟方。

秦归酒洗，二钱　白芍酒炒，一钱　川芎一钱　香附童便、姜汁、盐水、醋各炒一次，一钱半　茯神二钱　延胡酒炒，一钱　续断酒炒，三钱　陈皮去白，一张　丹皮酒洗，一钱　青皮酒洗，八分　柴胡酒炒，一钱　丹参酒炒，二钱　贝母姜汁炒，研，一钱　家生地三钱　老姜一钱

同煎服，三四剂渐愈，守方十余剂，诸病悉除。核消后，服生血理气药，至年余则生育矣。

调经育子方

调经有子方　或前，或后，或无期，或色黑，临期对服一剂。

丹参酒炒，三钱　当归一钱　川芎一钱　白芍一钱　干地一钱　陈皮去白，一张　青皮六分　香附童便炒，研，钱半　延胡酒炒，一钱　红花酒炒，五分　甘草八分

若饮酒人致脾虚加白术一钱、紫苏小根五分、水刺劳根须五分，同煎，五六剂见效，又后服调理培体药八珍汤（方见调经）。若血凝足痛，以苍术易白术，加川柏（酒炒）六分、姜三片、红枣（去核）三枚，同煎数服痊愈。

邑庠楚翁调经育子方　并酒药方

邑庠楚大瑞翁，传调经育子方。不拘紫黑色，月有月无痛极已成烧经。至眼胞色黑，皆可治之。

凡有热，先以大青根（俗名淡亲家母）、羊段杨根、百解根（俱要去粗皮）、车荃草、水灯芯蔸（去细根）五个、紫苏小根，若暑热天加

生石膏八分，香薷五分，煎服一剂，常月或加陈茶、栀子。后用乌苞根（去粗皮，切片）一两，此乌苞多生于园间，蔓苗叶似冬苋有毛枋，要在无竹根处者，方可用之，间日煮鸡蛋一二个，蛋宜煮至老红色食之，或加盐醋亦可以。本汤当茶饮月余，或二三月，又取红冠绿耳白乌骨鸡杀之，去毛、肠、头、颈、足、翅，将此药三两，灌入鸡腹内久煎，去药连汤食之。若空心淡服，纳不佳，用盐醋蘸之，与饭同食亦可。或黄乌骨鸡亦可，但不要杂色毛，或用猪腈肉四两，用米泔水洗之，用乌苞根药一两，拌炒食之亦效，或有热，加大青根（去粗皮）三钱和煮。每临期，三方俱不可用，要俟洁净三日后，方可用之。调理无病，月期如常，至半年后不妊。湘门每用调经种子丸，服半料至一料，则成妊矣。此乌苞根湘常用水酒炒，与人煎服调经，或与调经药同煎，每每获效。此系调经圣药也。

调理心肝肾气血方

凡服调经种子丸后及诸方调经后，用此方浸酒。

全身当归二两　玉竹四两　淮黄芪蜜炙，一两　远志肉五钱　茯神两半　枣仁炒研，五钱　枸杞一两　续断酒炒，一两　杜仲盐水炒，一两　粉草八分　子条芩酒炒，五钱

有郁加香附（酒炒，研）四钱，小腹痛加小茴香（盐水炒）三钱，枝元一两，大红枣（去核）一两，水酒浸蒸一炷香久，早晚服。

种子奇方

调经种子奇方，大金丹、至宝丸，调经妙药也。然修合不易。余常以此方用水煎服，竟有奇功，故录之。

当归身拣肥者，一钱二分　熟地二钱　香附童便浸三日醋炒，研，一钱　白芍酒炒，一钱　陈皮七分　艾绒去梗筋，醋炒，七分　茯苓八分　炙草三分　延胡酒炒，八分　丹皮酒洗，八分　山茱肉一钱二分　干姜炮，三分　川芎酒洗，八分　官桂四分

上十四味依法炮制，加煨姜三片、大红枣一个，水二碗煎至八分，空心服下，渣再煎，临卧时服，每于月经至净后，即服此方，一日一剂，服至四五剂后，不必再服，旬日内即能成孕。如经期不调者，每月服五剂，三月后必经调而成妊矣。

随孕随产论

景岳曰：小产有远近，其在二三月者，谓之近。五六月者，谓之远。新受而产者，势轻。怀久而产者，势重。此皆人之所知也。至若尤有近者，则随孕随产矣。盖胎元始肇，一月如露珠，二月如桃花，三四月而后，血脉形体具，五六月而后，筋骨毛发生。其初发不过一滴之玄津耳，此其囊龠，正无依根，尚无地巩之势，决之则流。故凡受胎之后，极宜节欲以防泛滥。而少年纵情惘知忌惮，或恃强而不败，或既败而复战，当此时也，生方欲静，客不肯休，狂徒敲门撞户，顾被水性热肠，有不启扉而从，随流而逝者乎斯时也。落花与粉蝶齐飞火里，其交梨并逸，合污同流，已莫知其昨日孕，而今日产矣。朔日孕，而望日产矣。随孕随产本无形迹，在明产者，胎已成形小产必觉。暗产者，胎仍似水直流，何知故，凡今之狂妄家多无大产，以暗产而不觉也。娶娼妓者，多无子。以其子宫滑而惯于随孕随产也。此外如受胎三五月而每有坠者，虽衰薄之妇，因脏气偏胜而有之。然由纵欲不节，致伤母气而坠者，为尤多也。故凡恃强纵欲者，多无子，以强弱之日相残也。纵肆不节者，多不育。以伤损胎元之气

也，岂悉由妇人之罪哉。

复正曰：此景岳见道之言，古人每日寡欲多男，此即其谈脚也。世人每恨不孕，孰知既受而暗损之，屡受而屡损之，终身无子不亦宜乎。弟有妇人衰弱，阴阳偏胜，堕胎至于数次，而医者竟无一策保固之，亦可衰矣。今有至圣至神保孕不坠之，三合保胎丸方，屡经效验，望照方合服，断不相误。

集成三合保胎丸

此为素惯堕胎者，设也。盖胎孕之屡坠，虽由于冲任亏，脾肾弱，若得性幽闲，内脏无火者，决不坠也。凡屡坠者，偏热之性，暴怒之人，肝气有余，肝血不足，血虚生热，火烁子宫。又或恣纵不节，其胎必漏而坠矣。而世之安胎者，无非执泥古法，以香砂芎艾为保孕良图，不知热药安胎，犹抱薪救火，不惟无济而反速之。今以古之内补丸、杜仲丸、白术散三方合凑，名三合保胎丸。以熟地滋阴补肾，当归养血宁心，白术扶中气以健脾，条芩清肝火而凉血，杜仲益腰膝而暖子宫，续断填损伤而坚胞，系至怯者，加以人参，力不能者，不用亦可。药虽平易功胜神丹，诚所谓钺斧相投捷如影响，凡屡坠者，服之无不保全，实亦妇科保孕安胎之圣药也。凡屡坠者，受娠一月，即制此丸服之。盖堕胎必在三五七月之间，此三月切忌房事，恼怒犯之必坠。七月一过，万无一失。

大淮熟地用砂仁一两，老姜一两，同地黄入砂锅内净水煮，俟地黄将烂，始入黄酒煮之，总以地黄糜烂为度，酒干敢起，拣去砂仁、老姜，将地黄捣膏听用，十二两　大归身片酒洗晒干，十二两　土炒冬白术片如孕妇肥白者，气必虚，加二两，十二两　实条芩片酒炒，如孕妇黑瘦者，加一两，性躁者加二两，六两　棉杜仲盐水炒断丝，十二两　川续肉酒炒，十二两上将后五味和为一处，焙燥磨细末筛过，以前地黄膏和匀，少加炼蜜，捣千余下为丸绿豆大，每早盐汤送三钱，晚临卧酒送三钱，每日不可间断。孕妇素怯者，须两料方可，服过七月方保无虞。此方至神至圣，幸勿轻视。

（《秘珍济阴》）

陈修园

种子要旨

陈修园（1753~1823），名念祖，清代医家

门人问曰：妇人何以无子？

曰：妇人无子，皆由经水不调。经水所以不调者，皆由内有七情之伤、外有六淫之感，或气血偏盛、阴阳相乘所致。种子之法，即在于调经之中若经水既调，身无他病，而亦不孕者，一则身体过于肥盛，脂满子宫而不纳精也，前人有启宫丸一方颇超然。修园最厌女科书，排列许多方名，徒乱人意，究竟是二陈汤加苍术、川芎、六神曲、香附之类，不如直说出来更妙。一身体过于羸瘦，子宫无血而精不聚也，景岳有育麟珠极效，然亦是八珍汤加菟丝子、鹿茸霜、川椒、杜仲四味，似亦不必另立名色也。其有生女不生男者，系以男人督脉不足，阳不胜阴令其男人以鹿茸四具，人参一斤，远志四两，菟丝子半斤，醇酒为丸服之。所谓得其要者一言而尽，他书繁而无当也。

启宫丸　时方。

半夏制　苍术　香附童便浸，炒，各四两　六神曲炒　茯苓生研　陈皮盐水炒，各二两　川芎三两

蒸饼丸，酒下三钱服。苍术，又一本作白术。

育麟珠　时方。

鹿角霜　川芎　白芍　生白术　茯苓各二两　川椒一两　人参二两　当归四两　杜仲　甘草各一两　菟丝　地黄各四两

上为末，炼蜜为丸，如梧桐子大，米汤无灰酒送下。

门人问曰：妇人不能得孕，或易于得孕，可以诊脉而育知之否乎？

曰：陈楚良云：人身血气，各有虚实寒热之异，惟察脉可以知，舍脉而独言药者，妄也。脉不宜太过而数，数则为热；不宜不及而迟，迟则为寒；不宜太有力而实，实者正气虚；火邪乘之以实也。治法当散郁，以伐其邪，邪去而后正可补。不宜太无力而虚，虚乃血气虚也；治法当补其气血。又有女子气多血少，寒热不调，月水违期，皆当诊脉，而以活法治之。务使夫妇之脉，和平有力，交合有期，不妄用药，乃能生子也。

门人问曰：东垣言：妇人经水甫静，三日前交者成男，以精胜于血也；三日后交者成女，以血胜于精也。七日子宫既闭，虽交而亦不孕。褚氏言：血先至裹精以生男，精先至裹血则生女。《道藏》言：月水净后，一、三、五成男，二、四、六成女。圣经言：因气而左动，阳资之则成男，因气而右动，阴资之则成女。程鸣谦言：精之百脉齐到胜乎血则成男，血之百脉齐到胜乎精则成女。此皆一偏之言，不足以语乾坤、阴阳之道也。老子云：天法道，道法自然，亦惟顺之而已。然天命虽听其自然，而人事亦不可不尽。敢问求嗣果有其法否乎？曰：袁了凡云：天地生物，必有氤氲之时；万物化生，必有乐育之候。猫犬至微，将受妊也年，其雌必狂呼而奔跳，以氤氲乐育之气触之不能自止耳，次天然之节候，生化之真机也。凡妇人一月经行一度，必有一日氤氲之候，于一时辰间，气蒸而热，昏而闷，有欲交接不可忍之状，此的候也。此时逆而取之则成丹，顺而施之则成胎矣。

（《女科要旨》）

杨熙龄

坐胎育子神方

杨熙龄（？~1919 年），字铸园，近代医家

方观准家贫，好善，日以惜字放生为事，四十无子。一日焚化字纸，于滥纸中得一药单，视之乃求子神方也。依法用之，次年果生一子，传之宗族乡党，无不灵验。上年因事来京，与余相识，论及此方，余初亦不无疑意。后余儿妇娶已六年，并未生育，因思此方灵妙，盍一试。乃用药后果得孕生子嗣，因侄女不育，亦赖此药，子女皆见。所尤可喜者，族嫂八年未育，当年此药只剩两丸，用之亦得生女。盖用至十丸以外，定然生男，少亦可以生女故也。信心既久，乃敢传人，亲戚邻朋屡试屡验，甚或十年不育者，亦赖以得嗣焉，此则忘见某书。

坐药方 慎勿误。

紫梢花、川花椒、枯白矾、洋潮脑、海螵蛸、石龙骨（煅）、牡蛎粉（煅）、吴茱萸，以上各五钱。高良姜、公丁香、肥干姜、广木香、香三奈、香甘松、薄官桂、蛇床子，以上各三钱。上药共研细面，生蜜为锭，重三钱，阴干，不宜日晒，此药绝非服物，其法待妇人信水净后，用药一丸入子宫内，次日取出，再换一丸，换至十八丸，共计十八日，须等下月，不必用药，入房自孕。然亦有用至十丸而止，本月入房，亦得生男者。间有只用三四丸或六七丸亦获生女者，大概多

用生男，少则生女。总要夫妇无病，不虚不损，用无不验。盖用至十八丸，犹俟下月入房者，原方旧法耳。余详考药理，兼之体察既久，此方不但有益，亦并无损，毋轻听旁人妄言，视为无用，以自误嗣续之计也。

（引自《著园医话》）

张山雷

女科辑要求子笺正

张山雷（1873~1934），名寿颐，晚清民国医家

《素问》云：女子二七而天癸至，任脉通，太冲脉盛，月事以时下，故有子……七七而任脉虚，太冲脉衰少，天癸竭，地道不通，故形坏而无子。

沈尧封曰：求子全赖气血充足，虚衰即无子。故薛立斋曰：至要处在审男女尺脉，若右尺脉细，或虚大无力，用八味丸；左尺脉大，按之无力，用六味丸；两尺俱微细或浮大，用十补丸。此遵《内经》而察脉用方，可谓善矣。然此特言其本体虚而不受胎者也。若本体不虚而不受胎者，必有他病。缪仲淳主风冷乘袭子宫；朱丹溪主冲任伏热；张子和主胞中实痰；丹溪于肥盛妇人，主脂膜塞胞；陈良甫谓二三十年全不产育者，胞中必有积血，主以荡胞汤。诸贤所论不同，要皆理之所有，宜察脉辨证施治。荡胞汤在《千金》为妇人求子第一方，孙真人郑重之。

【笺正】生育之机，纯由天赋，本非人力之所能胜天，更何论乎药物。惟能遂其天机，而不以人欲乱性，断无不能生育之理。世之艰于孕育者，大率皆斫丧过度，自损天真，是以欲求孕育，惟有节欲二字，善乎袁简斋引某理学家言，答其门人求子者，谓汝能学鸟兽，则有子矣。乍聆此论，岂不可骇。须知鸟兽之合，纯是天机，不妄作

为，应时而动，所以无有不生，而亦无有不长者。简斋更为之申一说曰：行乎其所不得不行，止乎其所不得不止，即生乎其所不得不生，是岂草木根荄所能代天宣化者。《上古天真论》谓：任脉通，太冲脉盛，则有子。任脉虚，太冲脉衰少，则无子。虽为女子言之，亦岂仅为女子言之。正惟冲任充盛，根基已固，然后阳施阴受，胥能有成。尧封"气血充足"四字，固已包举一切，则反是以思，行乎其所不当行，天癸难不早竭，地道不通，形坏无子，又岂必俟乎七七八八之龄耶。立斋审察尺脉一言，其理不可谓不切，而八味、六味、十全三方，岂是确当之药？立翁惯技，终是可嗤！若沈所谓本体不虚而不受胎，则不虚即实，子宫必有所蔽，故不能感。诸贤持论，未尝不极其理想之能事，然生理之真，亦未必果与诸家所论。所以如法用药，纵使脉证近似，亦不能一索而得。而《千金方》之主破瘀，张戴人之主荡涤，尤恐不顾其后，利未得而弊即随之，学者不可孟浪从事。且戴人所谓胞中实痰，丹溪所谓脂膜塞胞，良甫所谓胞中积血，无一非盲人谈天之故智，宁不可哂？

荡胞汤

朴硝　丹皮　当归　大黄　桃仁生用，各三铢　厚朴　桔梗　人参　赤芍　茯苓　桂心　甘草　牛膝　橘皮各二铢　附子六铢　虻虫　水蛭各十枚

上十七味㕮咀，以清酒五升，水五升，合煮取三升，分四服，日三夜一，每服相去三时，更服如前，覆被取微汗，天寒汗不出，着火笼之。必下脓血，务须斟酌下尽，二三服即止。如大闷不堪，可食酢饭冷浆一口，即止。然恐去恶不尽，忍之尤妙。

王孟英按：子不可以强求也，求子之心愈切，而得之愈难。天地无心而成化，乃不期然而然之事，非可以智力为者。惟有病而碍于孕育之人，始可用药以治病。凡无病之人，切勿妄药以求子，弄巧反

拙，岂徒无益而已耶。纵使有效，而药性皆偏，其子禀之，非夭札，即顽悖，余历验不爽。

【笺正】孕育之事，无所为而为，岂有人力可以矫揉造作之理。所谓夫妇之愚，可以能知能行，而圣人有所不知不能者。如谓金石草木，可以强无为有，是直以人欲胜天理。吾知虽有高贤，断不敢作此无端之梦想。而俗子偏能为此说者，止以逢迎富贵，为衣食计。孟英谓非可以智力为，顶门一针，吾知求方者与方者，皆如冷水浇背，默尔而息。快人快语，揭尽俗子丑态。又谓有病而碍于孕育者，始可用药以治病。须知所以不得不用药者，止是为治病计，实非作蓝田种玉想。寿颐恒见艰于子嗣者，不悟其丧失之多，日以求方求药为当务之急，而医家工于献媚，乐为处方，抵掌高谈，莫不自谓果有奇术，无非搜刮老人垂竭之脂膏，妄冀背城借一。纵令如愿以偿，而先天既薄，又以燥烈之药石助之，生而必多胎毒，奇病百出，长育极难，确已屡见之。孟英更论到顽悖一层，正是阳药刚烈之余焰，有以成其禀赋。此理之常，无足怪者。彼痴心梦想之流，读此亦当可以废然返矣。

王孟英按：荡胞汤虽有深意，其药太峻，未可轻用。惟保胎神佑丸，善舒气郁，缓消积血，不但为保胎之良药，亦是调经易孕之仙丹。每日七丸，频服甚效。余历用有验，最为稳妙。方见下卷。

【笺正】荡胞汤以荡涤胞中恶瘀取义。其意盖谓：妇人无不生育之理，其所以不孕者，由瘀浊积于胞中故耳。寿颐谓：此是理想，殊不足征。胞者何物，必不指膀胱而言，因聚溺之器，与子宫之孕育何涉？如曰即是子宫，纵有瘀垢，岂服药而能荡涤到此？宁非理想之病状，且亦是理想之作用。而竟聚集许多攻破荡涤走窜之物，足以扰乱之而有余，果用是方，必犯孟英所谓岂徒无益之弊，虽是古方，断不可信。惟孟英所称之保胎神佑丸，亦极平常，且每服止桐子大之七丸，何能有效？乃孟英颇推重之，谓有殊功，此亦仁人之用心，惟恐俗子谬服毒药，反以自祸耳！若曰果谓调经之仙丹，寿颐虽愚，敢断其必无是事。惟谓其善舒气郁，庶几近之。

受胎总论

李东璧曰：《易》云男女构精，万物化生，乾道成男，坤道成女。褚澄言：血先至裹精则生男，精先至裹血则生女，阴阳均至，非男非女之身，精血散分，骈胎品胎之兆。《道藏》言：月水无后，一、三、五日成男，二、四、六日成女。东垣言：血海始净，一、二日成男，三、四日成女。《圣济》言：因气而左动，阳资之则成男；因气而右动，阴资之则成女。丹溪乃非褚氏而是东垣，主《圣济》左右之说立论，归于子宫左右之系，可谓悉矣。窃谓褚氏未可非，东垣亦未尽是也。盖褚氏以气血之先后言，《道藏》以日数奇偶言，东垣以女血之盈亏言，《圣济》、丹溪以子宫之左右言，各执一见，会而通之，理自得矣。盖独男、独女，可以日数论，骈胎、品胎，亦可以日数论乎？史载一产三子、四子，有半男、半女，或男多、女少，或男少、女多，则一、三、五日为男，二、四、六日为女之说，岂其然哉？褚氏、《圣济》、丹溪，主精血子宫左右之论为有见，而《道藏》、东垣日数之论为可疑矣。王叔和《脉经》，以脉之左右浮沉，辨所生之男女，高阳生《脉诀》，以脉之纵横逆顺，别骈品之胎形，恐臆度之见，非确论也。

王孟英按：《阅微草堂笔记》云，夫胎者，两精相搏，翕合而成者也。媾合之际，其情既洽，其精乃至。阳精至而阴精不至，阴精至而阳精不至，皆不能成；皆至矣，时有先后，则先至者气散不摄，亦不能成。不先不后，两精并至，阳先冲而阴包之，则阳居中为主而成男；阴先冲而阳包之，则阴居中为主而成女。此生化自然之妙，非人力所能为。故有一合即成者，有千百合而终不成者。愚夫妇所知能，圣人有所不知能，此之谓矣。端恪后人沈君辛甫云：胎脉辨别处，诚医者所当知。若受妊之始，曷以得男，何缘得女，生化之际，初无一定。诸家议论虽奇，无关损益，置之可也。

【笺正】孕育之理，天然生化，既非人力所能作为，又岂理想可以推测。《濒湖》所引诸说，终是扪烛扣盘，殊可不论。《褚氏遗书》本出依托，更属空谈。纪文达天资聪颖，心思尤其透彻，《阅微草堂笔记》一则，《溧阳续录》第三卷托之神怪，何可认真。有谓胎必成于月信落红以后者，精如谷种，血如土膏，旧血败气，新血生气，乘生气乃可养胎，似乎推勘入微，较诸前人所说，差为近情。然先冲后包，仍不能跳出《褚氏遗书》窠臼。沈辛甫一笔勾除，真是快刀斩乱丝之无上妙法。

（《沈氏女科辑要笺正》）

严鸿志

论求嗣之法

严鸿志，字痴孙，近代医家

纪晓岚曰：夫胎者，两精相搏，翕合而成者也。媾和之际，其情既洽，其精乃至。阳精垄而阴精不至，阴精至而阳精不至，皆不能成。皆至矣，时有先后，则先至者气散不摄，亦不能成。不先不后，两精并至，阳先冲而阴包之则成男，阴先冲而阳包之则成女。此生化自然之妙，非人力所能为，故有一合即成者，有千百合而终不成者。愚夫对所能知，圣人有所不能知，此之谓矣。

俞东扶曰：后贤讲受孕之道，有阳精阴血先至后冲等说，其实男女交接曾见女人有血出耶。夫交接出血是病，岂能裹精及为精所裹哉。

论求嗣补养法

顾晓澜曰：种子而用壮阳燥剂，是房中术，非育鳞法也。男子当壮年不能遂欲，固由先天精气不充，亦因心相两火虚而易动，肾水又无所敖恋，故易于疏泄，徒壮相火，肾水被劫，气愈不能坚固矣。譬之灯火不明，添油乎，加火乎，此间自有至理，必须温养水中之火，加以血肉有情者填补精气，俾精充生气，气固聚精，自无不效之理。《经》云：不足者补之。此类是也。

论不孕各有所因

沈尧封曰：妇女本体不虚，而不受孕者，必有他病。缪仲淳主风冷乘袭子宫，朱丹溪主冲任伏热，张子和主胸中实痰，丹溪于肥盛妇人主脂膜塞胞，陈良甫于二三十年全不孕者主胞中必有积血。所论不同，皆有至理。

严鸿志论广嗣

夫阴阳和而后万物生。生化之道，贵乎阴阳相济。所谓阴阳相济者，即男女交合是也。然竟有一交而即孕者，有屡交而不孕者，何也？盖一在男子平时不能清心寡欲，以养其精；妇人不能平心定气，以养其血。固为不孕之原因，而不之道，似关系于妇人者，为尤甚矣。如生殖器有病，所谓螺阴、文阴、角花、石女之类不能交合者，无论矣，即生殖器无病，亦往往交而不孕，此乃不毛之地，不能生物者也，无病亦与有病等。而其最大之原因，莫如经候之不调，带下之淋漓，以及积聚、癥瘕、痃癖等之隐疾在身，无论男子身体如何强健，交媾如何得法，焉能成孕哉。故欲求广嗣宜先将妇人经候、崩漏、带下诸疾，照上各门，按法求之，再详审他因而治之，岂尚有不孕之道哉。至孕而成男成女，其道须参看《女科精华》内鄙着求嗣论也可。

一不孕，如因血虚肝旺，相火不宁，欲心妄动，肾气不固，致成不能博精受孕之候，宜知柏四物汤去川芎加丹皮主之。生地、归身、白芍、丹皮、知母、黄柏。

一不孕，如因气血太虚，肝脾不和，腹胀经缩，血海干枯，致成不能摄精受孕之候，宜八珍汤加阿胶、龟胶、益智仁主之。人参、白术、茯神、甘草、熟地、当归、白芍、川芎、阿胶、龟胶、益智仁。

一不孕，如因肝肾两亏，下元虚惫，本能聚血精，致成滑胎之候，宜补宫丸主之。鹿角霜、白术、茯苓、白芍、白芷、煅牡蛎、煅龙骨、山药、赤石脂、干姜，醋糊丸，空心来饮下。

一不孕，如因身体肥盛，禀受独厚，痰脂充满，子宫阻塞，而成不能受精之候，宜苍莎导痰丸主之。苍术、香附、陈皮、茯苓、枳壳、半夏、南星、甘草，生姜汁浸饼为丸。

一不孕，如因冲任虚弱，少腹如扇，子宫寒冷，致成不能生育之候，宜调经种玉汤主之。当归、川芎、吴茱萸、熟地、香附、白芍、茯苓、陈皮、丹皮、延胡索，水煎，空心服。渣再煎，临卧服。自经之日起，一日一服，服至经止已。或艾附暖宫丸亦主之。香附、艾叶、川芎、吴茱萸、黄芪、白芍、续断、生地、官桂。

古今验方备用

赞化丹（缪松心方） 治丈夫无子。

熟地酒拌，焙制，八两　茯苓烘，四两　苁蓉与羊肾同煎，三两　补骨脂酒炒，三两　川断酒炒，四两　丹皮酒拌，晒，三两　五味子烘　巴戟三两　菟丝子焙，四两　益智仁盐水炒，二两　川楝子酒煮，晒，三两　小茴香青盐拌，炒，一两半　沙苑子人乳拌，蒸一次，三两　枸杞子酒拌，焙，四两　覆盆子晒　怀山药炒，四两　远志甘草汤蒸一宿，四两　线鱼胶焙，六两　龙骨炒　杜仲晒，四两　芡实生晒，四两　沉香勿经火，一两半　莲须四两　鹿肾酥炙，五具　泽泻炒，三两　羊肾内外炒，酒煮，三对

上药用鹿角胶一斤，羊肾打糊为丸，桐子大，每服三四钱，陈酒送下。

此方有补有泻，有通有寒。古方若六味、都气、葆真、还少、萃

仙、八圣、青娥、聚精、五子衍宗、千金种子悉包罗在内，运思十余日而成，延年种子，其在斯乎。

五子衍宗丸　治男人精虚无子，阳事不举。

菟丝子八两　枸杞子四两　覆盆子四两　五味子三两　车前子三两

炼蜜为丸，如梧子大，每早以来汤送下三钱。时法以左尺脉虚为水衰，宜六味地黄丸；右尺脉虚火衰，宜合桂附地黄丸；两尺俱虚为水火俱衰，宜合十补丸。陈修园每用加人参、鹿茸、鱼鳔各四两，或以黄芪三尺熬膏，和炼蜜为丸。为效较连。

十补丸　治气血两虚，先天之水火最衰，少年而有老态者。

鹿茸　泽泻　附子　肉桂　薯蓣　茯神　人参　当归　萸肉　白术各等份

炼蜜为丸，米汤送下。

温肾丸　治男人无子。

熟地　萸肉　巴戟　当归　菟丝子　鹿茸　生地　杜仲　茯神　益智仁　山药　远志　续断　蛇床子

炼蜜丸，酒下。精不固，倍鹿茸，加龙骨、牡蛎。

续嗣丹　治丈夫无子。

熟地　萸肉　天冬　龙骨　黄芪　当归　山药　人参　杜仲　陈皮　白术　锁阳　杞子　韭子　补骨脂　菟丝子　蛇床子

加黄狗外肾（酥炙，为末）二对，用紫河车（蒸制）一具，同门冬、地黄捣烂为丸。每百丸，早晚各以盐汤或酒任下。

坎离丸（陆九芝）　能种玉，乌须发，壮筋骨。

大红枣　黑大豆非马料豆

二味各等份。枣先蒸熟，去皮核，豆不落水，手搓之，令皮亮，用桑椹汁浸透，亦于饭锅蒸之，蒸熟。再浸，再蒸。二味合捣数千杵，令如泥，糊为丸，或印成饼，随宜服拿。

补阳方（陆九芝） 治丈夫阳道不举，不能坚久，精薄无子，妇女亦可服也。

鹿茸　天冬　麦冬　熟地　生地　黄柏

以上七方，均治男子虚弱，不能生育，本书本可不列，缘广嗣道，非仅责之妇人也。

启宫丸 治体过肥盛，脂满子宫。

半夏　苍术　香附　神曲　茯苓　陈皮　川芎

加味补中益气汤（傅青主） 治身体肥胖，无病而不孕者。

人参　黄芪　白术　当归　甘草　柴胡　升麻　陈皮　半夏

育麟珠 治体过羸瘦，子宫干涸。

鹿角霜　川芎　白芍　白术　茯苓　人参　杜仲　川椒　甘草　菟丝子　地黄　当归

炼蜜为丸，如梧子大，米汤或无灰酒送下。

若男子督脉不足，阳不胜阴，以鹿茸、远志酌加，去鹿角霜，醇酒为丸服之。

升提汤（傅青主方） 治怯弱不孕。

熟地　萸肉　巴戟肉　枸杞　白术　人参　黄芪　柴胡

温土毓麟汤（傅青主方） 治饮食不运，胸膈胀满，时多呕泄，久不受孕。

巴戟肉　山药炒　白术炒　覆盆子酒浸，蒸　人参　神曲炒

升带汤（傅青主方） 治腰背酸楚，疝瘕腹胀，不能久坐久立而不孕。

白术炒　人参　制半夏　神曲炒　沙参　肉桂　茯苓　鳖甲炒　荸荠粉

宽带汤（傅青主） 治少腹急迫不孕。

人参　麦冬　五味子　莲子　熟地　当归　白芍　杜仲　巴戟

肉　肉苁蓉　白术炒　补骨脂盐水浸

温胞饮（傅青主）治下部寒冷不孕。

巴戟肉盐水浸　补骨脂盐水浸　黑杜仲炒　肉桂　土炒白术　制附子　芡实炒　菟丝子　人参　山药炒

新定加味交感丸（陈修园）治不育。

香附半斤，炒　当归炒，童便浸，四两　菟丝子一斤　茯神童便浸，四两

炼蜜为丸，米汤送下。

遗精丸　养精调经之平和剂。

附子重八钱，挤心作窍如皂角子大，入朱砂三钱，湿纸包煨，用一半，一枚　牡蛎漳泉出良，童便浸厚，纸包，醋浸透，盐泥固济，候干，以炭三斤煨之，一枚　龙齿　酒当归　台乌药　益智仁　秦艽　石菖蒲　酒杜仲　山茱萸　酒牛膝　细辛　桔梗　制半夏　防风　川椒　茯苓　白芍　干姜　辽东参

上二十味，研糯米为丸，朱砂为衣，盐汤下。

调经种子保胎神效方（缪松心方）

生地　料豆衣　杜仲　川石斛　青蒿子　沙苑子　生麦冬　丹参炒　白薇　黑橘核炒　杞子炭　淡黄芩　四制香附　小茴香炒　牛角鰓烧赤存性

上药于行经前二日服起，连服三剂，下月照服。经调有孕，仍用原方去丹皮，倍生地，为丸，每服三钱，并能保胎。

（《女科医案选萃》）

夏桂成

究子宫体用，以复藏泻
重心神肾精，择时调周

夏桂成（1931~　），南京中医药大学妇科教授，国医大师

功能性不孕症，系指女性生殖功能失调所致之不孕。一般包括排卵功能不良和黄体功能不全，也可概括免疫性不孕和心理性不孕。所有这些不孕，我们认为与子宫心肾轴每一环节的失调有关。肾主生殖，子宫是孕育的脏器，肾精施泄，子宫孕育，与心神的关系极大，且子宫通过胞脉、胞络与心肾直接联系，心肾同属于少阴经脉，相间借络脉以贯通，心肾相交，涉及子宫，精神相依，水火既济，任督汇通，保持阴阳的相对平衡性，维系月经正常周期，故能摄精成孕。笔者对 328 例肾虚不孕症病例进行临床总结，发现调理子宫心肾轴的方法，远较单纯地补肾或通调子宫血脉效果为佳。而且调心神时，采用医学心理学中人格个性检测的方法及心理疏导相配合，更能获得良好的效果。

首究子宫体用探索毓麟宫新法

子宫，顾名思义是育子之宫，虽然与肾包括的天癸及心肝脾诸脏有关，但无可否认其在孕育中本身的意义。因此，在整体调治中，应

根据子宫本身病变创制具有特点的新方药。

一、子宫形态、位置异常的调治

子宫的形体动态及其位置等失常，将是不孕症首先需要解决的问题。如果仅仅归纳在肾虚范围内，或者连及心肝脾胃论治，对于妇科专科来讲，是不够确切和深入的，但是由于先天生理异常和缺陷而非药物所能治者当予排除。

一般形体偏小，或者过小，属于子宫发育不良，在补肾的前提下，加入扩张或收缩子宫的药物，组成发育子宫的育宫汤。药如：

当归 10g　川芎 6g　赤芍 10g　茺蔚子 15g　紫河车 10g　山药 10g　干地黄 10g　菟丝子 10g　肉苁蓉 10g

偏阴虚的加炙龟甲 15g，炙鳖甲 15g，女贞子 10g，玄参 10g；偏阳虚的加雀卵 2 个，仙灵脾 10g，猫犬胎盘等品适量。

如子宫松软，或者宫颈口松弛，似乎显示子宫偏大者，则藏闭失职，在补益肾气的前提下加入收缩固摄子宫之品，组成束宫汤。药用：

人参 10g　鹿角胶炖烊，冲服，10g　怀山药 10g　熟地 10g　白芍 10g　巴戟天 10g　菟丝子 10g　五味子 6g　金樱子 10g　茧壳 7 个

同时外用川乌白及散栓剂塞于阴道，促进子宫及宫颈口收缩。

如子宫前后倾左右歪，除了因炎症或粘连所致外，一般还从虚证论治，补虚之外，必加增强宫体能力的药物，组成定宫汤。药用：

当归 10g　白芍 10g　茧壳 7 个　紫河车 10g　怀山药 10g　干地黄 10g　川断 10g　菟丝子 10g　巴戟天 6g　蛇床子 10g　黄芪 10g　人参 10g

如子宫位置降低，或者下垂 1 度者，可在补气补肾法中参入举宫的药物，制成举宫汤。药用：

黄芪 15~30g　党参 15g　白术 10g　陈皮 6g　菟丝子 15g　金樱子 10g

升麻 5g　柴胡 5g

同时配用川乌白及散阴道塞药，效果较好。

此外，如经刮宫等手术，子宫内膜层损伤，以致内膜增生不利者，在补养肾精的前提下，加入育宫的血肉有情之品，制成养宫汤。药用：

当归 10g　白芍 10g　茺蔚子 15g　紫河车 10g　怀山药 10g　干地黄 10g　菟丝子 10g　肉苁蓉 10g　龟甲 15g　鳖甲 15g　茜草 15g　山楂 10g

亦可合生化汤同服，缓缓调治，始能有效。

二、子宫藏泻失职的调治

子宫藏泻失常，与虚实寒热的病变有关，从而导致不孕不育。子宫虚变，偏阳虚则泻多藏少，治以温阳益气，佐以收藏之品，可用束宫汤；偏阴虚则藏多泻少，甚则有藏无泻，可用养宫汤；阴阳衰竭者，子宫形体萎缩，月经闭止，必须大补阴阳气血，清代叶天士、吴鞠通所制大补奇经的方药及补裔，实际上就是补养子宫，因为奇经中主要经脉皆始于子宫，因此立足于子宫远较奇经为佳。我科已故名老中医黄鹤秋所制四补三胶汤，用治奇经阴阳俱虚者，即八珍汤加入紫河车、杜仲、菟丝子、仙灵脾、阿胶、龟甲胶、鳖甲胶等，用治此病甚合。

子宫实变，需排除先天性病变及肿瘤疾患，然后辨其血瘀、湿热、痰浊。宫内血瘀，一般藏多泻少，或有藏无泻，极则藏泻乖违，治疗可用五味调经散。药用：

丹参 10g　赤芍 10g　制香附 9g　艾叶 6g　益母草 15g

宫内湿热，藏多泻少，如热重于湿，泻多藏少，治疗可用清宫除湿汤。药用：

马鞭草 30g　鹿衔草 30g　茜草 15g　制苍术 10g　晚蚕沙包煎，10g

薏苡仁

宫内痰湿，有藏无泻，或藏多泻少，治疗可用启宫丸。

宫内热变，泻多藏少，甚则泻而不藏，治疗可用凉血清宫汤。药用：

炙龟甲 20~30g　黄芪 6~10g　椿根白皮 10g　紫草 10g　败酱草 15g

宫内寒变，藏多泻少，甚则藏而不泻，治疗可用艾附暖宫丸加蛇床子 10g，紫石英 10g。在临床诊疗中，有局部抗精反应者，可配合黄柏如圣丸，即蛇床子、明矾、黄柏三药研末，炼蜜为丸，如弹子大，塞阴道内，24 小时更换。当然在治疗子宫环节的同时，还要考虑心肾有关的整体，肾系胞胎，与子宫相近，治不忘此，而调心血、宁心神，亦要有所考虑或侧重之。

重视肾阴肾阳择时调周

“经水出诸肾”，月经周期中所以能行其阴阳消长转化的规律，与肾阴肾阳有关。因此按周期中阴阳演变的特点，建立经后期以补阴为主，前期以补阳为主，经间排卵期、行经期以调血气为主的调周期疗法，并进而选择补阴补阳的有利时间以及阴转阳的排卵时间，是治疗不孕症的中心环节。

一、经后期补养阴精为主

此期最重要的时间在经净后的初期与末期，初期约为经净后 3 天内，是奠定阴精的基础，末期是阴精的高峰时期，即古人所谓近重阴时期，是关于能否顺利转化的前期。

（1）补血补阴。妇女以血为主，经血的排泄与肾有关，与血亦有关，而阴阳消长转化的演变与子宫及其胞脉、胞络、冲任等血脉有关系，与心神（血）亦有关系。经后阴血不足，补阴结合补血宁神，更适合妇女的生理病理特点，因而《傅青主女科》中的养精种玉汤，以四物汤去川芎加山萸肉，其目的就在于血中养精。我们在此基础上运用归芍地黄汤加味制成养阴奠基汤。药用：

当归　白芍　合欢皮　怀山药　干地黄　丹皮　茯苓　泽泻　怀牛膝　夜交藤

本方适用于经后期养阴。

（2）根据我们临床的体会，要提高补阴的效能，要使阴长至重，必须结合补阳，但是必须明白结合补阳是为了补阴而用，不能颠倒阴阳的关系。在实践中，我们体会加入川断、菟丝子、紫河车、巴戟天等 1~2 味补阳药，的确可收到单纯补阴药所不能达到的作用。

（3）结合镇降敛藏。提高阴精的水平，必须保持相对静止的状态，心肝气火易动势必损耗阴精，因而镇降的实际含义是安定心肝两脏。敛藏者主要是保持子宫藏的作用，只有子宫行藏的功能正常才能保持阴精的持续提高而达重阴的程度。因为子宫藏中有泻，泻之过多，必然亏耗阴精，使阴阳不能行其正常消长，破坏月经周期的节律性。《傅青主女科》在定经汤、益经汤中运用五味子、菟丝子、芡实等，目的虽在于加强肾的封藏和摄纳作用，实际上是加强子宫之藏，保护阴精。

（4）结合辨病选药。排卵功能不良的，如阴精不足者，用养阴奠基汤加血肉有情之品；抗精抗体阳性者，加清火之品，能更好地取得补阴效果。

二、经前期补阳益气为主

经前初中期补阳仍要掌握以下几点。

（1）补血补阳。适用于妇女以血为主的特点，亦含有调治子宫之意。张景岳所制毓麟珠，以四物汤为基础加入温润助阳之品，达到暖宫种子之目的，艾附暖宫丸亦寓此意。

《傅青主女科》完带汤、并提汤等均以四物汤为基础加入温润助阳之品。笔者根据这一特点，加入宁神之品制成助孕汤，又名妇孕I号方，并对202例肾阳偏虚、黄体功能不全的病人进行系统治疗观察，患者服药前后分别留取黄体中期的血清样本作孕酮含量测定。经治疗后，202例患者中有67例妊娠，134例黄体功能好转，无效仅1例，总有效率为97%。用药前后孕酮水平自身对照有极显著意义。助孕汤药用：

当归　白芍　怀山药　丹皮　茯苓　川断　菟丝子　紫河车　蛇床子　合欢皮　柴胡

（2）结合补阴。同样是基于阴阳互根生长的道理，亦即是阴中求阳、水中补火的方法。阳长至重，必须建立在阴精不断地转化的基础上。这是因为，阳达到重，需要耗损大量的阴精，没有补养足够的阴精，就无法达到重（高水平）阳。张景岳所制右归，就是以补阴药奠基。我们在临床上所制的妇孕I号方，即在六味地黄丸基础上加入肉苁蓉、菟丝子、巴戟天等，适用于肾阴肾阳虚的病人，疗效也较好。

（3）结合调理心肝。由于经前期补阳，及阳气的不断高涨，常常引起心肝经气火的外扰，出现一系列胸闷、烦躁、乳房胀痛、头痛失眠等所谓紧张综合征。这些证候的出现影响阳气的持续高涨，而清降镇泄的治疗，同样影响阳气的持续高涨。所以在轻清调解心肝气火的同时，仍然要以补阳为主的方法作前提，以保障月经周期的正常演化，并进而繁衍后代。

（4）结合辨病选药。黄体功能不全用助孕汤加减，如黄体功能不全而泌乳素偏高，结合调肝，子宫内膜异位症综合化瘀，抗精抗体阳性者此期佐益气和络法。

总之，我们认为月经周期中，阴阳消长转化的规律必然建立在心肾子宫交合，精神合一，任督循环，阴阳贯通，并借阴阳维、阴阳跷等经脉维持阴阳相对性的平衡，而达到在相对平衡中行其消长转化的月节律变化。月经的节律变化正常才有可能保持正常的受孕繁殖功能。

宁心神和血脉运用疏导

一、心神、心血对子宫活动的影响

心主血脉，其“藏经脉之气”“淫精于脉”化生营血，使脉中血气源源不绝。胞脉、胞络亦属心之所主，心气藉胞脉、胞络而使子宫藏泻适度，开阖有时，孕育有常。心气之功能活动的关键有赖于心神。心之神明能动地燮理着复杂的体内外环境变化，而产生相适应的功能变动，影响着子宫阴阳气血之盈亏变化。所以《素问·评热病论》早有心气不得下降，胞脉闭塞之论。《四明宋氏女科秘书》中云：“心主行血，堕坠惊恐，神无所依而血散，亦令月水不行也。”

血之与气，一般认为直接关系到肝脾，然总统之却在于心。心为“五脏六腑之大主”，心神在最高层次协调着各脏之间平衡，子宫当然也不例外。其在月经周期中有两次开启，或称为泻。第一次是经间期（即排卵期），属于阴阳消长中的重阴转阳之际，子宫开启，排出阴精类物质（即卵子），准备受孕。《女科准绳》引袁了凡言：“此的候也……顺而施之则成胎矣。”《灵枢·决气》将这其中受任成胎的奥秘归为“两神相抟，合而成形”。其实摄胎成孕过程中不仅需要有两精的物质结合，还常常取决于“两情”的主观能动控制。《沈氏女科辑要》中有“两情欢畅，百脉齐到，天癸与男女之精皆至，斯人……而成胎矣”的论述。张景岳将情志变化归结为“唯心所统，是为吾身之全神也”。心通过神明的调摄，心血流畅，唤起诸脏相协，子宫相感应，阴精施泄，而摄精成孕。所以即使在安全期，中枢只要发起神经——内分泌系统的兴奋灶，就可能额外地排卵受孕。由此可见心神对子宫的主导作用。我们在此时常以排卵汤合柏子仁丸加味。药用：

柏子仁 10g　丹参 10g　当归 10g　赤芍 10g　川断 10g　菟丝子 10g　干地黄 10g　怀牛膝 10g　红花 5g　钩藤 12g　合欢皮 12g

运用本方每在临证取得较满意的促排卵效果，证实心神对子宫具有十分重要的调控作用。第二次转化是行经期，重阳转阴，子宫开启，排泄经血，推陈布新，标志着本次月经周期的终结，新的周期开始。若这一环节出现“思虑过度则伤心，心伤则血逆竭”“则神色先散，而月水先闭”。《济阴纲目》引朱丹溪之言：“因七情伤心，心气停结，故血闭而不行，宜调心气，通心经，使血生而经自行矣。”我们在此时常以五味调经散（方见前），着重从心血与子宫论治。

二、心神肾精对子宫活动的影响

我们认为心在生殖生理的活动过程中的意义关键是“主神明”的功能，而神明活动是在心肾相交、阴阳既济中得以实现的。近代名医王仲奇对遗精症分析时曾说：“心者，神之舍……肾者，精之本……精气失守，神无所倚，坎中之阳虽欲上承，而离中之阴不肯下交，是即心肾失交也。”更有朱丹溪认为肝肾均有相火，言：“而其系上属于心，心君火也，为物所感则易动，心动则相火亦动，动则精自走，相火翕然而起，虽不交会，亦暗流而疏泄。”所以他教人“收心养性”，其旨就在于此。肾藏精，心主神，神赖阴精充沛以养精，又受心神驾驭而施泄。因而只有心肾相交，精神互依，水火既济，才能使阴阳平衡，保持月经周期中阴阳消长转化的节律性。对于心肾的调理,《慎斋遗书》中说："欲补心者，须实肾，使肾得升；欲补肾者，须宁心，使心得降。"《傅青主女科》进而把心肾升降交合与子宫的胞脉、胞络紧密地联系在一处，多处指出"胞脉者上属于心，下通于肾"，向人们昭示心肾互为交合的场所是谓子宫处，可见心肾与子宫活动密不可分。

三、疏导法燮理阴阳有助子宫藏泻

基于上述探索，我们于 1987~1988 年又在不孕症专科门诊中对 74 例黄体功能不全性不孕症患者的个性进行了分析，结果提示如下。

（1）不孕症患者的个性心理特征具有神经质不稳定的趋向，与正常生育期妇女具有非常显著的差异。（说明这一特殊心理品质在不孕症发病学上具有一定的病理意义。）

（2）本组患者绝大多数辨为肾虚心肝郁证，呈明显的负性情绪反应，以忧郁、悲观为突出，与正常生育期妇女有非常显著的差异（$P<0.001$），这为在情绪心理学的领域探索不孕症的中医治则提供了新的途径。

（3）研究心理生理反应的特征在不孕症中的发病意义具有重要价值，对此我们拟定功能性不孕症心理治疗方案：①疏导式：介绍有关男女双方对生育所应承担的责任，使之正确认识性的观念、行为和自身的生育能力，并要求患者接受如下忠告：不育并不是因为她们不具备生育能力，而是自身的紧张情绪引起生殖功能暂时障碍，应对外界的舆论不必太计较和自卑，学会控制激动情绪，不要把不孕所遇到的难堪境遇长期留置在心里，造成心理上的矛盾冲突，正确对待自己和生育，保持心理平衡。②放松法：对因过度紧张而引起的心因性性功能障碍者，采用气功中的静松功，镇静心神，疏调气机。我们曾对照了两组病人，一组以药物治疗加心理疏导法，一组单以药物治疗，结果前者受孕率明显高于后者，说明疏通思想促进了子宫的藏泻功能。

蔡小荪

调经益肾治不孕

蔡小荪（1923~　），上海市第一人民医院主任医师

笔者近年来治愈3年以上不孕者不下200例，以益肾为主，随症加减，获得一定的效果。其中生殖系统器质性病变的比例，略大于无器质性病变者。

调经是成孕致育的先决条件

古有“调经种子”之说，调经是孕育的先决条件。《女科要旨》云：“妇人无子，皆因经水不调。经水所以不调者，皆由内有七情之伤，外有六淫之感，或气血偏盛，阴阳相乘所致。种子之法，即在于调经之中。”但同时也须肾气旺盛，任脉通，冲脉充盈，月事才得以如期来潮，从而具备孕育的功能。

月经失调，有先期、后期、先后不定期、过多、过少、崩漏、经闭、痛经等。可根据各种致病原因，分别治疗，为孕育创造条件。有些病例，经事调准，随即怀孕。如子宫内膜异位症，部分患者常经来过多如注，或腹部剧痛，用化瘀活血调经法调治，症状好转后，遂即受孕。该症多因宿瘀内结，在盆腔内引起生殖器官粘连和输卵管阻塞，以致运卵通道不畅或不易受精，累及卵巢，则引起卵巢功能失

调，故一般不受孕的发病率较高，用活血化瘀法，能使上述情况改善，对受孕很有帮助。

益肾可促排卵，健黄体

《经》云：“肾者主蛰，封藏之本，精之处也。”《圣济总录》又说：“妇人所以无子者，冲任不足，肾气虚寒也。”陈士铎云：“胞胎之脉，所以受物者，暖则生物，而冷则杀物矣。”诚为确论。基础体温的测量，可证明这一点。黄体功能不全者，基础体温双相曲线都不典型，月经后期每呈阶梯形上升，升亦不稳。这是因为，黄体产生之孕酮，巧是一种致热原，孕酮分泌不足，致使基础体温后期低于正常水平，从而影响受孕。即或受孕，亦有堕胎之虞，甚或屡孕屡堕，形成滑胎。临床运用益肾通络、益肾温煦法的实践证明，二者似分别能起到促排卵、健黄体的作用。

父精母血之说欠当

《经》云：“胞脉者，属心而络于胞中……月事不来者，胞脉闭也。”胞脉不通，可导致经闭而不孕。《内经》又云：“冲脉、任脉皆起于胞中。”故冲任亦为胞脉。月事与胎孕冲任关系甚密，若冲任病，月事不来，亦不易受孕。朱丹溪云：“阴阳交媾，胎孕乃凝，所藏之处，名曰子宫，一系在下，上有两歧，一达于左，一达于右。”这里所谓两歧，与系胞之脉相合，又类似于西医学之输卵管。湿热瘀滞阻塞之胞络，当系指此。此说如能成立，则所谓输卵管阻塞、积水等症，可视为陈士铎论女子不孕十病之二，即任督病乃膀胱气化不行。他说：“任督之间，倘有疝瘕之证，则精不能施，因外有所障也。膀胱与胞胎相近，倘气化不行，则水湿之气，必渗于胞胎，而不能受妊矣。”文内所言之精，系指阴精。《内经》有阴阳两精之说。《灵枢·决气》云：“两神相搏，合而成形，常先身生，是谓精。”然后世有些医家却提出男女精血和合之论。清代医家中不少有识之士复倡《内经》两精说。如萧慎斋云：“男女交媾时，均有其精，何尝有血。褚氏、东垣、丹溪俱以精血混言，几见男女媾精，而妇人以血施也。前贤之论多谬。”故陈氏之意实指阴精自妇人体内而出，为外疝瘕之类所障，以致不能与自外入内之阳精相搏，合而成形，引起不孕。不言而喻，此阴精即今所言之卵子。对于瘀血、湿热、痰浊阻塞两歧者，用理气活血、清热利湿、化痰除浊等法以通利络脉。

益肾通络、益肾温煦的周期疗法

不孕症之治疗，除各种月经失调随症治疗外，首要以益肾为主。设孕1、孕2为基本方，根据月经周期，每于月经净后开始服孕1方7剂，约至中期（排卵期）换服孕2方剂，经行时，有必要者可随症调治，下次经净后再重复使用前法。

孕1方

云茯苓 12g　生熟地各 9g　怀牛膝 9g　路路通 9个　山甲片炙，9g　公丁香 2.5g　仙灵脾 12g　石楠叶 9g　制黄精 12g　桂枝 2.5g

孕2方

云茯苓 12g　生熟地各 9g　石楠叶 9g　紫石英 12g　熟女贞 9g　狗脊 9g　仙灵脾 12g　仙茅 9g　胡芦巴 9g　鹿角霜 9g

肾阴虚者加入龟甲、麦冬等。肾阳虚者可加入肉桂、附子等，并可酌情增入乌鸡白凤丸、河车大造丸等血肉有情之品。肝郁气滞者，前方去滋腻及温阳之品，增柴胡、金铃子、白芍、青皮、陈皮等。痰湿瘀滞者，前方去滋腻之品，增石菖蒲、白芥子、姜半夏、苍术、制南星、香附、枳壳等。寒湿瘀滞者，仍去滋腻之品，加苍术、吴萸、艾叶等。湿热瘀滞者，去滋腻温阳之品，加败酱草、红藤、鸭跖草、赤芍、薏苡仁等。胞络阻塞不通者，增皂角刺、地龙、川芎、月季花、留行子等。

何少山

通温疏补治疗流产继发不孕症

何少山（1923~2003），杭州市中医院妇科主任医师

审析病机血瘀虚损

一般情况下，流产后妇女的生殖能力很快即能恢复，如文献记载的人工流产后平均排卵时间为22天，较足月分娩后恢复更早。流产继发不孕的主要原因，是流产及手术引起的并发症，如生殖器官的损伤：粘连、炎症等，阻碍了受孕的生理过程。并发症的发生率，又与流产类型、手术方式、术者技术、胎龄、患者素质状况等因素有关。通常可能发生下述情况。

1. 流产后的胞宫留瘀

流产后的清宫或人工流产所采用的刮宫术，近年来有了很大的改进，比较安全可靠。由于手术是在无法窥视的子宫腔内进行，从扩张宫颈到机械反复进出宫腔清刮，均有可能造成损伤，或者伤面较广泛。即使自然流产不刮宫者，亦存在着创面。流产、刮宫的次数愈多，并发症亦越多。

手术损伤脉络、营血外溢瘀滞、妊娠物的滞留、生殖道的感染、炎症、粗糙的创面、发生轻重不一的粘连等等，都属瘀血留聚，胞宫

留瘀，或胞脉、胞络瘀浊内阻，致使冲任气血运行不畅，影响了胞宫的修复，阻碍了精卵在生殖道的运行和摄纳。

2. 流产后的胞宫虚损

由于流产系生物、物理、化学的手段和方法中止正常妊娠，这就不可避免地造成胞宫损伤，脏腑经络气血失调。健康者多能自行调整复常，生机不旺、形质虚弱的人，便易于罹患而致不孕。

流产刮宫术后，由于产后双重致虚的因素，胞宫受到创伤，不但耗损气血，还由于胞宫与冲任督直接连属，通过经脉与肾、肝、脾等脏腑间接属络，所以胞宫受损，还必然累及有关经络、脏腑的气血运行和阴阳平衡。而这一切都与女性生殖息息相关，牵一发而动全身，都会干扰正常生殖功能。

3. 流产后的心理冲击

流产刮宫手术作为一种外界刺激，冲击人体正常的平衡状态，从而会产生各种不同的心理反应，有的患者不能适应这种变化，出现变态心理，亦会导致生殖功能的改变。

特别是流产后，在较长时间内未能再孕，或经过反复多次的检查和治疗仍未有起色时，往往表现出自卑、悲观、忧郁烦躁的复杂情绪。盼子不得的焦虑不安、人为频繁的性生活、婚姻关系的紧张、一味进补引起的肥胖等等，都是不利因素。情怀不畅，肝气郁滞的后果，可以加重流产后瘀滞和虚损的程度。三者病理上互相影响，给再次怀孕带来困难。例如近年内分泌研究表明，紧张焦虑的情绪刺激，会通过大脑皮层、下丘脑、垂体前叶通路，影响神经介质产生，阻碍性腺激素的释放，抑制卵巢的排卵活动。

本病患者由于禀赋素质不一，病程各异，流产后瘀滞、虚损的程度轻重不等，临床上可表现有各自突出的症状，如月经失调（包括不排卵或不正常排卵）、闭经、痛经（包括内膜异位症或膜样痛经）、输卵管不畅或梗阻、宫腔粘连、生殖道炎症，及其他全身性疾病，包括免疫因素。这些病症的出现，与继发不孕的关系则是基本固定的。

从辨证来看，流产后脏腑经络的阴阳气血偏颇，可有胞宫寒、肾气衰、肝气郁、脾胃虚、任督病、带脉急、瘀血聚、气血虚、痰湿盛、相火旺等等，最终导致胞宫孕育失司，不能摄精妊娠。其临床表现彼此交错，其病理特点则可归纳为寒、瘀、郁、虚。临证当明确诊断，分清主次，审证求因，举要治繁，分投温通疏补之法，或兼而施之，通其有余以去滞，补其不足以扶弱，力求肾精充盛，胞脉通畅，胞宫温厚，为排卵、受精、着床各环节的再次进行清除障碍。

瘀阻胞宫，温通为主荡涤胞宫

本类型好发于不全产，或过期流产，或多次人工流产后，常查有恶露不绝并发盆腔感染，或输卵管不畅，或宫腔粘连，或内膜异位症等。就诊时多主诉经行小腹痛甚，经血不畅，平时带下腥秽，时久不能复孕。

《千金方》列荡涤胞汤为妇人求子第一方，《医林改错》称少腹逐瘀汤“种子如神”，给后人很大启示。我们根据“宿血积于胞中，新血不能成孕”的理论，以活血化瘀、温经通络来荡涤胞宫，止痛消癥，排瘀生新，促其摄精成孕。除了配合必要的检查和手术治疗外，以血竭化癥汤经验方为主化裁，使用药有：

血竭　乳香　没药　五灵脂　桃仁　制大黄　皂角刺　穿山甲　水蛭　土鳖虫　鹿角片

具体运用时，还应留意患者体质之壮实羸瘦，病邪之新起久潜，证候之虚实主次，以调节药物增减。务必祛瘀不伤正，对于标实本虚者，还当养正以助祛邪。

肾督虚损，振督暖宫，寓通于补

本类型多见于自然流产，或素体肾虚，原本难于生育者，复经人工流产损伤肾督者，常查有子宫发育不良、卵巢功能低落等。就诊时呈现一派肾虚督亏或者肾阴阳俱不足的征象，其中以形寒畏冷、腰骶酸痛、月经不调最为突出。

元·滑伯仁每用补剂，总喜参入活血通络之品。清·叶天士治疗奇经八脉疾病时，也强调通补结合，说："奇经为病，通因一法，为古圣之定例。"大可借鉴。本病虚实互见，法当寓通于补。在温振肾督、修复胞宫的同时，佐以化瘀生新之品，畅盛冲任气血，两者相得益彰，疗效更著。以自拟复方龟鹿二仙汤为主化裁，使用药物有：

鹿角片　龟甲炙　仙茅　仙灵脾　制巴戟　续断　紫石英　熟地　紫河车　当归　赤芍　香附

酌情增减或加活血散瘀之品，或加理气通络之品，或加温经散寒之品，振奋衰落之生殖功能，促其养精成孕。

肝郁血滞，养血疏肝，理气消瘀

本类患者多在流产后情绪低落，郁郁寡欢，发现再度怀孕遇到困难时，又焦虑不堪，扰乱了内分泌、消化功能，加重了流产本身所形成的瘀滞与虚损程度而艰于生育。临床表现肝经为病，突出症状有月经不调、经前乳胀、少腹胀痛、纳食不振等。《妇人良方》强调"改易心志，用药扶持"，由于是先因病而致郁，复因郁而致病，所以心理、药物双管齐下，改善其自觉症状，增强其再孕信心，十分关键。治当疏肝开郁，理气消瘀。同时也需看到“情志致虚”，酌情佐以养血、健脾、益肾，以扶助正气。以自拟养血疏肝汤为主化裁，使用药物有：

柴胡　郁金　香附　合欢皮　绿萼梅　小茴香　荔枝核　淡吴萸　当归　赤白芍　小胡麻

经过疏通调和，使气机升降有度，冲任气血流畅，胞宫再度焕发生机。

痰瘀互结，涤痰开瘀，调经通胞

本类患者可因流产后过度营养，闲逸少动，形体肥胖，合并内分泌紊乱，性腺功能低下，而未能再次怀孕。临床主诉可有月经稀发或闭经、腹壁增厚、性欲淡漠、腰酸畏冷等。

朱丹溪谓“躯脂满溢，闭塞胞宫”可致不孕。由于流产损伤胞宫，肝脾肾三经受累，脾肾阳虚，气郁不畅，升清降浊不得顺，精微化生失其正，使痰湿聚生，与留瘀互结，流阻胞脉，致月事不通，抑制了生机。治当温经燥湿化痰，佐以理气和血消瘀。以自拟温经导痰汤为主化裁，使用药物有：

官桂　鹿角片　仙灵脾　姜半夏　苍术　香附　胆南星　花椒　泽兰　山楂　泽泻　鸡内金　保和丸

温经导痰的目的在于鼓舞脾肾阳气，祛脂减肥，调经种子。注意避免过用刚燥，以顾护阴血津液。

朱某　女，26岁，某疗养院。

患者1983年2月结婚，同年5月人工流产，术后小腹作痛，经汛逐月后期，末次月经1月25日。经行小腹拘急作痛，下血色暗有块，块下则快，腰骶酸楚，经前半月乳房先胀，平素带多，色白或黄，稍劳则小腹正中及右侧掣痛，舌质暗红边有瘀，苔根薄黄，脉细涩。妇检：宫颈重度糜烂，宫体后倾偏右，活动较差，左右穹窿有条索状物，牵引有触痛，双附件未触及明显包块。西医诊断为宫颈炎，附件炎。基础体温双相。证属胞络受损，累及厥阴及少阳，气滞瘀阻，湿浊下注，胞脉闭塞。治法：行气活血消瘀，佐以振督。处方：

鹿角片 10g　当归 10g　赤白芍炒，各 10g　补骨脂炒，10g　椒目炒，5g　制香附 10g　枳壳炒，6g　熟大黄 10g　蒲公英 15g　小茴香炒，5g　桃仁 10g　失笑散包生草，10g　生草 5g

服药 7 剂后二诊，经愆 4 天，拟方补虚调冲。

3 月 17 日三诊时，经来下血色红，腰酸腹痛均有减轻，6 天将净，再拟和血疏肝，行气通络。处方：

柴胡 6g　当归 10g　赤芍炒，10g　姜半夏 10g　象贝母 10g　制香附 10g　补骨脂炒，10g　蒲公英 15g　八月札 6g　老鹳草 12g　广木香 5g　广郁金 6g　生甘草 5g

4 月 28 日诊，经愆 2 旬余，欲呕，畏冷，脉沉滑，尿妊娠试验阳性，确诊怀孕，予安胎养血之品。

曹某　女，34 岁，某供销社。

患者 1977 年结婚，次年足月分娩一婴，12 天后夭亡。1980 年又孕，2 个月后流产，嗣后 5 年未孕。经汛先后无定期，末次月经 1 月 26 日，闭经 4 个月。小腹时有隐痛，体形丰满，腹壁肥厚，脘闷善叹息，右侧乳房有血性分泌物。西医诊断：1. 乳管内乳头状瘤？ 2. 乳腺囊性瘤？妇检：宫颈轻糜，子宫内膜炎，基础体温不规则双相。证属痰瘀阻络，肝脾失和，先治拟和中肠胃，活血调冲。处方：

姜半夏 10g　保和丸包，10g　鸡内金炙，9g　怀山药 10g　厚朴 5g　枳壳炒，5g　瓜蒌皮 10g　砂仁 3g　大腹皮 10g　泽兰 10g　小胡麻 10g　月季花 9g

7 剂药后月经来潮，下血量少，乳房胀痛，继宗前法，酌加当归、芍药等养血之品。经净后肠鸣、便溏、纳呆，又予调理脾胃，加藿梗、炒扁豆花、佩兰、石菖蒲。经汛将至时，加丹参、香附、益母草、降香等活血调冲之品。诸症消退后，又着重温肾振督，加用鹿角、巴戟、仙灵脾等。如是调治2个月而孕，今年足月顺产一女婴。

章某 女，35岁，浙江奉化人。

患者1982年结婚，曾于次年怀孕2个月时，因难免流产行人工流产清宫术，术后停止治疗，然恶露延约2旬余始断。8个月后，月经来潮量多少不定，色紫暗有块，少腹右侧掣痛难忍，持续到月经净后，同时感到腰酸，后阴坠胀，服止痛片疗效不显。此后每月经来腹痛，进行性加重，困苦不堪。某妇女保健院检查，诊断为子宫内膜异位症。经中西医治疗已2年余。患者病势时轻时重，迄今4年未孕，察其舌色暗红苔根薄腻，按其脉细弦而涩，基础体温呈不规则双相。证属胞宫病累及厥阴少阳，瘀滞经络，胞脉闭塞，治宜荡涤胞宫，疏通胞脉，祛瘀生新，促其摄精成孕。先以血竭化瘀汤加味主之。处方：

血竭5g　制乳没各5g　川楝子炒，5g　枳壳炒，5g　广木香5g　红藤30g　山茶花6g　越鞠丸10g　生甘草5g

服10剂后，适值经转，诸症明显减轻，患者信心大增。续拟原法不更，方药随症加减，经汛期配以和血疏肝之品，调理冲任。于同年8月来函报捷，妊娠50天余。寄方嘱服安胎药。于1987年4月顺产一婴。

罗元恺

调经培元治不孕，标本兼顾在变通

罗元恺（1914~1995），中医学家，尤精于妇科

不孕症病因复杂，关乎夫妇双方，证候不一，有虚有实，亦有虚实夹杂者，故医无定方，须随证随人，灵活施治。罗老认为，妇女不孕症着重调经，所谓“经调而后子嗣”。如月经的期、量、色、质均正常，且经期无痛经等病症，乃受孕的首要条件。若因肾虚、肝郁、痰湿、血瘀等导致冲任失调，不能摄精成孕者，往往有月经不调、崩漏、闭经、痛经或经行诸症等表现。其中，肾虚为不孕的重要因素。《圣济总录》指出：“妇人所以无子，由于冲任不足，肾气虚寒故也。”因冲任之本在肾，“冲任二脉，皆起于胞中”，冲为血海，任主胞胎，冲任与生殖功能有直接的联系。而天癸的至或竭，亦直接与肾气的盛衰有关，天癸属于元阴，对于人体的生长发育与生殖能力具有重要作用。罗老自拟促排卵汤治疗肾气虚损，排卵障碍，以致月经失调，久不受孕者。方中以菟丝子、巴戟天补益肾气；熟附子、淫羊藿温补肾阳；熟地黄、当归、枸杞子滋肾养血；党参、炙甘草健脾益气。使肾之阴阳平衡，气血旺盛，冲任调和，则经调而子嗣。

然而，不孕症亦有实证，主要是痰、瘀所致。血瘀可因气滞、寒凝、热灼或湿热所致，如子宫内膜异位症、慢性盆腔炎、输卵管阻塞等均以血瘀为主要病机。治疗原则以活血化瘀为主，兼行气、温经或

清热。此类患者常有痛经或非经期下腹疼痛，罗老常以失笑散加味治之。他善用三七化瘀止痛，在失笑散的基础上创制了“田七痛经胶囊”（三七、蒲黄、五灵脂、延胡索、川芎、冰片等），治疗寒凝血瘀和气滞血瘀之痛经。其后，又自拟罗氏内异方（益母草、牡蛎、桃仁、延胡索、乌药、乌梅、川芎、五灵脂、山楂、丹参、蒲黄等），治疗子宫内膜异位症所致之痛经和不孕。

痰湿阻滞以致不孕者，其病机主要为脾肾气虚，内蕴痰湿，乃虚实夹杂之证。气虚则不能运化水湿，聚液成痰，痰湿又阻碍气机之运行，互为因果。往往形体肥胖，面色苍白晦黄，多有月经失调，甚至闭经，或见肢体多毛。常见于多囊卵巢综合征，排卵，不正常，甚或无排卵，因而月经稀发，难于受孕。治宜燥湿化痰，佐以健脾补肾，理气活血。罗老善用苍附导痰丸（《叶天士女科诊治秘方》：茯苓、半夏、陈皮、苍术、香附、南星、枳壳、神曲、生姜、甘草）合佛手散（《普济本事方》：川芎、当归）加黄苗、补骨脂、桃仁，以攻补兼施。

不孕症的治疗，并无定方。必须因人而施，辨证论治。《景岳全书·妇人规·子嗣类》云：“种子之方，本无定轨，因人而药，各有所宜，故凡寒者宜温，热者宜凉，滑者宜涩，虚者宜补，去其所偏，则阴阳和而生化著矣。”

沈某 女，34 岁，已婚，四川人。1975 年 1 月 31 日初诊。

患者 14 岁月经初潮，周期大致正常。近 3 年月经周期紊乱，阴道流血淋漓不断。来诊时阴道流血已两周未止，量多，色鲜红，无血块。伴心悸，腰痛，下腹坠痛，睡眠饮食均差，屡医未效。面色晦黄，舌淡红，苔白微黄，脉细略滑数。结婚 2 年多，同居未孕。

诊断为崩漏。辨证属脾肾不固，冲任受损。治以补肾健脾为主，佐以止血，以达塞流之效。以二稔汤加减。

岗稔根 30g　地稔根 30g　制何首乌 60g　川续断 15g　白术 15g　甘

草炙，5g　荆芥炭 9g　仙鹤草 20g　艾叶 12g

4 剂，每天 1 剂。

二诊（3 月 21 日）：2 月 7 日行诊刮术。病理报告为“子宫内膜增殖症”。现阴道流血已止，但头晕，腰酸膝软，小腹胀痛，口淡纳差。舌淡红略暗胖，脉沉细。流血既止，须以补肾为主，兼理气血，俾能调整月经周期，恢复排卵，以收固本之效。以补肾调经汤加减。

桑寄生 15g　续断 15g　益智仁 10g　菟丝子 15g　甘草炙，6g　制首乌 15g　党参 12g　金樱子 15g

4 剂，每天 1 剂。

三诊（3 月 28 日）：末次月经 3 月 20 日，现未净，量较多，伴头晕头痛，腰酸软，下肢酸麻乏力，口淡，纳一般，舌淡胖，边有齿印，苔薄白，脉弦细略数。经行已第 5 天，量仍多，必须塞流，以防崩漏不止。以二稔汤加减。

岗稔根 30g　地稔根 30g　制首乌 25g　菟丝子 15g　熟地黄 20g　金樱子 30g　续断 15g　甘草炙，6g　党参 12g

4 剂，每天 1 剂。

四诊（5 月 12 日）：前症好转，但本次月经 6 天干净后，又见阴道流血几天，服药后方止。头晕腰痛，睡眠欠佳，梦多纳呆，带下清稀，舌淡红边有齿印，苔薄白，脉细弦弱。仍以补肾健脾为主。

菟丝子 15g　续断 15g　制首乌 15g　桑椹 12g　干地黄 20g　白芍 12g　女贞子 15g　墨旱莲 15g　党参 15g　甘草炙，9g

3 剂，每天 1 剂。

五诊（7 月 5 日）：经行 1 周多仍淋漓不断，头晕，腰酸，疲乏，纳呆。舌暗红，苔微黄，脉沉细弦。病势虽缓，恐其漏下不止，拟以滋养肝肾为主，兼以固气益血。以滋阴固气汤加减。

熟地黄 25g　续断 15g　菟丝子 15g　制何首乌 20g　党参 15g　茯

苓 20g　白术 15g　甘草炙，9g　桑寄生 20g

3 剂，每天 1 剂。

六诊（9 月 13 日）：本次月经于 8 月 26 日来潮，较大量出血 6 天后，仍点滴漏下达十余天。头晕腰痛，肢软乏力，纳差，舌暗红，脉细弱略弦。仍守前法。

菟丝子 20g　覆盆子 15g　续断 15g　桑寄生 20g　党参 15g　熟地黄 25g　橘红 5g　茯苓 20g

4 剂，每天 1 剂。

七诊（10 月 4 日）：末次月经 9 月 26 日，量中等，6 天干净，但仍见头晕腰痛，睡眠饮食均差，夜尿多，舌淡暗，苔薄白，脉细弱。守前法以巩固疗效。

菟丝子 15g　覆盆子 15g　续断 15g　桑寄生 20g　狗脊 15g　党参 15g　甘草炙，6g　佛手 12g

3 剂，按上方加减，每周服 2~3 剂，持续两个多月。

八诊（12 月 27 日）：服药后精神好转，无头晕。月经从 9~12 月已正常来潮，量中等，末次月经 12 月 14 日，现觉腰痛，纳差，胃脘隐痛不舒。舌淡红略暗，脉细弱略弦。

患者经常服药将近 1 年，崩漏已愈，经调为“种子”做好了准备。此时预计是排卵期，按补肾健脾的原则，重用菟丝子、熟地黄，加入淫羊藿温补肾阳，以促排卵。

菟丝子 25g　熟地黄 20g　淫羊藿 10g　桑寄生 20g　党参 15g　甘草炙，6g　海螵蛸 12g　春砂仁后下，5g

4 剂，每天 1 剂。

九诊（1976 年 2 月 7 日）：月经正常，末次月经 1 月 19 日，间有心悸，腰痛，睡眠饮食仍欠佳。舌淡红苔少，脉弦细稍数，排卵期已过。继续滋肾补肾，佐以安神镇摄。

菟丝子 25g　熟地黄 20g　生龙骨 20g　桑寄生 25g　夜交藤 30g　金樱子 25g　女贞子 15g　甘草炙，9g　狗脊 15g　桑椹 15g

4 剂，每天 1 剂。

十诊（3 月 20 日）：停经两个多月，纳呆，恶心，乳房胀痛，心悸，腰痛，眠差多梦，尿妊娠试验阳性。舌暗红少苔，脉细数滑。此为早孕，兼见腹痛、小腹坠痛等症。治宜固肾安胎为主，以防胎漏。以寿胎丸加减。

菟丝子 25g　桑寄生 15g　熟地黄 25g　党参 15g　枸杞子 15g　金樱子 20g　陈皮 5g

4 剂，每天 1 剂。

患者在妊娠 4 个多月时曾反复阴道流血，仍能继续妊娠。于 1976 年 10 月顺产一男婴，体重 3000g，母婴健康。

刘某　女，30 岁。1992 年 9 月 19 日初诊。

患者结婚 3 年，夫妇同居，未避孕，但未怀孕。素月经规则，量中。近 1 年则经量减少，色暗，仅用半包卫生巾。经间期阴道少许下血，色鲜红，1~2 天自止。末次月经 9 月 13 日。平时带下少，阴道干涩，少腹胀痛，眼眶暗，形体瘦削，舌淡红，苔白，脉弦滑。妇科检查未见异常。配偶精液正常。

诊断为不孕症，兼月经过少、经间期出血。辨证属肝肾阴虚。治宜滋养肝肾，调经助孕。

生地黄 15g　山茱萸　牡丹皮各 12g　墨旱莲　女贞子　白芍各 15g　怀山药　丹参　太子参各 20g　桑寄生 25g　牛膝　泽泻各 15g

每日 1 剂，服 10 剂。

二诊（10 月 10 日）：上次经后未再出现经间期出血，诸症改善。舌尖红，苔微黄，脉细弱。守上法继续调补。

桑寄生 25g　菟丝子　怀山药　珍珠母各 20g　熟地黄　太子参

丹参各 15g　山茱萸 12g　鸡血藤 30g　麦芽 40g

每日 1 剂，每次经后服 14 剂。

三诊（1993 年 1 月 16 日）：经治疗后已无经间期出血，末次月经 12 月 24 日，量中，经后行输卵管通水术，提示输卵管通而不畅。舌淡红，苔白，脉细。治宜活血通络，疏肝养血以助孕。

丹参　益母草各 20g　赤芍　郁金　桃仁　乌药各 15g　牡丹皮　枳壳各 12g　川芎　青皮各 10g　麦芽 45g

每日 1 剂，服 7 剂。

四诊（2 月 9 日）：停经 40 余天，妊娠试验阳性，喜获妊娠。嘱注意饮食、休息，慎养其胎。

此例属原发性不孕，并有月经过少、经间期出血，为肝肾阴虚之证。一方面因精血亏损，血海不盈，则经量减少；另一方面又因阴分不足，阳气内动，在经间期氤氲之时，阴火不维阳，热扰冲任，出现非时之下血。经候不调，则难以摄精成孕。治法当以调经为先，经调而后子嗣。调经之法，不离辨证。首先用六味地黄合二至丸加减，养阴益精，充养天癸，虚火自平。其后经间期出血已止，则重在滋肾，用菟丝子、桑寄生、熟地黄等，佐以疏肝镇潜，用麦芽、珍珠母，以巩固疗效。调理 3 个月后，经候如常，但发现输卵管通而不畅，此为冲任不畅，胞络阻滞，则予活血通络、疏肝养血之剂，使气血条达，脉络畅顺，而胎孕易成。

（肖承悰　吴熙主编《中医妇科名家经验心悟》）

何子淮

围猎排障，经前重疏邪
握机审时，经后益肾元

何子淮（1917~1997），杭州市中医院妇科主任医师

溯源治本，围猎排障

从家族史了解有否结核病史、肿瘤病史、遗传性疾病，必须从家庭成员纵横探查，排除一切致病因素，例如男女是否有腮腺炎病史，曾如何治疗等。临床见因结核致不孕者较多，首先采用抗结核调冲为原则。作诊断性治疗，询问发育史，幼小是否患过疳积等营养不良及其他传染病，是否为近亲结婚，初潮年龄几岁，再进一步了解经水周期，色量及痛经史等。要求男女生理性检查，排除五不女、五不男（天、漏、犍、怯、变），同时，强调“基址”的重要性，根据古人提出 12 种不堪婚配之说从望形、色、神态来察看肾气的强盛。务求明辨不孕之因何在。

围猎排障、除病种子是治程中的重要环节，下面根据临床常见的症候群分别论述。

（1）结核：抗结核调冲。

常用药：十大功劳、百部、百合、地骨皮、川贝母、鳖甲、甜杏

仁、当归、川芎、青蒿梗、银柴胡。

应使结核症候消失，月经准期，量正常后，在行经期间酌加养血之品。

（2）月经愆期，量少：补肾养血。

常用药：熟地、菟丝子、仙灵脾、胡芦巴、甜苁蓉、当归、川芎、生甘草、丹参。

上方在行经期服用，达到准期量中等。

（3）经期不准，色不鲜，畏寒，小腹痛明显：温中调冲。

常用药：附子、艾叶、淡吴萸、当归、川芎、干姜、细辛、仙灵脾、香附、路路通、丹参、补骨脂、炒小茴香。

行经有痛感时服用，达到痛除色量正常。

（4）经期尚准，月经过少：温养调经。

常用药：熟地、当归、炒白芍、枸杞子、黄精、丹参、鸡血藤、月季花、川断、狗脊、杜仲。

（5）体丰满，经少而致闭经：化湿调冲。

常用药：天竺黄、生山楂、泽兰、冬瓜皮、桑白皮、化橘红、茯苓、薏苡仁、椒目、川贝母、竹沥、半夏。

先化痰湿后从脾论，交替使用，湿化后再守用养肾调肝健脾，以免损阴血。要提高警惕是否合并内分泌紊乱，如甲状腺功能低下、库欣综合征、卵巢多囊病变等。还应参考基础代谢，17–羟和17–酮及雌激素水平。

（6）经前乳胀痛：解郁调冲。

常用药：八月札、乌拉草、蒲公英、郁金、柴胡、穿山甲、老鹳草、橘皮络、路路通、瓜蒌皮、丝瓜络、浙贝母、橘叶。

（7）经中期溢血：补养肝肾。

常用药：女贞子、枸杞子、墨旱莲、狗脊、紫石英、石楠叶、巨胜子、玉竹、何首乌。

肾滋肝养，出血自停。

（8）郁滞少腹，有条索状物作痛（相当于输卵管炎症）：理气解郁。

常用药：川楝子、皂角刺、荔枝核、香附、郁金、透骨草、当归、炒白芍、川芎、蒲公英、忍冬藤、七叶一枝花。

（9）基础体温不升或双相不稳定：温调肾气。

常用药：鹿角片、龟甲、胡芦巴、桑螵蛸、潼蒺藜、熟地、锁阳、仙茅、仙灵脾、覆盆子、当归、川芎、紫河车。

继续观察体温不变动，可加细辛、附子，鼓舞阳气。

（10）阳痿、遗精：聚精填液。（选药时注重脾胃整体考虑，否则得不偿失。）

常用药：蜂房、锁阳、楮实子、天冬等。

（11）不射精：此系命门火衰，或热灼肾阴所致，因肾阴亏损，无精可排。重点补肾阴兼顾肾阳。

常用药：山萸肉、枸杞子、天冬、麦冬、知母、阳起石、巴戟肉、蜈蚣、生地、熟地等。

（12）精子稀少：不是不受孕，主要是受孕率低，此乃肾气虚，真阳不足之故。宜温肾培元法。

常用药：蜂房、苁蓉、杜仲、韭菜子、蛇床子、巴戟天、仙灵脾、山萸肉、仙茅。

（13）精液不液化：在中医学理论中，此属肾火偏旺，热灼津液，以致精液黏稠而不液化，亦有肾亏患者因嗜烟酒或房事过度而引起的。

常用药：知母、山萸肉、生地、熟地、仙灵脾、生甘草、巨胜子、紫石英、天冬、麦冬、丹参、当归、丹皮等。

另外，月季花 3g 泡茶，连服 1 个月亦效。

兰田种玉重肾肝脾，握机审时育麟在望

调肝肾在女子即调冲任，为不孕症治理的重要法则。养肾阴是排卵的物质基础，调整冲任、气血是形成排卵的条件。调整肾阴肾阳方可诱导排卵。

排障除病，已有助孕的基本条件，还需补肾调脾健脾。抓住病因，区分因果、主次。雌孕激素的长养必需脾胃补给，后天促先天，是扶正托里、散结祛邪的必要手段。

我治疗不孕症 50 年，经过长期实践，从失败中得到教训，又根据妇女生理特性，着重周期性给药以求符合妇女生理规律。

（1）经后期（卵泡期，亦称增殖期），相当于月经期第 5 天到第 10 天，是积气之时，宜补不宜泻，必须温补肝肾，酌加养血之品，藏肾阴之阴精，调和肝脾之气血，使精血充盈，为真机期打基础。

（2）真机期（排卵期），相当于经净后第 7~8 天，即下次月经前第 14 天，是肾中阴阳转化时期，是肾的阴精发展到一定程度而转化为阳的时期。古人称“的候真机”之时，是受孕的好机会，温补肾阳、填补肾阴为关键。

常用药：紫河车、鹿角片、龟甲、枸杞子、天冬、覆盆子、金樱子、山萸肉、仙灵脾、川断、潼蒺藜、杜仲、乌贼骨、淡菜。

（3）经前期（分泌期），从真机期后至行经前，正常时间为 10 天左右，为由阴入阳的阶段，即在肾阴充盛的基础上，通过“天癸至”而转化，从而发挥阳生的功能。

保持肾阴肾阳基本平衡，使之循环复始，发挥正常生理功能，但要排除肝经郁滞，根据不同病理表现，予以扶正解郁。体质弱，经量不多的患者，防伤阴津，注意选药免用香燥之品。

（4）行经期：血海充盈而泻，表现为泻而不藏。根据患者的经量

色泽，虚实寒热，治以养血生新为原则。

男性不育中，亦以温肾助阳为原则，着重在肾。阳痿、遗精、不射精、精液过少、精子不液化的治疗，究其总则，均不外温补肾阳，聚精填液，使液化正常，活力增强，精子数上升。如有前列腺炎则必须及早治疗，可在补养肾阴的同时加银花；射精困难在补肾药中加开窍通关之品，如威灵仙、石菖蒲、石见穿等。

在临床上还常见一些因症瘕而致不孕的患者。

（1）囊性肿块：不要光用补肾促助孕药物，先诊断包块性质，短期观察病灶是否增大，如发展不快，复查症状稳定，可适当采用扶正益肾促排卵之剂，亦有一定效果。

（2）附件炎、盆腔炎：着重泻腑热，分清浊，荡涤胞络，郁滞得泻后再选用助孕药物。必须道路平坦，否则得不偿失，燎原成灾。

（3）积水病变：采用扶正化水解郁法，气化得通，病灶自除。

有关上述病症出现不孕，病因清楚，正如《石室秘录》言："任督之间倘有症瘕之症，则精不能施，因外有所障也。"

对这种失调之复合病因，必须先排治炎症，对包块、囊肿及广泛粘连，边查边治。遵循经前期、月经期因症疏导，经后期、真机期不离补肾疏肝解郁之大法。

马龙伯

调肝温经补肾治疗无排卵型不孕症

马龙伯（1904~1983），北京中医药大学教授

夫妇为人类之造端，而妇人又负有孕育之大任。男女媾精，万物化生，精卵相搏，胎孕始成。单就女方来说，排卵是成孕的主要条件。不排卵而受孕者，未之有也。若卵巢由于某些因素影响排卵功能而未有排卵，则不能受孕，称为无排卵型不孕症。它可能包含于中医各种类型的不孕症中。中医认为不排卵的原因属于肾阳不足，命火式微。治以补肾温阳，兴旺命火，即可起到温煦生化排卵功能。任何类型不孕症，凡经临床病理或化验证实为不排卵者，除主治其所属类证外，皆必须适当配合促排卵疗法，否则难以达到治愈目的。但如果只治其不排卵，而不顾其所属类证，同样亦难达到治愈目的。因排卵正常而久不受孕者，亦屡见不鲜。这在于掌握既要辨证又当辨病之治疗规律也。兹将治验3例介绍如下。

1. 肝郁气滞型不排卵不孕症

王某　28岁。1977年10月5日初诊。

初潮15岁，一向正常。1975年10月1日结婚后一直持续服避孕药，于1976年11月停服，至今未孕。末次月经10月1日。主症：经前腰部板滞不舒，腹有胀感，乳房胀痛，情绪易激动，善怒。月经周期正常，一般持续5天，色较淡，质偏稀。妇检：子宫大小位置均正

常，双侧附件无炎症。做月经中期排卵检查，3个月的结果均无羊齿结晶，证明不排卵。

患者面色正常，营养中等，舌淡苔白，边有齿痕，脉沉细而弦，右手寻按且微。辨证：脉沉细而弦，显是肝营为虚，肝气偏郁，遂有乳房胀痛，性急好怒。右手之脉寻按且微者，肺为元气之本，脾主生化之源，命门乃真火之宅，三部俱微，当属肺气、脾阳、命火三者兼形衰微，故现经血色淡，经前腹胀，腰板滞不舒。赵养葵云："冲任藏精系胞，又恃一点命门之火为主宰。"可知命火之衰，为本病的主要原因。盖身成于胚，神成于精，二者皆发生于真阳命火，殆所以不排卵者，莫非其故即在于兹欤？肾为人生之始，生气之根。不排卵的主要原因，既在于命火衰微，真阳不足，本应径予补肾扶阳，兴旺真火，但现有肝气偏郁，壅遏气机，故予逍遥调肝理脾，加以温补肾阳。

当归10g　焦白术10g　柴胡6g　茯苓10g　薄荷4.5g　制香附10g　酒白芍12g　吴茱萸4.5g　甘草6g　菟丝子15g　覆盆子12g　生姜6g

治疗经过：四诊时，经期已临近，腰板、腹胀未显，乳房亦未胀疼，足证辨证施治有验。唯基础体温犹未明显上升，加巴戟肉、仙灵脾温肾壮阳，兴强命火。五诊鉴于此次经行，腰腹无苦，遂增巴戟肉、仙灵脾之量，并加桂枝、生姜温通经络，调和营卫。六诊，基础体温显著上升（36.8℃~37.1℃），尺中之脉已较扬，命火已盛，说明排卵功能已得到调整，故在11月21日末次月经之后而受孕矣。七诊，适值排卵期，脉沉细兼弦，右手略显滑动，基础体温应持续保持升高，反而下降到36.6℃~36.8℃。12月21日八诊，正是月经周期，但月经未至，基础体温又复升高，36.9℃~37.1℃（21、22两日），嘱查妊免试验，第一、二次妊免试验皆为阴性。3个月后第四次又查妊免试验为阳性。此时已怀孕3个月矣。此例共诊治8次，历时2.5个月，服药48剂而受孕。足证中医妇科肝郁命火衰微不孕症条，其中就寓有不排卵型在内。

2. 阳虚血寒不排卵型不孕症

王某 25岁。1978年2月13日初诊。

初潮14岁，月经一直超前4~7天，色量俱正无块，每次持续6~7天，腹无苦，有时腰疼。23岁结婚后第2个月经周期错后10天，迄今已3年未孕。带经期常为10天左右。月经初行1~4天时经色如酱，以后始转暗红而不鲜，有时有块，少腹冷，腰空痛，平时手足冷。妇检：子宫后倾。经期取子宫内膜病检为增殖期，始发现不排卵。

患者面色无华，营养中等，舌质较淡无苔，脉沉细虚弦，右尺独显微涩。辨证：面色无华，舌质较淡，脉沉细虚弦，证属阳虚血寒。凡血寒者，经必后期而至。脉右尺微涩，当主兼有瘀滞，血寒则凝也。其血之所以寒，亦唯元阳不足，寒从内生，而生化失期耳。加之少腹冷，手足冷，腰空痛，经色暗则更明显。然阳之所以虚，虽曰责之于督，但必根之于肾。盖督仅为阳脉之海，而肾中元阳乃诸阳之源泉也。至于所谓不排卵者，岂非斯之故欤？治宜助肾补阳，温经活血，冀以激发排卵功能。

桑寄生20g　川断12g　茯苓10g　干姜6g　焦白术10g　当归15g　蔓荆子12g　桂枝6g　白芍12g　丹皮10g　覆盆子15g　川芎6g　甘草炙，6g　柴胡6g　桃仁10g

此为经行后期不排卵型不孕症。治疗1个月后，3年多之月经后期即恢复正常，排出棕褐残渣。寒凝之滞已下，惟冲任之力犹亏，固摄不足，带经仍持续在10天以上，月经初行及将尽色仍褐，少腹冷，腰空痛，脉沉细，故加仙灵脾、巴戟、补骨脂、吴茱萸、小茴以温肾壮阳，温中祛寒。至4月1日，月事准时以下，色已正常，脉沉细之象已较扬。5月份月经虽后期4天，但仍不失为正常。检查子宫内膜为月经期内膜（即分泌期内膜），证明已有排卵。来诊8次，为时约2

个月，服药70剂余而奏功矣。足证补肾壮阳、温经活血之法，既建立了月经周期，又起到温煦生化排卵功能的作用。

3. 肾阳虚，下焦积冷，宫寒不排卵型不孕症

李某 30岁。1981年2月23日初诊。

1976年结婚。怀孕2个月时因被车撞而自然流产。月经周期错后时多，偶有错后达14天之久。现已4年未孕。月经量中色正无块，带经7天，行经前后腰酸无力，腹胀，大便偏干。末次月经3月4日。患者面色暗滞失润，舌苔薄白，脉沉细而迟涩少力。

脉证合参，当属肾虚下焦积冷，血虚气郁，冲任失调，因之经行前后腹胀酸，周期舛错，常多愆而后至。夫气滞故腹胀，肾虚故腰酸。朱丹溪云："后期而至者血虚也。"赵养葵曰："后期而来者火衰也。"脉之沉为气滞，迟主内寒，涩缘血少伤精。下焦积冷，势必宫寒，宫寒则不孕也。治法宜补肾暖宫，调和冲任气血。

桑寄生20g　川断12g　吴茱萸4g　当归10g　酒白芍20g　川芎6g　延胡索5g　制香附10g　陈皮12g　桂枝6g　生姜10g

患者初诊主诉曾经妇检，一切正常，讵料未做排卵检查。据其宫寒脉证，认是不孕原因，故疏于询及。三诊时月经适来，后愆6天，量不多，经行前腹胀腰酸疼，脉沉仍有涩滞之象，右尺显有独微。方建议测基础体温，证明不排卵。本例肾虚宫寒不孕，伴有明显气滞血虚证候，故始终佐以理气养血为治。四诊时出现两胁下发胀，午后心中烦躁，基础体温单相，系血虚有热之证，故暂去桂枝、吴茱萸之辛温助阳，稍加丹参、柴胡和解气血。由于口燥咽干，六诊又加楼根以生津润燥。七诊诉小腹发紧而硬，但不疼，基础体温仍为单相，脉沉细兼弦。更方为：

鸡血藤25g　草豆蔻10g　沉香面分冲，1g　巴戟肉12g　桂枝5g　吴茱萸5g　当归10g　菟丝子12g　仙灵脾12g　干姜5g

7月13日九诊，又出现停经46天，一无所苦。当时考虑受孕欤？但基础体温尚未明显改善，查妊免试验又是阴性，且脉象亦不相符合。既非孕当即为阻，沉弦之脉尚属有因。然治疗始终未离理气，症状逐渐转轻，继阴虚有热出现之后，而发生停经不行，殆非阻生于血欤？故重加宣通经络、生血活血之鸡血藤；加既能补血又长于行血之丹参，及疏肝散郁、养血行瘀之泽兰，二者入于温阳剂内，孕亦无害。8月10日十一诊，基础体温明显上升，持续稳定，右寸脉出现滑动之象，知已排卵，预料可能怀孕。8月24日十二诊，基础体温一直持续在37℃~37.1℃，无任何不适，经仍末行。右脉滑动，征兆益明。查妊免阳性。嘱行动谨慎，勿再伤胎。1周后再查妊免仍为阳性，怀孕确已无疑矣。

马 志

经间经期审时治，血府少腹两逐瘀

马志（1911~1992），长春中医药大学教授

多年来，我借鉴长春市已故名老中医王助西先生治疗不孕症的经验，以血府逐瘀汤、少腹逐瘀汤为主，随症加减用药，得心应手，屡屡收功。

经间血府逐瘀汤，上载下达疏郁气

血府逐瘀汤原为王清任治疗胸中血府血瘀证所设。考血府逐瘀汤所治皆为膈膜之上，上至头部之疾。观其所述病症，包括形脏变化和神志症候。方中所列之药以血药为主，佐以枳壳、柴胡、桔梗、牛膝上载下达，分疏肝气，使血药更能发挥逐瘀作用，可谓“相得益彰”。但是，临床用其治疗不孕症，往往嫌其药力不足。故吾常常选加郁金、鸡血藤、三七、鳖甲、川贝母、葶苈子、砂仁、功劳叶、香橼、沉香、冬虫草、代赭石、凌霄花、青皮、茜草。偶尔亦加用辛夷、天麻、蔓荆子。

鳖甲、三七、凌霄花、茜草、鸡血藤加强原方桃仁、红花、当归、赤芍等药的活血逐瘀作用。郁金、香橼、砂仁、青皮理气散滞，代赭石镇逆，沉香降气，川贝化痰开郁除烦，葶苈子利水消肿，治痰气结聚，功劳叶、冬虫草滋补肝肾。这些药物的加入较原方加强了活

血化瘀作用，扩大了理气舒郁、化痰滋阴的应用范围。如用川贝则不用葶苈子，二药不同时用于同一方剂中，有燥痰、热痰用川贝，有水湿之邪用葶苈子。

经期少腹逐瘀汤，暖宫散寒养肝肾

少腹逐瘀汤原方有温经、逐瘀、止痛之效，主要用于少腹积块、疼痛，月经断续，色紫黑，兼经行疼痛等。王清任强调其有种子、安胎之神效。我临床应用时，常选加艾叶、鹿角胶、川断、杜仲、川楝子、补骨脂、鸡冠花、马齿苋，有时亦加用狗脊、仙茅、胡芦巴、菟丝子、楮实子、益智仁、泽兰、橘核、荔枝核、龟甲胶、肉苁蓉。鹿角胶、艾叶使用率较高。

加龟甲胶补任脉之阴，以杜仲、川断滋补肝肾，疏通气血，鹿角胶补督脉之阳，胡芦巴入命门壮元阳，仙茅助阳补火，肉苁蓉峻补精血，菟丝子补髓填精，楮实子补肝肾阴血，补骨脂入肾益命门之火，且涩可固脱，益智仁补命门兼有收摄之用，艾叶除沉寒痼冷及气郁经血不调，马齿苋、鸡冠花、川楝子、橘核、荔枝核除湿热泄肝，理带下癥瘕。经加味后，突出了温养肝肾、清热解郁、调经活血、暖宫散寒的作用，成为攻补兼施的方剂。通常在经行期间用此方，尤其是对兼有经行腹痛者，用之尤效。已受孕者禁用此方。一般亦不用其安胎，此方温热、破血、动经，胎动下血者不可妄用。

以上介绍了我临床应用血府、少腹逐瘀汤加减治疗不孕症的经验。一般都是根据临床脉证特点加二三味药。经期用少腹逐瘀汤加味，非经期用血府逐瘀汤加味。主要以血府、少腹逐瘀汤二方交替使用，偶尔亦用逍遥散或六味地黄汤，随临床见症而异。

（陈立怀　整理）

王子瑜

不孕证治述要

王子瑜（1921~　），北京中医药大学教授

不孕的原因较多，且很复杂，约而述之，不外肾虚、血虚、肝郁、痰湿、血瘀五方面。辨证施治，方可建功。现将我的临床体会总结如下。

1. 肾气亏虚证

多见经期后错，量少色淡，婚久不孕，面色晦暗，腰膝酸软，性欲淡漠，入夜尿频，大便溏薄，舌淡苔白，脉沉迟。治疗以温肾益精为主，兼调冲任。常用仙灵脾、巴戟天、石楠叶、菟丝子、覆盆子、当归、熟地、川芎、白芍、紫河车、茺蔚子、五味子、枸杞子。方中仙灵脾、巴戟天、石楠叶温肾阳；四物汤补血；菟丝子、茺蔚子、覆盆子、枸杞子、五味子补肾益精；紫河车血肉有情之品，大补气血，益精助阳，现代药理研究有促进子宫发育作用。

中成药：五子衍宗丸、河车大造丸、定坤丹（适用于肾精亏损，血虚宫寒不孕）。

2. 血虚胞脉失养证

临床表现为月经量少，色淡，经期多后延，头晕目眩，面色萎黄，精神倦怠，心悸少寐，舌淡苔薄，脉沉细。治宜养血调经为主，佐以调补肝肾。常用当归、川芎、白芍、熟地、茺蔚子、山萸肉、鹿

角胶、紫河车。方中当归、白芍养血和血；熟地、山萸肉、茺蔚子补肝肾，益精血；鹿角胶、紫河车二药均为血肉有情之品，功能养血调冲助孕。全方养血为主，兼调肝肾，俾精血充足，冲任得养，自可受孕。

中成药：河车大造丸（经后服）、乌鸡白凤丸（月经中后期服）。

3. 肝郁气滞证

临床表现为婚后多年不孕，经期紊乱，经行腹痛，行而不畅，伴有血块，经前胸胁乳房胀痛，精神抑郁不乐，烦躁易怒，舌质暗红，苔薄白，脉弦。治宜疏肝解郁，养血调冲。常用柴胡、制香附、郁金、梭罗子、合欢皮、当归、白芍、熟地、丹参、橘叶、橘核、路路通。方中柴胡、香附、梭罗子、郁金、合欢皮疏肝解郁；四物丹参养血和血调冲；橘叶、橘核、路路通功能理气通络散结，善治乳房胀痛。若乳头作痒为肝经有郁热，可配用青皮、蒲公英。

中成药：丹栀逍遥丸、八宝坤顺丸。

4. 痰湿阻滞证

临床表现为婚后多年不孕，其特征形体肥胖，经期后延，甚或闭经，带下量多，质稠而黏，面色㿠白，头晕心悸，胸闷腹胀，苔白腻，脉滑。治法：温肾壮阳，化痰祛湿。常用仙灵脾、仙茅、鹿角霜、菟丝子、覆盆子、胆南星、半夏、茯苓、制香附、枳壳、苍术、白术、川芎、泽兰、制山楂。方中仙灵脾、仙茅、鹿角霜、菟丝子、覆盆子温补肾阳；胆星、半夏、茯苓、苍术、白术化痰健脾利湿；枳壳理气；川芎、泽兰、山楂活血调经。若不孕体质肥胖而兼多毛者，属肾气不足，痰湿内蕴，胞脉受阻。治宜温肾阳，化痰调冲助孕。常用仙灵脾、巴戟天、鹿角片、菟丝子、山药、苍术、白术、党参、制香附、当归、石菖蒲、天南星、海藻、益母草。适用于脾肾阳虚，痰湿所致的“多囊卵巢综合征”闭经不孕症。本证非短期能速效，需长期坚持治疗，方能获效。

5. 血瘀证

临床表现为经行小腹胀痛，经血块多，色暗，经前头痛，乳房及下腹部胀痛，或有刺痛感，面部有褐色斑，舌紫暗，或有瘀点，脉弦不畅。查体可有子宫肌瘤、卵巢囊肿，或有癥块。治宜活血化瘀，软坚散结。常用桂枝、茯苓、桃仁、赤芍、丹参、莪术、三棱、海藻、石见穿、刘寄奴。若肌瘤经行出血量多，伴有大血块时，方中去三棱、莪术，加三七粉、马齿苋、炒棉籽。卵巢囊肿者前方加猪苓、醋炒芫花。临床往往还见有慢性盆腔炎，病久瘀阻经络，检查发现输卵管不通畅。治宜化瘀通络，攻坚散结，佐以疏肝理气。常用当归尾、川芎、赤芍、桃仁、丹参、柞木枝、穿山甲、路路通、皂角刺、海藻、血竭、柴胡、广木香。

总之，造成不孕的原因较多，临床病情也较复杂，临证时尚需四诊合参，审证求因，辨证施治，方能获效。

裘笑梅

发于机先，标本兼顾——治疗母子 ABO 血型不合之不孕

裘笑梅（1911~2001），女，浙江省中医院主任医师

母子血型不合是孕妇和胎儿之间因血型不合而产生的同族血型免疫性疾病。对 ABO 血型不合者，如孕妇抗体效价达 1∶512，提示溶血较严重。目前来讲，国内外均无特效方法。西医方面只有中止妊娠，或宫内输血。裘老对有过 ABO 溶血病史的孕妇，在妊娠期，通过中药预防治疗，效果十分满意。

ABO 血型不合的孕妇就诊时表现最为突出的就是习惯性流产，中医学称为“滑胎”。对于“滑胎”的成因，一般认为，主要由于冲任二脉虚弱所致。冲为血海，任主胞胎，肾气亏虚，冲任失养，就会发生不得系胎载胎的“胎漏”。治疗围绕补气养血、固肾。但是，本病有其特殊性，实验室检查常可见孕 3 血清的抗体效价超过正常范围，新生儿出现黄疸。鉴于这点，在临床上，单纯用补肾益气养血的方法，不能得到满意的效果。治疗该病的焦点在于：一要使患过 ABO 溶血史的病人正常怀孕，不发生“滑胎”；二要降低母体内的免疫抗体，使胎儿出生后不发生溶血性黄疸。这与一般的滑胎，在治法上有其不同之处。本病的机制有以下方面。

1. 肝经郁热，脾经湿热

肝主疏泄，关系到人体气机之条达，情志之舒畅，三焦水道之通利，女子之受孕，血液之运行。肝失疏泄，则气机不达，肝气内郁，郁久则可化热。脾主运化，脾不健运，水湿停聚，气滞湿阻，湿热蕴郁，内扰血分，损及冲任，下注胞脉，胞脉不利，胞胎不养则胎动不安，甚则滑胎。又因脾为后天之本，气血生化之源，脾虚生化无源，血海空虚，不得下注胞脉以养胎。

所以这类患者常有习惯性流产史。肝经郁热，脾经湿热，下注冲任，郁于血分，累及胎儿，湿热熏蒸而致新生儿出生后发生溶血性黄疸。标实是该病的病机之一。

2. 肾气不固，封藏失职

ABO 血型不合的孕妇大多数有流产、早产或死胎病史。肾藏精，主生殖，胞络者系于肾，肾气以载胎，“肾旺自能荫胎也”。肾气不固，封藏失职，因而屡孕屡堕。

治疗本病应从肝、脾、肾三脏着手。母子 ABO 血型不合，病源于肝、脾、肾三脏，本虚标实。治疗宜标本兼顾。清肝解郁，化湿解毒以治标实，预防胎儿发生溶血性黄疸。湿热偏重者，清热利湿为主；郁热偏重者，泄热解郁为主。测孕妇血清抗体效价高者，加用黄毛儿草、大青叶、败酱草、白花蛇舌草，主要是加强清热解毒作用，抑制母体产生相应的免疫抗体。益气补肾以治本虚，重用黄芪、女贞子、甘草，其益气扶正功能较党参、升麻强，从而提高胎儿与孕妇的免疫力，使每个孕妇达到满意疗效。

21 例服药前孕妇测抗体效价（IgG 抗 A 或抗 B）均在三区或四区，Rh 抗体未测到。服药后测抗体效价均下降到 1∶128。ABO 血型不合的孕妇经治疗后，新生儿均体格健壮，生命力强。只有 2 个小孩出生后发生轻度巩膜黄染，服婴儿退黄散后，黄疸便退。

对这类孕妇，需预防为主。孕妇妊娠后，测抗体效价＞1∶512者，便开始服中药，直至分娩；个别有流产史，但未妊娠，测抗体效价＞1∶512者，也同样服中药，到抗体效价恢复到正常范围后再妊娠。妊娠中、晚期，隔2个月测孕妇血清抗体效价一次，了解病情，随症加减。方药以自拟方裘氏保胎异功散为主，一贯到底。同时，兼用饮食疗法，嘱患者清晨饮淡盐水250ml，多吃水果，忌甲鱼、黄鳝等滋腻之品。

裘氏保胎异功散

生（炙）黄芪 15~30g　女贞子 9~15g　生甘草 3~6g　绵茵陈 30~60g　制大黄 6~12g　焦山栀 6~9g　黄芩炒，9g　冬桑叶 15~30g　丝瓜络炭 6~9g　淡竹茹 5~9g

方中以黄芪、女贞子、甘草为主药，黄芪、甘草益气扶正以祛邪，女贞子为一味清补药品，合而益气滋阴补肾。茵陈、山栀、制大黄、黄芩泻肝经之湿热，导湿毒由二窍而出。桑叶、竹茹、丝瓜络滋阴凉血，清血海之热。腹痛者，加白芍重量；腰酸者，加杜仲、桑寄生；气滞者，加柴胡、薄荷、青皮；气虚者，加党参；纳差者，加炒扁豆、谷芽、炙鸡内金。

朱某　女，27岁。1983年5月8日初诊。

患者第1次妊娠期因患黄疸性肝炎而行人工流产术，嗣后第2次妊娠足月产后，婴儿因患溶血性黄疸而夭折。现妊娠5月余，胎动已明。免疫学检查，拟诊：母子血型不合测抗体效价（IgG抗A）1∶512，四区，男方血型为A，女方为O，Rh阴性。患者于1982年9月起感腰脊酸楚，至今未愈。苔薄燥，质偏绛，脉弦滑。治用：

生黄芪 15g　女贞子 15g　生甘草 3g　制大黄 9g　绵茵陈 30g　焦山栀 9g　子芩炒，6g　黄毛儿草 20g　葡伏堇 12g　杜仲炒，15g　桑寄生 10g　败酱草 9g

嘱患者此方先连服 5 剂，后隔日服。晨起，空腹饮淡盐水 250ml，多吃水果。

6 月 10 日复诊，复查 IgG 抗 A 抗体效价下降到 1∶128，四区，其他尚可，舌质偏绛，脉细涩。原方继服 1 个月。7 月复查 IgG 抗 A 抗体效价 1∶128，三区，再嘱原方隔日服至分娩前夕。孕妇于 1983 年 8 月底分娩一女婴，2kg 多，轻度黄疸，服婴儿退黄散，3 天后退。复查产妇 IgG 抗抗体效价 1∶32，婴儿血型 A 型，抗体效价 1∶2。

林某 女，33 岁，杭州人。1986 年 3 月 9 日初诊。

患者先后流产 2 次，第 1 次妊娠 2 个月余难免流产，第 2 次 1984 年 11 月妊娠 6.5 个月而落胎，妇幼保健院诊断为母子血型不合。现妊娠 4 个月余，曾有先兆流产史，测 IgG 抗 B 抗体效价 1∶512，三区，测血型，孕妇为 O 型，男方为 AB 型。常感心悸胸闷，头晕腰酸，要求服中药保胎。苔薄，质淡红，脉细滑。治用：

生黄芪 15g　生甘草 6g　女贞子 10g　子芩炒，9g　黄毛儿草 15g　焦山栀 9g　绵茵陈 30g　大青叶 10g　冬桑叶 15g　青竹茹 6g　丝瓜络 5g　杜仲炒，15g　制远志 6g

嘱空腹饮淡盐水 250ml，忌滑腻之物，多吃水果。服药至 5 月初，复测 IgG 抗 B 抗体效价 1∶1024，四区。在原方基础上加重黄毛儿草与绵茵陈用量，再连服月余，复测抗 B 抗体效价 1∶512，四区。原方继服到 1986 年 8 月 2 日分娩，于省妇幼保健院剖腹取胎，女婴，体重 3.9kg，B 型血。当时，新生儿有轻度黄疸，服婴儿退黄散 3 帖，黄疸退。观察 20 天出院，免疫抗体正常。

（王幸儿　龚一萍　整理）

班秀文

温养软坚，惟求一通

班秀文（1920~2014），广西中医药大学教授，国医大师

导致输卵管不通的原因，根据西医学的记载，最常见的是输卵管的急慢性炎症、输卵管结核、急慢性盆腔炎、盆腔手术后附件粘连或子宫内膜异位等引起。我根据经络学说和审证求因的理论，认为临床常见引起输卵管阻塞不通的原因有以下几种。

1. 气滞血瘀

输卵管之所在，为足厥阴肝经之所属，如七情过极，则肝气郁结，疏泄失常，气机不畅，形成气滞血瘀，瘀阻胞脉而不通。

2. 气血虚弱

《难经》有“气主煦之，血主濡之”之说。气虚则不能温养运行，血虚则不能润通，形成载运乏力，虚涩而不通。

3. 寒湿凝滞

寒与湿都是阴邪，寒性收引凝滞，湿性重浊黏腻，寒湿之邪为患，凝滞黏腻胞脉，则气机不利，久滞瘀积而不通。

4. 湿热下注

湿邪重浊，热邪蒸散，湿热交蒸于胞宫，既能损伤络脉，又能阻塞胞脉，形成湿、热、瘀互结而梗阻。

5. 痰湿郁阻

素体肥胖，阳气本虚，或恣食肥甘厚味，痰湿内生，导致气机不畅，胞脉不通。

以上原因，虽然各有不同的特点，但均能导致输卵管阻塞而不孕。

本病的治疗，以活血通络、软坚散结为主。但证多虚实夹杂，而血气喜温而恶寒，故又以温养通行为重点，如少腹、小腹胀痛并作，胸胁苦满，经行前后不定，量多少不一，色暗红而夹紫块，脉弦细，舌苔薄白，舌质有瘀点者，此属气滞血瘀，胞脉不通。宜疏肝理气、化瘀通络之法，以柴胡疏肝散加当归、鸡血藤、刘寄奴、郁金、青皮、急性子、夏枯草治之。除夏枯草为苦寒之药外，余均为苦辛甘微温或微寒之品，急性子疏而能补，疏而伤正。

经行错后，量少，色淡，经行中或经后小腹、少腹绵绵而痛，得温得按则舒，倦怠乏力，面色苍白，舌苔薄白，舌质淡者，此属气血不足，温运乏力，胞脉不通。宜用补养气血，佐以通行之法，以十全大补汤加鸡血藤、肉苁蓉、路路通、小茴香治之。方中肉桂一味，温而不走，改用桂枝辛甘温走通血脉。

经行错后，色暗夹块，小腹、少腹掣痛或绞痛，畏寒脉沉紧或细缓，舌苔薄白，舌边尖有暗点者，此属寒邪凝滞，胞脉不通。宜用温养通行之法，以少腹逐瘀汤加桂枝、穿破石、王不留行、穿山甲、香附治之。阳虚寒甚，则加制附子之辛热，以加强温行之功。

经行超前，色泽暗红而夹紫块，平时少腹、小腹热痛或辣痛，带下量多，色白黄相兼而质稠秽，阴道瘙痒而灼痛，脉象滑数，舌苔白黄而腻，舌边尖红者，此属湿热下注，蕴结胞宫，为虚实夹杂、瘀热交结之变。宜用清热利湿、解毒除秽、活血通络之法，以四妙散加土茯苓、马鞭草、鸡血藤、丹参、赤芍、忍冬藤、猫爪草、石菖蒲治之。

经行错后，量多色暗，带下质稠黏，平时心烦胸闷，时泛恶欲呕，舌苔白而厚腻，舌尖暗红，脉弦缓者，此属痰湿郁滞胞脉之变。宜用理气化痰、活血通脉之法，以苍附导痰丸加白芥子、皂刺、浙贝母、鸡血藤、刘寄奴、路路通、穿破石治之。

临床所见，输卵管阻塞大多是正虚邪实，故以温养通行为重点。常选用鸡血藤、当归、川芎、桂枝、制附子、刘寄奴、路路通、皂刺、急性子、王不留行、穿破石、猫爪草等温养通行、软坚散结之品，随症加减，在临床中取得较好疗效。

王某　女，31岁，某医院护士。1987年7月10日初诊。

结婚5年，双方共同生活，迄今不孕。经行错后，量少，色淡，有时夹紫块，经期少腹、小腹憋痛，腰脊胀痛，平时带下量多，色白质稠，阴痒，胸闷，时泛恶欲呕，纳呆，大便溏薄，小便一般。脉沉细弦，苔白腻，舌质淡嫩，体质肥胖，面色苍白。末经：6月1日~3日。医院通水术提示：双侧输卵管不通。证属阳虚宫寒，痰湿内阻，胞脉不通的不孕症。拟当归芍药散加减。药用：

鸡血藤20g　当归15g　川芎10g　赤芍10g　白术10g　苍术10g　土茯苓20g　坤草15g　艾叶6g　尖槟榔10g　桂枝6g

每日清水煎服1剂，连服10剂。

二诊（7月22日）：上方服后，阴道不痒，带下正常，但经行仍错后，量少，色稍红。脉沉细，舌淡苔白。仍守上方，去槟榔、泽泻、土茯苓，加黄芪20g，路路通15g，急性子15g，每日1剂，连服10剂。

三诊（8月1日）：经行周期基本正常，经色红，量较上月多，但经期少腹、小腹及腰脊仍胀痛。脉沉细弦，苔白，舌淡红。以附子汤加味。

制附子先煎，10g　茯苓10g　白术10g　党参15g　赤芍10g　王不留

行 15g　刘寄奴 10g　穿破石 15g　香附 6g

每日清水煎服 1 剂，连服 10 剂。

四诊（8 月 12 日）：药已，无不适。脉沉细，舌淡苔白。

守上方，去王不留行、刘寄奴，加皂角 10g，猫爪草 10g。

每日清水煎服 1 剂，连服 10 剂。

五诊（9 月 1 日）：经行周期正常，色量一般，但经净后腰脊稍感胀疼。脉细缓，苔薄白，舌质淡红。以温养肝肾善后。药用：

当归 10g　川芎 10g　赤白芍各 10g　鸡血藤 20g　菟丝子 15g　蛇床子 6g　茺蔚子 10g　狗脊 10g　杜仲 10g　路路通 10g

每日清水煎 1 剂，守本方加减，连服 30 剂余而受孕，已于 1988 年生下一男孩。

李某　女，27 岁，某中学教师。1989 年 8 月 20 日初诊。

1986 年元月结婚，当年 3 月及 1987 年 4 月各人工流产 1 次，迄今 2 年多不再受孕。经行周期基本正常，量一般，色红，夹紫块，经将行乳房及腰脊、少腹、小腹胀疼，经行之后则舒。脉沉细，苔白，舌质淡红。医院输卵管通水术检查提示：双侧输卵管不通。证属虚瘀夹杂，拟用养血通络之法。药用：

当归 10g　川芎 10g　赤芍 10g　白芍 10g　茯苓 10g　白术 10g　泽泻 10g　五眼果核 10g　鸡血藤 20g　皂刺 10g　马鞭草 10g　甘草 5g

每日清水煎服 1 剂，连服 5 剂。

二诊（8 月 27 日）：药已，无不适。昨日下午月经来潮，量一般，色泽淡红，经前乳房不痛，腰脊胀痛大减。脉弦细，舌苔一般。以调养之法治之。药用：

当归 15g　川芎 6g　白芍 10g　茯苓 10g　白术 6g　坤草 10g　丹参 15g　川断 10g　路路通 10g　甘草炙，5g

每日清水煎服 1 剂，连服 10 剂。

三诊（9月8日）：2日来少腹隐痛。脉弦细，舌苔薄白，舌质一般。药用温通法。

鸡血藤20g　北黄芪20g　丹参15g　桂枝6g　赤芍10g　桃仁6g　丹皮6g　当归10g　威灵仙15g　路路通10g　猪蹄甲30g　红枣10g

每日清水煎服1剂，连服10剂。

四诊（10月3日）：经行周期正常，色量一般，经中无不适。脉缓和，舌苔正常。药用平补肝肾、调和气血之法。

菟丝子20g　当归12g　白芍6g　枸杞子10g　党参15g　白术6g　茺蔚子10g　路路通10g　合欢花6g　北芪炙，20g　猪蹄甲30g

每日清水煎服1剂，连服40剂后受孕。

李　可

多囊卵巢致不孕

李可（1930~2013），山西灵石人，临床家

郭霞　灵石农行职工，女，34岁，2000年10月4日初诊。

婚后10年不孕，四出求医，百治不效。1996年春，赴山医二院妇科作腹腔镜检，诊为“多囊卵巢”，又作输卵管造影，见“左输卵管阻塞”，现代各种疗法遍用不效。凡顽症痼疾必有非常之因。乃详询始末，得知其母怀患者7个半月时跌仆动胎而早产，虽侥幸拾得一命，但瘦弱多病，先天不足，生殖系统发育不良，为其主因。肾为胎孕之本，肾虚则生殖无能，现代医院断定不能生育，不无道理。又加不善调摄，嗜食生冷，经期冷水洗脚，致寒入冲任，患痛经18年。平素腰困如折，脐中冷痛板硬，少腹两侧刺痛不移，带多清稀。经事月月超期，色如黑豆汁，夹有块屑、胶漆状秽物，面部有蝶形褐斑，脉沉涩，舌边尖满布瘀点、瘀斑。据上症情，先天肾气不足，冲任虚寒，湿痰死血凝结胞宫而成癥瘕。拟方如下：

（1）培元固本散：仿古代河车大造丸，有再造先天之功。以血肉有情之品培补先天肾气以治本，虫类入络搜剔，温经化瘀涤痰以治标。

紫河车　坎气　茸片各50g　蛤蚧5对　海马30g　蛇床子　大三七各100g　红参　灵脂　琥珀　土元　水蛭　甲珠炮　全虫　蜈蚣　白芷各30g

共研细粉，3g/ 日，热黄酒送下。

（2）以当归四逆加吴茱萸生姜汤直入奇经，开冰解冻，破沉寒痼冷，合桂枝茯苓丸、少腹逐瘀汤温通冲任，缓消癥瘕积聚。

当归　桂枝　赤白芍各 45g　丹参　坤草　刘寄奴　通草各 30g　茯苓 45g　桃仁泥　丹皮　小茴炒　川芎各 15g　失笑散包，20g　吴茱萸　细辛　炙草各 20g　企边桂后下　没药　白芥子炒，研，各 10g　鲜生姜 45g　大率 25 枚

加冷水 1500ml，文火煮取 600ml，日分 3 次服，10 剂。

另以炮甲珠 60g、麝香 2g，研粉分作 20 包，随中药早晚以热黄酒冲服各 1 包，以此对药穿透攻破无微不至之性，直捣病巢，而消囊肿，化瘀积。

二诊（10 月 25 日）：上药服 7 剂，腹内鸣响如雷，频频矢气，胀消痛止。月经如期畅行，下秽浊黑血块甚多，痛经已愈，少腹柔软，白带消失，食纳大增。唯腰困特重，稍觉气怯。经后当益气补虚，温养肝肾。生芪 60g，当归 30g，红参（另炖）、灵脂各 10g，制肾四味、川断、熟地、蛇床子、山萸肉、茯苓、老鹳草、决明子各 30g，苍白术各 15~30g，每月经后连服 15 剂。

三诊（2001 年元旦）：上法无大加减，连服 2 个月，面部褐斑、舌上瘀斑退净，少腹已温。今日月经超期 16 日不行，左三部滑大，微呕，喜食酸鲜。令作尿检，妊娠反应阳性，足月顺产一女婴。

经后连服半月方中，有老鹳草、决明子各 30g，为先辈叶橘泉先生治不孕症之验方。机制不甚明了，但用之多奇效。老鹳草除强筋壮骨，治风寒湿痹外，又据《滇南本草》记载："治妇人经行受寒，月经不调，腹胀腰痛，不能受胎。"决明子为明目要药，有益于肝肾，冲为血海，任主胞胎，冲、任又隶属于肝肾，皆与胎孕有关。且用法为经后连服半个月，则重在补虚，以促排卵，意不在通利。

李衡友

补肾以调周，肝郁血瘀需兼理
分期施效方，排卵前后自不同

李衡友（1925~　），女，江西省妇产医院主任医师

早在1963年，根据月经产生的机制，以及“肾藏精”“肾主生殖”“冲为血海、任主胞胎”等理论和临床实践，我院中西医结合病房研究创建了中药人工周期疗法。即以补肾为主要法则，模拟妇女月经周期的生理改变而于不同阶段选用不同的方药，以调整“肾——天癸——冲任——胞宫”之间功能的平衡，而达到调经种子的目的。此后，又从实践中将本疗法发展为分别以补肾为主、以活血化瘀为主、以温肾暖宫为主的3种中药人工周期疗法（分别简称为中周Ⅰ号、中周Ⅱ号、中周Ⅲ号），对不孕症辨证应用，取得较好的疗效。本人曾总结近几年在门诊比较系统治疗的不孕症患者73例（原发不孕67例、继发不孕6例），中医分型为肾虚型41例、肾虚肝郁型23例、肾虚夹瘀型3例、肾虚宫寒型6例。治疗后39例受孕，总受孕率53.42%。其中以无排卵者疗效较好，受孕率76.19%。

肾虚不孕，中周Ⅰ号

肾为先天之本，元气之根，主藏精气，具有促进人体生长发育和

生殖的功能。卵巢功能低下或子宫发育不全的不孕症，皆属于肾虚。因而治疗不孕症的重点是补肾调周。肾虚不孕：症见头晕腰酸，偏阴虚则手足心热，心烦失眠，唇红口干，月经多先期，色红质稠，脉细或细弦，舌质红或有裂纹；偏阳虚则肢软怯寒，月经多后期，色淡红量少，口淡，性欲减退，脉沉细或沉弱，尺脉尤甚，舌质淡，苔薄白而润。治以补肾为主的中周Ⅰ号，将月经周期分为以下3个阶段用药。

（1）经后期（经净后1~5天）以补冲任为主，为排卵创造条件。药用乌鸡调经丸，每次1颗，每日2次；胎盘片每次5片，每日2次。

（2）排卵前期及排卵期（周期第11~16天）以补肾为主，促使卵泡成熟而排卵。方用自拟菟蓉合剂。

菟丝子12g　山药12g　熟地12g　枸杞10g　川断10g　当归10g　香附6g　肉苁蓉6g　仙灵脾6~10g

偏阴虚加女贞子10g，旱莲草12g；偏阳虚加鹿角霜、艾叶、巴戟天各6g。5~10剂。

（3）经期以活血调经为主，使经血畅利。方用自拟调经活血合剂。

当归12g　茺蔚子12g　赤芍10g　泽兰10g　茯苓10g　川芎6g　香附6g

如腹痛甚，加延胡索10g，五灵脂生、炒各5g。3剂。

在肾虚证的基础上，兼有经前乳房胀痛，或胁肋、少腹胀痛，情绪郁闷，脉细弦，舌质淡红或舌边略暗者，除补肾外，需兼疏肝气，采用中周Ⅰ号，而在菟蓉合剂中加合欢皮10g，橘核12g，怀牛膝10g，间服逍遥散加减。

肾虚夹瘀，中周Ⅱ号

早年，我们在临床研究的过程中，用中周Ⅰ号治疗1例多囊性卵巢综合征病人时，观察到激情素水平持续高涨，宫颈黏液结晶持续不消，而基础体温仍为单相，月经不能来潮。认识到以补肾为主的中周Ⅰ号，可以提高激情素水平，促进卵泡成熟，但不能使多囊性卵巢排卵。因为多囊性卵巢的表层包膜过厚，卵泡成熟而不能排出，与一般卵巢功能低下而无排卵者不同。我们从西医治疗本病须用楔切术以利排卵，而体会到中医对此病的治疗须用攻破的方法，便在排卵前期给予活血化瘀的桃仁四物汤加味试服，果然达到排卵的效果。因此，我们建立了以活血化瘀为主的中周Ⅱ号。1963~1964 年间，我院中西医结合病房曾用中周Ⅱ号治疗 4 例多囊性卵巢综合征病人（均经 X 线气腹子宫碘油造影证实），均达到排卵效果，其中 3 例已妊娠分娩。此后，对多囊性卵巢综合征或肾虚兼有血瘀征象的不孕患者，均用中周Ⅱ号治疗。中周Ⅱ号以活血化瘀为主，亦将月经周期分为以下个阶段用药。

（1）经后期（周期第 6~10 天）以补肾气、养冲任为主，促进卵泡发育。方用促卵泡汤（即菟蓉合剂）加减。

山药 15g　熟地 10g　制首乌 12g　菟丝子 12g　当归 10g　川断 10g　肉苁蓉 10g

偏阳虚加仙茅、仙灵脾各 6g；偏阴虚加女贞子 10g，旱莲草 12g。5 剂。

（2）排卵前期及排卵期（周期第 11~16 天）以活血化瘀为主，使已成熟的卵子突破卵巢表层而排出。方用排卵汤。

当归 10g　赤芍 10g　泽兰 10g　熟地 10g　茺蔚子 12g　川芎 6g　桃仁 6g　红花 6g　香附 6g

偏阳虚加桂枝 6g，鸡血藤 10g；偏阴虚加丹参 12g，枸杞子 10g。5 剂。

（3）排卵后期（周期第 17~25 天）以调肝肾、养冲任为主，使黄体功能健全，为孕卵着床创造条件。方用促黄体汤。

山药 15g　熟地 10g　首乌 12g　川断 10g　阿胶烊冲，10g　龟甲 10g　枸杞子 10g　肉苁蓉 6g

偏阳虚加菟丝子 10g，当归 10g；偏阴虚加女贞子 10g，丹参 10g，旱莲草 12g。5~7 剂。

（4）经前期（周期第 25~28 天）以活血调经为主，促使月经来潮。方用调经活血合剂。偏阳虚加桂枝 6g，鸡血藤 10g；偏阴虚加丹参 12g（治疗不孕症经前期不能用此方，经行才服）。

肾虚宫寒，中周Ⅲ号

肾虚宫寒不孕者，除有肾虚偏阳虚症状外，并具有下腹冷感的特点。治以温肾暖宫为主的中周Ⅲ号。中周Ⅲ号将月经周期分为 3 个阶段用药。

（1）经后期以补脾肾、养冲任为主，为排卵创造条件。

药用归脾丸，每次 1 丸，每日 2 次；胎盘片，每次 5 片，每日 2 次。

（2）排卵前期及排卵期以温肾暖宫为主，以促排卵。方用温肾暖宫合剂（自拟方）。

熟地 12g　当归 12g　白芍 10g　桑白皮 10g　川断 10g　肉苁蓉 10g　川芎 6g　杜仲 6g　艾叶炒，6g　桂枝 6g　牛膝 6g　草豆蔻 3g

（3）经期以温经活血为主，用《金匮》温经汤。

聂某　26 岁，因婚后 4 年余未孕，于 1985 年 11 月 2 日门诊。

患者 15 岁初潮，经型 2~3/28~32 天，量少色红，经期腹略痛喜按，脉稍沉，舌质淡红。曾于上次行经 5 小时行诊刮术，宫腔长 6cm。病检：子宫内膜显月经期，腺体分泌欠佳。妇检：子宫后倾，超拇指大，细长，质中。诊断：原发性不孕症（子宫发育不全、黄体功能差）。中医辨证：肾虚（偏阳虚）不孕。治疗原则：补肾助阳。用中周Ⅰ号加鹿角霜、艾叶等治疗3个周期而妊娠足月分娩。

李某 28岁，工人，1979年2月5月初诊。

患者14岁初潮，经型3~8/40~50天，1973年曾因性器不规则出血，经诊刮为子宫内膜增殖症。此后经常间发性闭经，须注射孕酮始行。平时腰痛，脉沉，舌质淡，舌边有齿印。妇科检查：除宫体稍小外，无异常。行经8小时内诊刮为增生期宫内膜。基础体温单相。诊断为无排卵性月经，原发性不孕症。中医辨证为肾阳虚。先以中周Ⅰ号治疗3个周期后，达到月经正常，无不适，但基础体温仍为单相。继用中周Ⅰ号2个周期后自行停药数月。于1980年3月再诊，基础体温仍为单相。因其下腹部冷感明显，辨证为肾虚宫寒。治宜温肾暖宫。给中周Ⅲ号1个周期，即达到基础体温双相，而于当月受孕。

庞泮池

辨证与辨病结合，内服与外治并用

庞泮池（1918~1999），女，上海中医药大学附属曙光医院主任医师

输卵管阻塞性不孕症，古书虽无明确叙述，但有些记载，极为类似。如《石室秘录》指出："任督之间，倘有疝瘕之症，则精不能施，因外有所障也。"由于疝瘕积聚，阻于胞络，以致精不能施，血不能摄，故婚而无子。而疝瘕之成，多因流产之时，胞脉空虚，外邪乘袭，留滞作祟，或内伤七情，气血逆乱，或饮食生冷，气机升降失常，气失宣行，血滞成瘀，阻于脉道，或无形而成积聚。因此输卵管阻塞性不孕症的病因病机，应为气滞血瘀。由于气血失和，从而影响脏腑，特别是肝肾二脏，以及奇经的冲任二脉，故临床常见患者有情志抑郁、经前乳胀、临经下腹胀痛、经行有块、腰脊酸楚等症状，且以实证居多。治疗原则应以化瘀理气的攻法为主。部分病人虽表现有一些肾虚证，但大多数青壮年妇女，并无羸弱不堪攻伐之体，故总的原则拟行气化瘀，消积除障，气血宣行，肝肾脏腑经络功能亦自然恢复，则胎孕可成。

本病病程较长，女子以血为本，如易以破血峻剂则难免耗伤血气，故选用较为平和的理气活血软坚通络之品，以桃红四物汤为基础，当归活血补血，芍药养血柔肝，活血止痛，地黄滋阴补血，川芎行气活血止痛，四物中加入桃、红，功专活血化瘀，六药均入肝经，

协同作战，化瘀除滞。活血必须行气，以鼓血行，且临证常见气滞症状，故用制香附、路路通、石菖蒲之类理气通络。加入皂角刺、薏苡仁，借以消积除障，海螵蛸、生茜草二药，取海螵蛸咸温能软坚散结，茜草苦寒，可行血凉血，达化瘀消积之效，亦仿《素问·腹中论》四乌贼骨一藘茹丸（藘茹即茜草，乌贼即海螵蛸）治肝伤血枯经闭之意。同时瘀积日久，每多化热，加败酱草、红藤清热化瘀散结。全方走肝肾血分，缓消瘀积。因有化瘀通输卵管的功用，定名为通管汤。当然临床还可在主方中随症加减。为了加强局部除癥化瘀之功，于服药同时，采用直流电离子穴位导入法，将桃仁、皂角刺、败酱草三药配制成浓缩液，进行局部穴位（关元、次髎穴）理疗，加速瘀积消散，即使药量较大，对全身影响亦小，不伤正气。内外配合并进，易于奏效。

此外，还须注意辨证与辨病相结合。临床发现部分病人基础体温表现为黄体发育不全，临床有腰膝酸软等肾虚症状，若一味攻伐，易犯虚虚之误，若专治补肾，则瘀积难除。故采用周期疗法，经后投以活血化瘀之剂，以攻为主；排卵期及黄体期则适当减少攻药力量，酌加补肾之品，如菟丝子、仙灵脾、肉苁蓉、鹿角霜等，使肾虚得补。如此攻补分施，一则攻药可发挥更好疗效；二则符合女性生理规律，提高卵巢功能，促使排卵及黄体发育趋向正常；三则一旦积除受孕，扶正固肾能安胎孕。另外有的患者有经前肝郁气滞现象，如乳房胀痛，胸胁不舒，有的肝郁化火，心烦易躁，口渴舌红，则需加入疏肝理气、清解肝火之品，如柴胡、郁金、制香附、丹皮、山栀、黄芩等，亦符合周期疗法之意。

我们应用上法治疗输卵管阻塞性不孕症，观察了经过输卵管造影明确诊断为双侧输卵管完全阻塞或部分阻塞，结婚 2 年以上未孕患者 40 例，其中完全性阻塞 19 例（原发不孕 16 例，继发不孕 3 例），部分性阻塞21例（原发不孕16例，继发不孕5例）。治疗1年以内35例，19例受孕，其中治疗半年内受孕者13例。治疗1年以上5例，其中1例受孕。对未受孕者7例行第2次输卵管造影复查，其中3例双侧输卵管已通，3例病变减轻，1例无变化。

王某 39岁，1982年4月26日初诊。

结婚8年，未曾孕育。开始2年，曾放环避孕，后取环，至今6年未孕。经期尚准，临经小腹胀痛，经前乳胀，心烦易怒，经行量多色红，下肢浮肿，鼻衄，行经后大便溏薄，平素带下色黄，质稠量多。脉弦细，苔薄质暗。妇科检查：阴道畅，宫颈轻糜，宫体后倾正常大小，附件阴性。1982年5月25日子宫输卵管造影（片号141173）：双侧输卵管炎，伞端完全性阻塞。男方精检正常。证属肝郁气滞，郁久化火，上扰则鼻窍衄血，肝旺伐脾，脾弱则湿阻便溏，日久郁热内滞，气血瘀阻，胞脉不通，精不能施，安能受孕？当以理气疏肝，活血化瘀，清利湿热为主。

经临前疏肝理气为主，佐以清热健脾。

柴胡6g 当归9g 白术9g 白芍9g 黄芩9g 丹皮9g 制香附12g 生茜草9g 败酱草15g 菖蒲9g 路路通9g

经后活血化瘀为主，疏通经脉，通管汤加减。

当归9g 川芎9g 白芍9g 生地9g 熟地9g 桃仁9g 红花9g 菖蒲9g 路路通10g 败酱草30g 皂角刺9g 生茜草9g 海螵蛸10g 红藤15g

排卵及黄体期加益肾之品，即上方去皂角刺、红藤，加肉苁蓉9g，菟丝子12g。

以上三方，按月经周期交替使用，每次经净后，辅以活血化瘀的妇透方进行直流电穴位离子导入，共3个疗程，每个疗程10次，每日1次，理疗20分钟。

1982年9月6日就诊，主诉经期已过10天未行，出现形寒、晨起泛恶等症状，尿妊娠试验阳性。

曾将通管汤方药进行动物实验（雌兔）及血液流变学测定，证实本方确具对抗输卵管炎变的效应，并具有抑制纤维细胞增生、改善细胞代谢、减少炎性细胞浸润等作用。通管汤用于临床，由于患者体质、环境等的不同，表现症状不一，且由于妇女生理上的不断变化，用药也就不能执一方而不变，必须辨证与辨病相结合。同时单一内服药，药力不易达到病所，用中药穴位理疗外治，冀其直达病所，可缩短治疗日期，加速疗效。古人向有内外并治之论，应用穴位电离子透入，亦无非古为今用耳。

刘云鹏

不孕调经循三法，疏肝养血温脾肾

刘云鹏（1910~2013），沙市中医院主任医师

不孕症有先天生理性缺陷者，有后天病变为患者。前者药力难以奏效。后者有因经病不孕者，也有因其他疾病所致者。因病不孕者，当针对原发性疾病进行治疗，往往因原发疾病向愈而复孕。因经病不孕者，仍当审因论治，以调其经。其病因多为肝肾不足，肝郁气滞，冲任气血失调等。其临床表现为月事不以时下，或前或后，或涩闭，或崩血，或将行胸乳腰腹胀疼，或经期经后腹痛等等。《万氏女科》谓："女人无子，多因经候不调。"朱丹溪说："求子之道，莫先调经。"临床多年体验"调经种子"乃是治疗不孕症的重要法则。

导致经病不孕的原因不同，其治疗亦因人而异。现仅就临床常用的有效三法和验方作简要的论述。属肝郁气滞、胞脉不畅者，拟疏肝活血调经法；属肝血肾精不足者，拟养血益精调经法；属肾阳不振、胞冷经寒者，拟温肾暖脾调经法。此三法治疗不孕症，只要辨证准确，用药得当，均可收到满意效果。

临床用药，必须照顾精血，以免耗伤元气，有损生机，又勿一味蛮补，防气机壅塞，胞脉不畅，难以摄精成孕。一般用药，以温润填精、甘咸柔养为主，少佐养血活血之品，取补中有通、通中寓补之意。若肾气虚寒，阴盛阳衰，辛温助阳之品亦在所必用，以资其生化

之源，调其生生之气，使经候如常，而孕育可期。

疏肝活血调经

肝主疏泄，喜条达。肝之疏泄，有赖于气之运行，若情志抑郁，郁则气滞，气滞则血液运行不畅，往往导致瘀血积阻胞络，不能成孕。治用疏肝活血调经法。经期宜理气，佐以活血，经前宜活血，佐以理气。理气用自拟调经Ⅰ号方，活血用加味生化汤。

调经Ⅰ号方

柴胡 9g　当归 9g　白芍 9g　白术 9g　茯苓 9g　甘草 3g　香附 12g　郁金 9g　川芎 9g　益母草 15g

辨证要点：月经先后不定期，色紫暗，经前乳房胀痛，胸胁满闷，性躁易怒，喜呃逆叹息，舌红，苔薄，脉弦软。用本方疏肝扶脾，理气调经。如肝郁化火，五心烦热，加炒栀子 9g，丹皮 9g；如腹中挛痛，可加重白芍剂量；脘腹胀加苍术 9g，厚朴 9g，陈皮 9g；小腹胀可选加木香 9g，槟榔 12g，青皮 9g，枳实 9g 等；腰腹胀疼，加乌药 9g，牛膝 9g。

加味生化汤

川芎 9g　当归 24g　桃仁 9g　甘草 3g　姜炭 6g　益母草 15g　香附 12g　乌药 9g　牛膝 9g

随经用 3~5 剂，水煎服。

辨证要点：经期小腹痛，腰胀痛，经量少，夹有血块，经色暗红，舌红，苔薄黄，脉沉弦。用本方活血化瘀，通络止痛。若腹痛甚者加蒲黄 9g，五灵脂 9g；血热选加炒栀子 9g，丹皮 9g，黄芩 9g 等；有寒加艾叶 9g，桂枝 6g 等。

石某　女，30 岁，工人。

患者结婚5年未孕。月经后期，周期37~48天，经前半月胸乳胀痛拒按，经期腰腹胀痛，月经量中，色暗。就诊时适值经前，感胸乳胀痛，伴小腹及腰胀，胸中如物阻塞，纳食差，带下较多，脉沉弦软，72次/分，舌质淡红，苔薄黄。此为肝郁气滞，疏泄失常，胞脉不畅之候。宜疏肝活血调经。方用调经Ⅰ号方，5剂，水煎服。

次诊：服上方月经已提前，27天即潮，量少，色暗，胸乳胀痛已消失，惟小腹及腰胀痛，舌红，苔薄黄。此肝气渐舒，瘀血未下也。经期以活血化瘀为主，理气为辅。用加味生化汤，3剂，水煎服。

三诊时月经已净，经行5天，腰腹胀痛消失，但仍有胸闷症状，舌脉同上。继投首方加丹参、茺蔚子等，增其养血活血之力，遂其条达之性。调3个月后再诊时月经已停2个月，尿实验检查提示早孕。足月顺产。

养血益精调经法

肝藏血，肾藏精，冲任隶于肝肾，血虚精亏，冲任失养，月事不以时下，难以成孕。治用养血益精调经法。方药：益母胜金丹合五子衍宗丸。

当归9g　川芎6g　熟地12g　白芍9g　丹参15g　白术9g　茺蔚子15g　香附12g　益母草15g　五味子9g　车前子9g　枸杞子15g　菟丝子15g　覆盆子9g

辨证要点：婚久不孕，月经短期，量少色淡，面色不泽，腰酸腿软，舌淡苔薄，脉弱等。用益母胜金丹滋补肝肾，调经种子。全方养血活血，补肾益精。妙在当归、丹参、益母草、茺蔚子等既养血又活血，佐以白术健脾，益其生化之源，香附疏肝，气行而血行流畅，补而不滞，养血之力益彰。合之五子衍宗丸补肾填精，益其天癸源。冲任通盛，阴阳气和，自成孕矣。如血寒加肉桂 6g；血热加生地 9g，丹皮 9g；若经前胸乳胀，小腹痛，去五子丸，加柴胡 9g、乌药 9g 等顺气之药；如气虚者加党参 15g。

吴某 女，30 岁，工人。

患者婚后 6 年未孕，月经周期为 28~30 天，每次经来量少，色淡如粉红，体弱面黄，心悸少寐，纳食差，带下质稀。舌淡苔薄，脉沉弱。拟养血活血、调经种子为法。方以益母胜金丹加味。

当归 9g 白芍 9g 川芎 9g 熟地 9g 香附 12g 丹参 15g 白术 9g 茺蔚子 9g 益母草 15g 党参 15g

服药 6 剂后上症好转，带下量少，月经量增多，舌脉如上，继以益母胜金丹合五子丸化裁，服药 10 剂，精神好转。随即停经，诊为早孕。此后胎孕正常，足月顺产。

温暖脾肾调经

肾为先天，主藏精，是生殖之本，天癸之源。肾有真阴真阳，肾虚真阳不足，不能温煦冲任胞络，而宫寒不孕。脾为后天，为气血生化之源。脾之生化，有赖肾阳之温煦肾之精气，又赖后天之滋养。故补肾阳，必顾及脾阳，显示脾肾相资之理。治用温肾暖脾调经法。方药：温胞饮。

党参 15g 白术炒，30g 杜仲炒，12g 山药炒，15g 芡实炒，15g 肉桂 6g 巴戟天炒，30g

辨证要点：婚久不孕，月经短期，量少，色淡暗。下部冰冷，畏寒喜暖，腰膝酸软。带下多，质清稀。大便溏薄，小便清长。舌质淡，脉沉弱。此脾肾阳虚也。傅青主说："夫寒冰之地，不生草木，重阴之渊，不长鱼龙。今胞宫既寒，何能受孕。"自然现象如此，天人一体，也是如此。本方温补脾肾两阳，通盛冲任，专主小腹下肢冰冷之虚寒不孕者，有疗效。

常某 女，32岁。

患者婚后9年未孕，月经初潮14岁，周期基本正常，经期2~3天，量少，色淡暗。末次月经仅潮2天，点滴即净。每于经前1~2天，出现呕恶，腹泻，小腹胀痛，畏冷，小腹冰冷，阴部下坠。经净后呕恶、腹痛、腹泻均止，下部冰冷如故。常头昏，倦怠，带下量多，质清稀。舌淡红，有齿痕，苔灰薄，脉沉软。拟温肾暖脾、温通胞络为法，方用温胞饮加味。

党参15g 白术炒，30g 杜仲炒，12g 山药炒，30g 芡实炒，15g 肉桂6g 熟附子9g 补骨脂9g 菟丝子炒，15g 盐炒巴戟天30g 吴茱萸9g 枸杞子15g 香附12g 淫羊藿15g

上方服17剂，再诊时月经提前4天至。此次经潮未作吐泻，亦不畏冷，阴部下坠好转，小腹渐温，腹痛明显减轻，经量中等，色淡暗，舌苔灰略黄，脉同前。守温胞饮加吴茱萸9g，香附12g，当归9g，川芎9g，益母草15g。服药4剂后一般情况好，小腹微现凉感。守温胞饮加黄芪剂，水煎服。末诊已停经，诊为早孕。

何炎燊

乌贼藘茹愈癥瘕，二仙阳和暖胞宫

何炎燊（1922~　），东莞市中医院主任医师

妇人不孕兼症多端，先宜去其所偏，然后调治其本

李某　1959年冬就诊，时37岁。

婚后20年未孕，中西药遍尝，迄无一效，夫妻久已断念，6年前已育，螟蛉矣。是岁，李就职于饮食服务业，而妇科隐疾缠绵，妨碍工作，来就余诊。据云多年来脐下两侧若有块状物，可移动，时隐时现，经前则绷起如索，疼痛甚剧，后连腰骶，重坠难举。月经迟早不定，色暗成块，先多后少，最后则淋漓不绝。且终年累月，带下黄白，中夹赤色黏液，房事后赤带更多，下腹拘痛不已。医院妇科检查：子宫较小，略后倾；两侧附件慢性炎症改变，纤维组织增生，局部水肿，慢性子宫颈炎，I°糜烂。视其人，形瘦色苍颧红，肌肤不泽，脉沉细涩而数，舌质暗红，苔薄黄。余曰："论病人之体质，乃肝血肾阳不足，兼患癥瘕带下之疾也。"李氏但求治愈痛经带下，于愿已足。乃先用四乌贼骨一藘茹丸合桂枝茯苓丸缓攻其癥。

海螵蛸24g　茜根9g　阿胶15g　桂枝6g　茯苓15g　丹皮15g　桃仁15g　赤白芍各12g　山甲9g

此方加减治之20日，经适来而痛大减，块状物亦扪不到。经后3天，改用“补肾阴清肝阳方”治其带下。

藕节24g 侧柏叶15g 青松叶（即松针）18g 天冬12g 生地24g 玉竹15g 女贞子15g 旱莲草15g 黄柏9g 薏苡仁12g

宿癥既消，此方见效亦速，半月而带下自愈，而昔时兼见之心烦梦扰、头痛筋掣、咽燥口秽、便秘诸恙亦随之消失，脉无数象。乃授以滋肾阴、养肝血之方，以为善后之计。

龟甲24g 生熟地各15g 山萸肉12g 桑寄生15g 女贞子15g 旱莲草15g 当归15g 白芍18g 阿胶15g

嘱其隔天1剂，连服1个月，即神气盎然，面色红润矣。越4个月，即1960年春节后，夫妻又来求诊，谓停药之后，最初2个月，月汛如期，然现又逾期20日未至，肢倦纳呆，不知何故。诊其脉细滑，按之不绝，青蛙试验阳性。余曰：“孕矣！”妇闻言大骇，良久，泪涔涔而下。秋日，产一女，其时妇年已38岁矣。41岁时，再产一子。今夫妇均年届古稀，健康胜常。

景岳云：“种子之方，本无定轨，因人而药各有所宜。故凡寒者宜温，热者宜凉，滑者宜涩，虚者宜补，去其所偏，则阴阳和而生化著矣。”此言极为精确。此例20年不孕之能治效者，在于“去其所偏”。若癥瘕不消，带下不止，安能阴阳和而有子乎？

人知《金匮要略》桂枝茯苓丸能治宿癥，不知《内经》之四乌贼一藘茹丸尤妙。海螵蛸入奇经，能通能涩，配以茜根之行，鲍鱼汁之补（入汤剂，余每用阿胶代之），与桂枝茯苓丸合用，功更宏而不伤正，凡癥瘕非坚实不移，而病者体弱不受克削之药者，用此缓攻，至为稳妥。

治此例之赤白带下，余用“补肾阴清肝阳方”，出于《沈氏女科辑要》，主治相火亢盛，疏泻无度之带下。方书多谓带下不离湿，然临床所见，相火亢盛者不少。沈尧封谓此方“以清芬之品清肝，不以苦寒之药伤气”。张山雷极称其巧，余加黄柏、薏苡仁者，兼治其湿也。方中青松叶药肆无有，如摘来不易，可用莲叶代之，盖莲叶亦入肝胆，芬香清透又能止血也。至于善后种子之药，无非从傅青主“养精种玉汤”扩展而成，以此妇本木火之质，不受温补，故用药如此。其实此时癥消带止，正如景岳所谓“阴阳和而生化著矣”。此方养肝血，补肾阴，自能水到渠成耳。

肾气盛则天癸至，从阳生阴长立法
血凝涩则胎难成，以暖宫行血佐之

张某　25岁，职工。1976年3月来诊。

据云婚后3年未孕，视其人身体修长，面色萎悴，诊其尺脉沉涩无力，舌淡红有齿印。细询其病史，盖自幼体弱，17岁始来月经，量少色淡，1~2日即完，嗣后一直愆期，甚至3~4个月才有1次。妇检：幼稚型子宫，外阴发育不良，无阴毛腋毛，第二性征极不明显。曾遍用雌激素类药物未见效果。求之于中医则云女子以肝为先天，肝血不足，则月汛愆期而量少，求子之道，必先调经，广服四物汤加黄精、红枣、鸡血藤、何首乌等不下百余剂，竟如石投大海。近日翁姑啧有烦言，已萌家庭之变矣。余告其夫，此女并无畸形器质之疾，劝其再待半载。处二仙胶合阳和汤加减一方授之。

鹿角胶24g　龟甲胶24g　人参15g　枸杞子18g　生甘草15g　姜炮，6g　肉桂3g　熟地30g　菟丝子18g　巴戟天18g　肉苁蓉24g　砂仁6g　白术15g

嘱其每日1剂，若经至之日，即来就诊。17天后，妇来院告我，今晨汛至。往昔逾3个月始来，今仅1.5个月耳。持其脉如前，方中

加入川芎15g，当归24g，川红花6g，嘱其服3剂。此次经量多，色较鲜，持续3日。经后续用原方，改为隔日1剂，每次经来仍加芎归红花如前。精神气色日好，第二性征亦渐显露，越5个月即孕。

《内经》谓："妇人二七而天癸至，任脉通，太冲脉盛，月事以时下，故有子。"肾气乃先天之真阳，天癸乃先天之真阴，必待肾气盛，而后天癸至，乃阳生阴长之理。肾阳既盛，肾阴亦足，于是，月事按时而潮，乃能有子，经义甚明。奈何前之医者泥执妇人以肝为先天及"调经种子"之说，不知此妇之月经涩少，非关贫血，而是肾阳虚衰，肾阴不充，虽日进补血之剂，安能奏效。

二仙胶善通任督，峻补肾阳肾阴，有助阳而不刚燥、益阴而不寒腻之妙。又此妇尺脉沉涩，舌嫩齿印，经稀色淡，则胞寒血滞可知，故借用阳和汤之肉桂以助命门之火，炮姜以祛血海之寒。二药用量不多，且与大量鹿角胶、熟地为伍，虽久服亦无辛燥之弊，正合少火生气之旨。病非痈疽，故不用麻黄、白芥子之祛寒痰，而易以巴戟天、肉苁蓉、菟丝子之温养奇脉也。阳和汤用生甘草，取其解毒，至于用白术、砂仁为佐使之品者，取其资后天生化之源，且制胶地之腻。又《医林改错》曾用少腹逐瘀汤治不孕，近年文献亦有于经期中用活血药以促进子宫内膜增殖之报道，故兼采其说，经至则加用芎归红花，故而相得益彰。《经》云："奇之不去则偶之。"余立此方，撷采古今各家所长，融汇为一，看似庞杂，而颇着实效。后以此法为基础，随症出入加减，累验不爽。

王大增

不孕首重调肝，参以活血补肾

王大增（1924~　），上海中医药大学附属龙华医院主任医师

中医学认为月经正常才能有孕，这是最基本条件，即《内经》所云“月事以时下，故有子”。月经正常反映了性腺、卵巢以及子宫的生殖生理功能正常，所以中医治疗不孕症时以调经为先，调经才能种子。经者血也，血与气配，血随气行，气顺则经血运行正常，所以调经必先养血，必先调气。这里的气主要是指肝气而言。女子以肝为先天，肝气条达则气血流畅，月经亦按期而至。

不孕妇女常见月经不调，超前或量多色紫，伴乳胀腹胀、烦躁等肝郁气滞之症。基础体温常示黄体功能欠佳。治疗上我重在治肝，结合活血补肾，当然亦得根据辨证结合辨病加减而变。治肝，习用四物以养血，逍遥散出入以调肝。方中柴胡、薄荷疏肝，当归、白芍养血柔肝，再加丹参、香附以加强养血活血疏肝理气的作用。补肾则常用仙灵脾、菟丝子、肉苁蓉等，温而不伤阴。

如有乳胀加橘叶、橘核、瓜蒌皮、象贝母、丝瓜络、广郁金之属，乳胀而有结块加海藻、夏枯草等以软坚散结。肝气郁滞，郁久化热用丹栀逍遥出入，甚则用龙胆泻肝法以清泄肝火；如遇便秘则改用当归龙荟丸出入，方中芦荟有通便作用。在整个治疗过程中保持腑气通畅至关重要，对改善盆腔血循环、消除盆腔血瘀气滞、减轻腹部症

状都有良好效果。所以对有便秘患者，平时可常服麻仁丸以保持腑气畅通。

月经来潮时用桃仁四物汤加香附、益母草、月月红、赤砂糖以顺其势，通其络。月月红即月季花，一般用量即可，不必过大，有活血通络、增加肠蠕动的作用。服药后病人常诉肠鸣音增加，大便通畅，个别敏感者会感到腹痛、胃脘痛、便泻难忍，去内科急诊而被误作急性肠炎治疗，因此服药前需对病人说明。赤砂糖有活血祛瘀作用，且含铁量亦较一般白糖为高，可补血。

输卵管阻塞亦为妇女不孕的一个主要原因。若经子宫输卵管碘油造影证实输卵管阻塞或通而欠畅，则在平时服用方中加入丹参、赤芍、桃仁、地龙、皂角刺、路路通等活血通络之品，若有少腹痛、压痛则加红藤、败酱草以清热消炎。

周某　27 岁，门诊号 81–76738。

婚后 1.5 年未孕。月经惯常超前，经量一般，伴乳胀经行腹痛，平时便秘，脉弦细，舌苔正常。妇科检查（–），基础体温双相欠佳。爱人精液检查正常。治以补肝肾，调气机，润肠通腑。

仙灵脾 15g　何首乌 15g　枸杞子 9g　生地 15g　熟地 15g　全当归 9g　杭白芍 9g　软柴胡 9g　橘叶 9g　橘核 9g　制香附 9g　麻仁丸分吞，9g

月经来潮时改服通经方：

全当归 9g　西川芎 9g　泽兰叶 9g　杜红花 9g　怀牛膝 9g　制香附 9g　益母草 15g　月月红 3g　赤砂糖 1 匙

经 3 个周期治疗后获孕。

周鸣岐

益肾养肝，燮理阴阳，虚损不孕为法
化痰祛湿，通调血气，痰瘀无嗣收功

周鸣岐（1917~1991），大连市第三医院主任医师

养血柔肝，调经以种子

古人论无嗣，多谓男主于肾而病在精，女主于肝而病在血。此可为纲领之论，临床论治足资取法。但临床遵循，亦不应偏执，方可机圆法活。妇人一生，经带胎产乳无不以血为本，而肝藏血，司冲任之调畅，故有“女子以肝为先天”之说。肝血充旺，冲任调畅，按期经潮，血精交媾则可孕。若经乱不调则必多不孕之症，所谓“十不孕，九病经”。《妇科切要》尤为强调“妇人无子，皆由经水不调”。所以周老常言：“养血调经实为治妇人不孕最关键的一环，种子之法，即在调经之中。”而调经的实质，即是调血，血充行畅，则是生育子嗣之道。若于脏腑推究之，肝藏血，又司血气调畅，体阴而用阳，喜柔恶刚，若调经血必先调养肝脏，而治肝必当以柔养其体，舒畅其性方可。论治当以逍遥散加生麦芽、生橘叶、香附、丹参等药。临床擅用自拟验方“调经种子汤”调治。药用：

紫石英 10g　醋柴胡 10g　制香附 15g　白芍炮，20g　酒当归 15g

合欢皮 10g　生麦芽 20g　制首乌 15g　丹参 15g　山药 30g　甘草炙，5g

方中紫石英入厥阴经脉，温营血而润养奇经，“肝血不足及女子血海虚寒不孕者宜之”（《本草纲目》）；生麦芽最擅疏肝气，且柔润不伤肝体，又可健脾升清，《医学衷中参西录》云其“善助肝木疏泄以行肾气”，但不可炒用，否则轻扬舒展之性顿失，而惟存健脾消食之能；香附、柴胡舒畅肝气；白芍、当归、首乌养血柔肝；合欢皮、丹参调经和血，去滞生新；山药、炙甘草补气健脾，以益化源。若肝郁较甚，情志不舒，急躁易怒，经胀甚者，加郁金、川楝子；肝郁化热，口苦咽干，舌红苔黄者，加焦栀子、丹皮、生地；血瘀较甚，痛经，经行色紫有块，乳胀不可触者，加蒲黄、五灵脂、牛膝、红花、川芎、延胡索等味。并可于经尽后加服五子衍宗丸类药物，以调养冲任，增加受孕之机。

燮理阴阳，益肾可养胞

论治不孕，既重视柔肝养血，调理月经，又重视肾中精气的作用。认为肾藏精，主发育生殖，又为肝血先天之源，“血之源头在乎肾”（《病机沙篆》），所以月经之主司在乎肝，而月经之源头本乎肾。故论子嗣之道，肾中精气亦是根本，实非单单男子倚之为重也。《素问·上古天真论》曰：“女子七岁，肾气盛，齿更发长；二七而天癸至，任脉通，太冲脉盛，月事以时下，故有子。”可见妇人生育之道当以肾气盛，天癸至，冲任通盛为先决条件。肾虚不孕，多见于先天禀赋不足而致子宫发育不全、卵巢功能低下；无排卵性不孕，多见初潮较迟，月经稀发、量少，经闭等征象，每伴形体虚羸，腰痛乏力，眩晕耳鸣，齿浮足痿，性功能低下等症状。此等发于先天虚损不孕之患，临证辨治，尤应以益肾为要。从阴阳求之，有肾中阳气不足，命门衰微，致宫寒不孕者；有肾中阴精亏虚，虚热煎灼，致精竭无嗣者；亦有阴阳并损而无子者。论治或温养益气，或滋肾填精，而根据阴阳互根互生之理，多宜阴阳双补，力求补阴不忘扶阳，补阳兼以益阴。但临床之时，每应根据阴阳之孰甚孰微，辨治有所侧重。补虚益损，“谨察阴阳所在而调之，以平为期”（《素问·至真要大论》）。可用寿胎丸、五子衍宗丸、左归丸、右归丸等加减治之。尤擅用自拟验方双补毓麟丹。药用：

紫河车 15g　鹿角胶烊化，10g　淡菜 25g　人参 5~15g　蛇床子 10g　熟地 30g　山萸肉 10g　菟丝子 30g　全当归 15g　酒白芍 15g　枸杞子 15g　丹参 15g　砂仁 10g

方中紫河车、鹿角胶、淡菜皆为血肉有情之品，可峻补精血，以养肾胞，久服自有返本还元之功，乃虚损不孕必不可少之药，用之若无壅腻，则可不厌其繁。人参大补先后天之气，以益肾元，蛇床子温肾养胞之阳气，以壮命火，二者皆为助阳气而生阴精之药，功效峻而性温壮，用之若无动火燥劫，则不厌其多，并根据阴精亏损程度增损剂量。此外，熟地、山萸肉、菟丝子、枸杞子、当归、白芍补肝益肾，生精养血；丹参养血和血，推陈致新；砂仁行药消食，以防滞腻。诸药合用，相得益彰，精血得以填补，肾胞得以温养，虚损不孕久服之多可获效。

对不思辨证，而将肾虚不孕概为胞宫虚寒，悉用辛热壮火、温阳暖宫之剂以求嗣者，颇有微词，指出如不详辨阴阳之偏而概如此，必致偏颇，每使火旺精伤，真阴倍受耗竭，轻者经久不育，重者终身艰嗣并反生他疾，实当慎戒之。

此外，尚有少数不孕患者，中西医久治均无效，其中不乏先天禀赋偏绝者，如《张氏医通》言：“若夫禀赋偏绝，虽日用参术峻补，终无回天之力。”此等患者，多属“五不女”范畴，尚包括极少数免疫性不孕患者，治疗时当精详辨证，依常法而不泥常规，着重调节肝脾肾、精气血，配合活血化瘀、推陈致新之药，守方久服，药用双补毓麟丹加丹参15~30g，红花10g，桃仁10g，益母草50g等，并参考西医诊疗手段，每有可为。

利痰湿清湿热，无嗣则祛邪以求

每有虚浮肥胖不孕患者，见月经后期量少，月经稀发或闭经，白带量多，绵绵不绝，倦乏身重，嗜睡头晕，舌淡苔腻，脉沉滑或濡缓。此多由久嗜肥甘厚味，脾胃呆滞，痰湿壅盛，阻遏冲任，血气难荣胞宫，故难受孕。此多为内分泌紊乱不孕。痰湿乃阴浊滞腻之邪，易成难化，驱除颇难。治之当于重剂半夏、茯苓等祛痰湿药中辨证加用温壮阳气、辛散阴邪之药，如茯苓、淫羊藿、干姜、炒白术、苍术之类，使阴浊之邪得以温化宣散。多有人谓痰湿勿补，补药能滞气而生痰，实辨治不得法，虚证有痰，但治其虚，虚者既复，血气流畅，津液通调，何痰之有？

另者，若祛痰湿，用药当以轻疏灵动为贵，多加行气之品于其中，如香附、砂仁、木香、檀香之类，脾胃得香窜而能行，痰涎因气行而不滞，故香散畅灵气药，亦为必不可少之品。而于临床运用，尤推崇叶香岩之说，“善治者治其生痰之源，则不消痰而痰自无矣”（《临证指南医案》）。痰湿阻胞之不孕多用启宫丸或苍附导痰汤加减。擅用自拟验方祛痰种玉汤治之。药用：

半夏20g　茯苓30g　淫羊藿10~20g　桂枝10g　砂仁10g　香附15g　苍术15g　川芎10g　干姜5g　益母草50g　薏苡仁20g　橘红10g

方中半夏、茯苓祛痰利湿，重剂祛邪；桂枝、淫羊藿、苍术、干姜温补宣通，以化痰湿；香附、橘红、砂仁、川芎辛燥香透，以散阴邪；益母草、薏苡仁利湿祛浊。诸药配合，相辅相成而收功。若能辨证灵活增损药物，则多能获效。

或有痰湿久滞，蕴毒化热，或体内蕴湿化热，下趋胞脉，每使肾胞冲任损伤，致血气不畅，胞络闭阻，终致不孕。症见少腹隐胀坠痛，或经行不调，带下黄白浊秽量多，伴口苦胸闷，舌红，苔黄腻，脉弦滑数等。此见于输卵管炎性阻塞不孕。用自拟清带种子汤加减治之。药用：

生地榆 20~30g　银花 60~80g　鱼腥草 15g　蒲公英 25g　盐黄柏 15g　当归 15g　川芎 10g　丹参 15g　延胡索 10g　薏苡仁 20g　生甘草 10g

方中生地榆“入足厥阴、少阴，手、足阳明经”(《本草经疏》)，可解下焦诸般热毒，攻散荡涤污浊；银花甘寒宣透，善解一切风湿热毒，于本病重剂用之以清下焦湿热毒邪，为取良效多另煎兑入群药冲服。此二药为治下焦湿热瘀毒最喜用之品。此外，鱼腥草、蒲公英、黄柏清热利湿解毒；当归、川芎、丹参养血活血，祛瘀生新；延胡索化瘀止痛；薏苡仁利湿化浊；生甘草解毒，调和诸药。若白带量多加白果仁、椿皮；若脾虚甚，腹满纳呆者，加炒白术、山药、鸡内金；若肾虚腰痛者，加川断、牛膝；若湿热渐清，带下少，腹痛失者，改用四物汤合五子衍宗丸，以调经养血，益肾求嗣。

行气血通胞络，不孕因络畅而育

每有婚后多年无嗣，调治弗效者，经检查为输卵管阻塞不孕。究其病因多端，或气滞血瘀，或痰湿阻络，或湿热瘀结，皆可致胞络受损，精道不通，求嗣艰难，治之不易。《经》曰“结者散之”(《素问·至真要大论》)，“血实宜决之”(《素问·阴阳应象大论》)，故祛瘀滞、通胞络乃为正治大法。胞宫虽为足少阴所主，而胞络则为足厥阴所司，故胞络不通而致不孕者，在调气治血药中，更有针对性地选用善行厥阴经络之药，效益佳矣。而临床每擅用入厥阴通乳络之药，如王不留行、山甲片、路路通、僵蚕等，以畅胞络。临床自拟验方胞络化瘀汤。药用：

王不留行 15g　山甲片 10g　路路通 10g　皂刺 10g　僵蚕 10g　当归 15g　川芎 5g　鸡血藤 20g　丹参 15g　莪术 10g　橘核 10g　生黄芪 25g　仙茅 10g

方中王不留行、山甲片、路路通、皂刺活血滞，通胞络；僵蚕、橘核散痰结，通胞络；当归、川芎、鸡血藤、丹参养血活血，化瘀通络；莪术为血中气药，化瘀行滞；生黄芪、仙茅益气温阳，以畅血行。诸药合用，行血滞而化瘀结，走厥阴而畅胞络，服以时日，则胞络畅荣，求嗣有望。若见癥瘕（卵巢囊肿、子宫肌瘤）血瘀重证者，可酌加化瘀软坚之水蛭、䗪虫、昆布、海藻；若气虚较甚，见倦乏腹满、纳呆便溏等症，加党参、炒白术、山药；若阴虚较甚，见口燥咽干，五心烦热，心悸失眠者，去仙茅，加白芍、知母、麦冬等药。散瘀结、通胞络之药多攻散行窜，且多宜久服以求功，故应刻刻以顾护正气为要，灵活加用益气护正之品，使之祛邪不伤正，即“若欲通之，必先充之”之法。

王某　女，36 岁，工人。1988 年 5 月 6 日初诊。

患者已婚 8 年，至今未孕。16 岁月经初潮，经行后期，其间隔每次最少 2 个月，经来量少色淡，伴神疲乏力，腰膝酸软，夜尿频，下肢浮肿，舌质淡嫩，边有齿痕，脉沉缓细无力，两尺尤甚。经多处西医妇科门诊检查，子宫体小，测基础体温为单相型。诊断：子宫发育不良性不孕症；黄体功能不健全。经用胎盘组织液、女性激素等多种西药及中药汤剂治疗，效果不显。既往于 9 岁患再生障碍性贫血等病，经治疗病情好转。家族史：父母近亲配偶，兄妹均因智能低下患病早夭。证属先天亏损，肾中精气不足，冲任胞脉失养。治宜温肾益气，填精养血，调补冲任。方药用双补毓麟丹加减。

紫河车粉冲服，10g　鹿角胶烊化，15g　龟甲胶烊化　红人参另煎，10g　蛇床子 10g　淫羊藿 10g　全当归 15g　熟地 25g　酒白芍 15g　茯苓 20g　砂仁 5g

二诊（7 月 6 日）：诸症均见好转，继以前方加菟丝子 20g，巴戟天 15g，山药 20g，增益补肾健脾、调养先后天之力。

三诊（9 月 6 日）：患者体力大增，诸症皆愈，经检查已早孕。足月顺产一男婴，母子均健。

赵某　女，30 岁，干部。1986 年 11 月 2 日初诊。

患者已婚 3 年未孕。经多次 B 超检查提示：子宫右后见肿物不规则，壁毛糙，可见 59mm × 49mm × 40mm 肿块。

妇检：外阴阴道正常，已婚未产型，少许分泌物，宫颈光，子宫后位，可触及一包块，与子宫关系密切，大小如鸡卵黄。诊断：子宫内膜异位症；右后囊性肿物；原发性不孕症。曾用已酸孕酮等西药治疗 3 个月，未见好转，妇科建议手术治疗，患者拒绝，前来就诊。该患者于 15 岁月经初潮即有痛经史，经来色黑有血块，近几年痛经逐步加重，经前乳房胀痛，烦躁易怒，带下量多，色黄有味，舌暗淡隐青，苔薄白，脉沉弦略涩。证属肝郁血气失和，痰瘀互结化热，胞宫脉络闭阻，发为经痛不孕之症。治宜疏肝理气，活血化瘀，软坚散结，兼清湿热。方药用胞络化瘀汤。

山甲片研末服，10g　王不留行 15g　路路通 10g　僵蚕 10g　当归 15g　丹参 10g　鸡血藤 20g　皂刺 10g　橘核 10g　莪术 10g　牛膝 15g　黄柏炒，15g　车前子 10g　水蛭研末，冲服，5g

二诊：前方服 2 个月余，痛经减轻，经色转红，量中等，已无明显血块，余症亦见好转，唯觉乏力腹满，前方去车前子，加昆布 10g，生黄芪 30g，山药 20g，以增软坚益气之功。

三诊：继服前方 40 剂余，患者临床诸症悉除。1987 年 1 月 28 日 B 超复查提示：肿物已明显缩小，可见肿块。嘱患者服人参归脾丸以调补气血，配服五子衍宗丸以增加受孕之机。

四诊：1987 年 2 月 20 日经逾 15 天而未至，检查为早孕。

同年 12 月追访，足月分娩一女婴。

（周惠君　周升平　整理）

杨宗孟

柔肝达木调血气而勘经乱
补阳求阴壮肾命以续子嗣

杨宗孟（1927~　），女，长春中医药大学妇科主任医师

考妇人不孕之故，历代医家多责诸肝郁、肾虚、血瘀、痰湿或湿热之类，尤重于肾。余据临证所见，发现往往肾虚与肝同见，经乱与无子并存。通过温肾壮阳与柔肝达木，则未数月而经调，不旋踵而玉种矣。

刘某　女，某市第二建筑公司。

因1980年春胎儿脐带脱垂死，产后已4年未再妊娠，月经或15日一行，或2个月方至，量多少不定，色或浅淡如血水样，或紫红夹小血块，经前小腹及两乳作胀，善太息而多忿恚，经后腰膂酸乏，小腹坠痛，畏寒肢冷，性欲低下。脉中沉位弦细无力，舌体瘦小，苔薄白乏津。询其生活史，云素与公司领导不和。综参舌脉诸证，诊为肾阳虚微、肝气郁滞之断绪。处方：

紫石英　白芍　杜仲　巴戟天　鹿角霜　黄精　熟地　益母草　郁金　香附　槟榔片　盐炒吴茱萸　小茴香　乌梅

每周4剂，水煎服，连服2个月即经行如期，但仍量少，色淡红，继予“女宝”同服，逾4个月即获孕。

肾为先天之本，藏真阴而寓真阳，主生殖，故调经种子不可离乎

肾。然肝主疏泄，藏血，冲脉附于肝，与妇女月经关系密切，故王孟英谓其为“女子之先天”。

凡婚后女子2年以上未避孕而不孕者，多受家庭及社会诸多因素之干扰。又因求子心切，频于房事，沥枯虚人，戕伤肾元，使命火势微。是则肝肾同病，肝肾病则经乱矣。经水既乱，是以无子。故治之之法，当以调经为先，而调经之法，则应疏其郁滞，温其虚寒。疏郁以郁金、香附、槟榔片行下焦之气，益母草活血调经，与上药共调血气。盐炒吴茱萸则同入肝肾二经，与小茴香成配，行气温肝且暖肾，辅以乌梅，取其味酸，与白芍相伍，以涌泻肝阴，缓其绌急。以紫石英、巴戟天、杜仲、鹿角霜温肾壮阳，暖宫散寒，辅以黄精、熟地黄，俾阴中求阳。如是则肝郁得解，肾虚得温，故经调玉种。

补肾调经治疗女子不孕已为临床所习用，但灸疗神阙穴治疗不孕症尚鲜为人知。我们用灸疗神阙穴，并辅以补肾调经之剂，治疗脾肾阳虚所致之女子不孕，获效显著。

郝某 女，25岁，因人工流产后2年余未能再次受娠，于1988年4月14日前来求治于中医。

询其月经周期后延，每40~50天一行，量少，色淡红，经期小腹发凉，冷痛绵绵，喜热喜按，腰膂酸痛，形寒肢冷，周身乏力。诊其形体较瘦弱，面色黄白少华，唇淡，舌质淡红娇嫩，苔薄白，脉象沉弦细无力。妇科检查中除子宫小（约如鸽卵大小）外，余无异常发现。曾于经期第1天行诊刮术，病理回报：子宫内膜分泌反应欠佳（病理号：16361）。并于月经干净后4天行通水术，证实双侧输卵管畅通。连测BBT 3个月经周期均显示黄体功能不良相。查血、尿常规及肝功、血沉等均在正常范畴。尿中17–羟57.4，17–酮34.7，均偏高。测盆腔血流图：左侧平顶形，右侧呈锯齿而低平，显示血管弹性减退，供血不良。中医辨证属肝肾亏虚，下元不足，冲任亏损，督脉阳气不振，胞宫失于温煦，发为断绪。故予六味地黄汤合五子衍宗丸方加减，以补肝肾，调冲任，并于月经周期第14天开始每日灸疗神阙穴1次，每次30分钟，连灸5~7次为一疗程，以温通督脉，温经暖宫。第一疗程结束后B.B.T.即由黄体功能不良相转为典型双相型，第二疗程结束后即于当月受孕。

神阙穴位于人身之前正中线的脐窝部。《素问·骨空论》云："任脉者，起于中极之下，以上毛际，循腹里，上关元……"行于人身之前的正中线。又云："督脉者……其少腹直上者，贯脐中央。……此生病，其女子不孕。"古云："冲为血海，任主胞胎。"神阙穴为任、督之经穴，主任胞胎，与女子不孕密切相关。神阙穴为人体诸阳经、诸阴经交汇之所，沟通五脏，为神真往来之门户，元神出入之枢，且与肾密切相关。灸疗神阙穴，即能温通督脉，温运阳气，达到温经暖宫目的。与补肾调经之剂伍用，且能使肾气盛，达到经调孕子目的。

本病例因卵巢功能不健致不孕，盆腔血流图显示盆腔局部血管弹性减退，供血不良征。灸疗神阙穴，辅以补肾调经，既能调节卵巢功能，且能改善局部血循环，从而达到经调孕子目的。

傅再希

不孕首推温经汤，经期服药勿更张

傅再希（1899~1984），江西中医药大学教授

妇人调经种子，古方流传甚多，然用之确有特效者，在本人经验中以温经汤为第一。该方载于《金匮要略》中，人人皆知。方下原有“亦主妇人少腹寒，久不受胎”之语，可见此方不仅温暖子脏，且为治疗不孕症而设。该方用药法度，多非后人思议所能及，故一般医家并不十分相信，偶然使用，妄以己意加减，如桂枝改为肉桂，阿胶用蛤粉炒珠等，且又缺乏信心守方，自然不能达成疗效。甚至有所谓叶派医家，视本方如砒鸩，更不足与言矣。

余用此方，得自先师口传，谆谆嘱咐，一不可加减，二必须在行经期服药，三五剂后，经净即止，以后每月皆如此照服。假如经水不来，则多已受孕，不必再服，听其自然发育生产。亦不必轻易做内诊检查，以免手法粗糙，导致流产。余临证年余，治疗妇女宫寒不孕，遵用此方此法，每每获效，在故乡颇有虚名。诚然，妇女不孕，原因多种，有寒、热、虚、实、痰、瘀等等不同情况，但是宫寒不孕，居于临床主流。温经汤组方严密，温经祛瘀同用，扶正祛邪并举，用于治疗不孕症适应面广，即便是寒热夹错，亦可通过方中吴萸、桂枝、麦冬、白芍、丹皮的剂量变化而达到目的，方名既为温经汤，自然是以冲任虚寒为主，故临床运用本方治疗不孕症，应以月经后期，经量

偏少为主要适应证。鉴于此病的特殊情况，其他虚寒表现，临床上并不多见。当然，经量特少的幼稚型子宫，也难以见效，此又当别论。

使用本方治疗妇女不孕症，虽药味不可变更，但分量可作加减。余常用分量如下。

泡吴萸 2.5~4.5g　红参 10g　桂枝尖 6~10g　阿胶烊化，10g　姜半夏 10g　麦冬 10~12g　当归 10g　川芎 6g　白芍 10~12g　丹皮 6~10g　甘草 6g　生姜 3 片

吴茱萸须用贵州出产者，紧小，略带青绿色，味略苦，不甚辛辣。他处出产者，多带辣味而不适用。半夏须姜制者，法制半夏无用。桂枝须用尖，嚼之有肉桂气，桂枝木无用。药味既真，效验自更确实。

（傅幼荣　整理）

徐升阳

论病多肾虚肝郁，施治宜审证调理

徐升阳（1929～　），武汉市中医医院妇科主任医师

一般教材中将不孕症分为肾虚、肝郁、痰湿三大证型，基本上符合临床实际。我们治疗不孕症 300 余例，未超出这三大证型。也有教材另列血瘀一证，我们的经验提示血瘀病理多属兼证，并见于上述三大证型之中，不足以成为独立的证型。三大证型中以肾虚、肝郁多见。1985 年笔者曾统计 140 例不孕症，肝郁气滞证占 60%，肾虚证（阴虚及阴阳两虚）占 20%，肾虚肝郁证占 18.6%，痰湿证占 1.4%。1989 年统计 176 例，肾虚证占 44.3%，肝郁证占 35.2%，肾虚肝郁证占 17.5%，痰湿证占 3%。由于中医辨证多以病人主诉及医师问诊资料为依据，难免主观片面，且门诊匆忙，证候询问、记录会有遗漏，有时在复诊时才得到补充，故准确性不一定高。但肾虚、肝郁二型是不孕症的主要证型这一点是肯定的，而且两者发病率不相上下。

我们曾注意到中医证与西医病的关系。通过双合诊、基础体温测定、子宫内膜活检、输卵管通液、造影、B 型超声波检查，发现肾虚证中子宫发育不良及无排卵者占多数，肝郁气滞证中则多为幼稚子宫及不排卵。子宫内膜诊报内膜腺体分泌不良者，肝郁气滞证占多数（62/98），其次为肾虚证（18/98）；内膜呈增生期图像的多为肾虚证。

基础体温提示黄体功能不健的也是以肝郁气滞证占多数，其次为肾虚证；而单相型体温则多为肾虚证。慢性盆腔炎及输卵管不通，病人临床多表现有血瘀的症候，有的还兼有湿热。以上资料对临床辨证辨病思路可能有所启示。

关于不孕症的治疗，书中列有各证主方及加减法，但未说明用药时机，初学者不易掌握运用。笔者认为，采取辨证与辨病相结合，按月经周期不同阶段用药，能提高不孕症的治疗效果。

肾虚取四物汤加补肾药，常用补肾药有菟丝子、仙茅、淫羊藿、肉苁蓉、巴戟天、覆盆子、锁阳、破故纸、山萸肉、枸杞子、女贞子、何首乌、旱莲草等。这些都是具有调节生殖功能的补肾药。证型偏热的以补阴为主，证型偏寒的以补阳为主，中性状态的平补阴阳。热甚的以丹皮易川芎，酌加骨皮、知母、黄柏等。寒甚的入肉桂、附片、紫石英、鹿角胶等。子宫发育不良无排卵者，即使无肾虚临床见症（如腰膝酸软等），也要按肾虚治疗以补先天。肾虚证最佳用药时机应为经后期，即新的周期开始时，因补充肾气以便促进卵泡发育及卵细胞成熟。经前期即排卵后至经前，可在补肾基础上随症加减。无排卵患者应于周期第 10~12 天用补肾活血法促进排卵，可选用桃仁、红花、丹参、泽兰、牛膝、益母草等活血通络药。寒甚者可加细辛、桂枝，但夏季这类药又应慎用。

肝郁气滞证取四物汤加疏肝通络药，常用药有柴胡、郁金、枳壳、香附、川楝子、路路通、橘叶、青皮、绿萼梅、合欢皮等。因肝郁气滞病机常兼精血不足，故尚应加枸杞子、女贞子、山萸肉、巴戟天、首乌、菟丝子等。如肝郁化热，加入丹皮、栀子，取丹栀逍遥散之意。肝郁气滞证最佳用药时机是在排卵后的经前期。因黄体功能不良者常见肝郁气滞证，其临床症状每于经前发作（胁腹胀痛、郁闷等），用药时间要在症状发作前 3~5 日。肝郁气滞证在经后期又当肝肾同补，使肝得肾滋（水生木）而遂其条达之性，一般用滋肾药，个别偏寒证的才在经后用温肾养血法。炎症不孕患者常表现肝郁气滞证，所以这时又当辨病而加入清热解毒药，选红藤、蒲公英、土茯苓、野菊花、败酱草等，用量可达 30g。输卵管不通者加路路通、甲珠、丹参、细辛、桂枝等。

痰湿证在不孕症中居少数，取四物汤加祛痰启宫药治疗。常用半夏、橘红、枳壳、胆星等。本证施治中尚应选加温阳理脾之品，如选破故纸、菟丝子、仙茅、淫羊藿、白术、茯苓、苍术等。因为痰湿内滞，主要是因阳虚失运，水谷不化生精液所致，温阳理脾是治本之法。本证用药时机亦应在经后开始，排卵后至经前可随症加减。小子宫应加紫石英、鹿角胶或鹿角霜，无排卵者于排卵前加温肾化瘀药。

炎性不孕及输卵管不通者临床十分常见。虽多属肝郁气滞证，但亦见于其他证中。辨病加药与肝郁气滞中所述者同。施治中要点如下。

（1）肾司生殖，不孕症应属肾病，治疗上以补肾为主。至于补阴或补阳，则应视病人证候是偏热还是偏寒而定。偏热的滋肾阴，偏寒的温肾阳，中性状态者平补。又应按阴阳互根原则，在阴中求阳，阳中求阴，用药兼顾，不可偏于一端。

（2）在辨证用药基础上，经后期新的周期开始，应根据上述精神抓好补肾环节。肝郁气滞证补足肾水，则肝得养而条达。痰湿证补肾助阳，水谷得运则杜生痰之源。

（3）周期第 10~12 天，即排卵前，用补肾化瘀法以促排卵。一般以桃红四物汤加补肾药服 5 剂，寒甚者加入桂枝、细辛、附片。

（4）兼血证，患炎性包块、输卵管不通者，应在主方中加活血化瘀药，但经前应慎用。凡不孕者，月经一旦届时未至，是不可轻易投活血化瘀药的，以免误伤早期胎元。这时以养血调气补肾立法，既不干扰月经，又利于胎元。只是在基础体温单相，确定非孕时方可破血。

贲子明

不孕证治举隅

贲子明（1913~？），大连市友谊医院主任医师

肾为先天之本，为人体生长、发育、生殖之源，为生命活动之根。肾主藏精，肾中精气的盛衰，主宰着人体的生长发育及生殖功能的变化。我认为肾气虚，肾阳不足，是不孕症的根本原因及主要病因。

妇人以血为本，经水为血所化，而血的生成、统摄与运行，有赖于气的生化与调节，气血失调是妇科病常见的发病机制，也是引起不孕症的主要原因。邪热迫血妄行，可致月经先期、月经过多甚至崩漏而引起不孕；寒邪入血，血为寒凝，可致月经后期、月经过多、痛经、经闭而引起不孕；情志变化，引起气分改变而涉及血分，如气逆则血上，气陷则血下，气虚则血脱，气滞则血瘀，气乱则血乱，从而产生月经不调、痛经、经闭、经行吐衄、癥瘕等病而导致不孕。

我在治疗上，是先治其标，后治其本，先治兼证，后治主证。在治疗标本主兼证中都不离温补肾阳，则收到了较好的效果。由于受邪有轻重，体质有强弱，临床证候也有所不同。如胞热属实者，必出现心烦口渴，舌燥唇焦，且月经多先期；胞中虚热者，多神疲气怯，午后发热，形削而懒言；胞寒属实者，形寒肢冷，腹痛拒按，经行多在

后期；胞虚寒者，腹痛喜按，大便溏薄，阴中绝无温热之气；心脾气伤，必有怔忡不寐，少气不足以息，经色多淡而淋漓；痰阻者，体质肥胖，外似壮实内虚，如脾虚湿邪下注，浸淫胞宫，白带必量多；肝郁者，两胁胀满，时欲太息，经期乳房必胀痛；肾阴虚者，腰膝酸软，头昏而目眩，手足心热，多盗汗；血瘀胞宫者，时腹刺痛，经行涩滞，色紫黑多块。

胞中实热用知柏清热汤加减：

当归 15g　川芎 15g　生芍 15g　生地 15g　知母 15g　黄柏 7.5g　木香 10g　黄芩 7.5g　黄连 7.5g　甘草 7.5g

胞中虚热用养阴种玉汤加味：

熟地 30g　山萸肉 20g　当归 20g　酒芍 20g　地骨皮 15g　青蒿 15g　甘草 10g

胞寒实用吴茱萸汤：

当归 15g　肉桂 10g　吴茱萸 10g　丹皮 15g　半夏 10g　麦冬 15g　防风 7.5g　细辛 5g　藁本 7.5g　干姜 7.5g　云苓 15g　木香 15g　甘草炙，10g

胞虚寒用温土毓麟汤：

巴戟 20g　覆盆子 20g　山药 25g　焦术 30g　人参 15g　神曲 15g

心脾气伤者，用归脾汤加减：

人参 15g　黄芪 20g　元肉 15g　焦术 20g　茯苓 15g　木香 15g　当归 15g　枣仁炒，25g　远志 15g　朱砂面分 2 次冲，3g

偏心血虚者用：

熟地 30g　山萸肉 20g　杜仲炒，15g　川断 15g　当归 20g　肉苁蓉 15g　枸杞子 15g　黄芪 25g　炙草 15g

痰湿阻遮（偏实痰多）者，用加味二陈汤：

茯苓 25g　半夏 15g　陈皮 15g　枳实 15g　炙草 15g　生姜 5 片

偏虚痰少者用加味补中益气汤：

人参 15g　黄芪 20g　当归 15g　半夏 15g　柴胡 10g　焦术 50g　升麻 7.5g　陈皮 15g　茯苓 25g　炙草 15g

偏白带多者，用加味五味异功散：

党参 40g　焦术 40g　云苓 25g　炙草 15g　陈皮 15g　山药 40g　薏仁 40g　扁豆 15g

肝郁者用开郁种玉汤加减：

当归 15g　焦术 30g　酒芍 50g　茯苓 15g　丹皮 15g　香附 15g　天花粉 15g　青皮 15g

经行腹胀甚，气滞血瘀者，用加味乌药汤加减：

乌药 15g　香附 15g　广木香 15g　白芍 20g　肉桂 7.5g　生姜 5 片

肾阴虚损，偏阴虚兼气滞者，用加味六味地黄汤：

二地各 20g　山萸 20g　丹皮 15g　泽泻 15g　茯苓 15g　生山药 25g　香附 20g

偏阳虚者用：

熟地 25g　枸杞 25g　当归 15g　川芎 15g　仙灵脾 15g　山萸 15g　丹皮 15g　泽泻 15g　菟丝子 15g　杜仲炒，15g　牛膝 15g　附子 7.5g　肉桂 7.5g

血瘀者用少腹逐瘀汤加味：

当归 15g　川芎 15g　生蒲黄 15g　五灵脂 15g　延胡索 15g　赤芍 15g　炒杜仲 15g　官桂 5g　小茴香 2g　干姜 2g　苏梗 15g

张某　28 岁，干部。1981 年 2 月 10 日来诊。

结婚 4 年未孕。月经正行 2 天，腹部胀痛，胀甚于痛，性情暴躁。每月如是。一般经期须休息 4~5 天。诊见面色青暗，脉弦有力。证属肝郁气滞。治以疏肝调气。用加味乌药汤加减。

当归 20g　乌药 15g　香附 15g　木香 15g　延胡索 15g　青皮 15g

川芎 15g　坤草 15g　白芍 15g　肉桂 5g　生姜 5 片

复诊（2 月 13 日）：上方服 3 剂后，腹部胀痛大减，月经已回，但腹有不适感。效不更方，继服 3 剂。第 2 个月来诊，腹部微有胀痛不适感，又投前方 3 剂，未休息。第 3 个月末，工友来看病告知已怀孕。

刘某　34 岁，工人。1981 年 5 月 6 日来诊。

结婚 6 年未孕。经常腰腿酸痛，尿频，月经不调，胸膈不舒。诊见面色潮赤，舌质嫩红，无苔，脉细数。证属阴虚兼夹肝郁。治以滋阴疏肝法。

生地 25g　熟地 25g　山萸肉 20g　生山药 25g　云苓 15g　泽泻 15g　丹皮 15g　香附 15g　杜仲炒，15g　枸杞 15g

复诊（5 月 10 日）：尿频减轻，但胸膈不利。原方加青皮 15g，香附加量至 20g。水煎服 3 剂。

三诊（5 月 14 日）：胸膈已舒，但腰腿仍觉酸痛。原方加炒杜仲 25g，川牛膝 20g。继服 10 剂。

四诊（5 月 23 日）：腰腿痛未尽消失，继服 10 剂。

五诊（6 月 7 日）：月经按期来潮，症状基本消失。嘱其加强调养，注意生活，不需服药。4 个月后已怀孕。

王某　32 岁。1981 年 9 月 8 日来诊。

结婚 8 年未孕。经常小腹发胀，白带量多，腰酸腿软。诊见舌体胖大，苔腻稍黄，脉沉数小滑。证属脾虚湿停，郁而化热。治以健脾利湿清热。由加味五味异功散加减。

党参 35g　焦术 50g　茯苓 15g　炙草 15g　陈皮 15g　山药炒，50g　薏苡仁 30g　扁豆 15g　盐柏 10g　砂仁 10g

二诊（9 月 12 日）：服药 3 剂，带下量减，体力稍复。效不更方，继服 9 剂。

三诊（9月24日）：带下基本消失，但有腹胀。原方加香附25g。9剂。

四诊（10月4日）：症状消失，为了巩固疗效，服补中益气丸1个月。3个月后走访已怀孕。

崔玉衡

不孕症的效方

崔玉衡（1929~　），开封市第二人民医院主任医师

不孕首重调经

妇女不孕的原因，有外感淫之邪，侵袭或蕴于胞宫，冲任损伤，致月经不调不能受孕，或因七情所伤，五志过极，脏腑经络受损，气血偏盛，导致月经不调，不能摄精而不孕。月经的主要成分是血，在肾气和天癸的作用下，输送精微，灌注于胞宫，以营养精子培育胎元，若未受孕则去旧更新，涤净秽气，将经血如期排出，即为月经。外感内伤均能引起月经不调、或前或后、量过多过少、崩漏、闭经等症，皆可影响月经正常的生理性周期，也就影响了女性生殖周期，故多不能生育。经期如潮有其一定的周期性，身体健康，冲任通盛，阴阳和则有子矣。故种子之法，首要调经，即所谓“求子之法，莫先调经”“经调则孕”。但临床必须审因辨证施药，方能准确无误。

临证若见经期后错，畏寒肢冷，舌淡脉沉弱，阳虚宫寒不孕者，治宜补肾暖胞宫、养血助孕之剂，方选温经汤或吴茱萸汤，加淫羊藿、补骨脂、菟丝子等进行治疗，每多获效。

田某　女，26岁。1967年7月10日初诊。

患者婚后5年未孕，常以嗣续为念。每遇经期少腹痛，甚则浑身发冷，卧床不起。面黄肌瘦，饮食欠佳。诊时正值经期，脉沉细，舌苔白腻。以前曾用调经活血之方，未中病。问其经期曾有淋雨、涉水否？答曰："兼而有之。"此为寒湿侵袭经脉致痛经，蕴于胞宫而凝滞，以致宫寒不孕。治法：先拟温经散寒、活血通经之剂，待其月事如期，再施助孕之方药。

当归12g　川芎9g　肉桂6g　赤芍12g　党参12g　黄芪20g　苍术15g　桃仁12g　红花9g　吴茱萸6g　延胡索12g　干姜3g　甘草炙，9g

服药3剂，痛大减，身渐感热。继服3剂，精神好转，诸症悉瘥。后改用人参养荣汤，配服"嗣育丹"方，连服30余剂，身体健康，次年足月顺产一男婴。

本例为经期淋雨涉水，寒湿侵于胞宫，经血凝滞故痛作。阴寒内蕴，冲任虚损，故多年不孕。治法以活血调经为主，重用人参、黄芪大补脾胃之气，佐肉桂、干姜温宫散寒，气旺血行，月事如期。后拟人参养荣汤气血双补，配嗣育丹调冲任，补肾助孕，故药到病除，育儿如愿。

李某　女，26岁。1963年10月21日初诊。

患者已婚7年未孕，其夫健康。本人月经错后，素2~3个月一行，经量少色暗，时伴有四肢发凉，少腹欠温，遇寒加重，性欲淡漠。曾经妇科检查：子宫发育正常。脉沉细尺弱，舌淡苔白。诊断：不孕症（胞宫虚寒）。治法：温宫散寒，佐以助孕。

党参15g　桂枝6g　阿胶9g　当归20g　川芎6g　白芍炒，13g　吴茱萸6g　半夏10g　淫羊霍13g　干姜5g　沉香2g　甘草炙，9g

服药5剂平妥，嘱其用上方每月经净3日后服，隔日1剂，服20剂后，月经期恢复正常，少腹凉大减。服药3个月后停止。1年后随访已怀孕数月。

本例为宫寒不孕。患者素月经错后，2~3 个月一行，为虚为寒。肾阳虚不能温养胞宫，则少腹欠温，四肢凉，胞宫虚寒则性欲淡漠而不摄精，故久不受孕。方中桂枝、吴萸温经散寒；归、芍、芎养血调经；党参、阿胶、炙甘草益气健脾，补血养血；佐半夏一味，因冲任二脉均与足阳明胃经相通，此药能和胃降逆气而散结；干姜温中，以助生化；配淫羊藿、沉香温肾暖胞，以资先天之精。全方共奏温宫、养血、益肾摄精之功，血脉通畅，任通冲盛，而成胎孕。

若见身体素弱，脾虚血亏不孕者，治宜气血双补、益肾固冲之剂。方选八珍汤或毓麟珠加入鹿茸、紫河车、鹿角胶等。脾胃旺盛，气血生化有源，经水调和，自可受孕。

临床常用自拟“助孕汤”。此方临床运用数十年，多能达到良效。亦可药量加重制成丸剂，常服即可达到调经助孕之效。

熟地 15g　当归 15g　白芍炒，15g　川芎 10g　吴茱萸 6g　官桂 3g　仙灵脾 15g　仙茅 6g　沉香 5g　香附醋，20g　甘草炙，6g

若寒凝胞宫，可加附子，倍用官桂，使肾中真阳得补，寒邪除去，阴霾得散。对于子宫发育不良，或幼稚子宫者，可加党参、黄芪、鹿茸、菟丝子等。诸药配伍，既温养先天肾气以生精，又培补后天以化血，并佐调和血脉之品，使精血充足，月经调和，胎孕自成。

杨某　女，27 岁。1987 年 3 月 3 日初诊。

患者结婚 4 年未孕，素则月经错后，现又 4 个月未至。经妇科检查：继发性闭经。平时有白带量不多，其他无不适感，脉沉细，舌质淡，苔薄白。诊断：不孕症，闭经。治宜温经散寒，活血祛瘀。

肉桂 3g　吴萸 5g　川芎 15g　当归 30g　赤芍 15g　丹皮 10g　干姜 3g　香附 30g　清半夏 10g　党参 15g　仙灵脾 15g　桃仁 15g　红花 10g

沉香 3g　甘草炙，6g

服药 3 剂，月经仍未行，余无所苦。守上方加三棱 30g，莪术 20g。又服 3 剂后，月经已至，量少。经净后，改用滋肝肾、养血活血之剂，拟“助孕汤”加味治之。

当归 15g　熟地 15g　白芍 15g　川芎 10g　香附 20g　菟丝子 15g　云苓 13g　仙灵脾 15g　沉香 3g　党参 13g　肉桂 3g　吴茱萸 5g　甘草炙，6g

服 6 剂，经期正常 2 个月，仍间断口服上方，于 1987 年 8 月 20 日停经，检查已妊娠 50 日。

本例为不孕症兼闭经。此患者因气血瘀滞，胞宫虚寒，而致经闭不行，血瘀血虚致冲任二脉虚损，久不受孕。其症有二，病因为一，故先治用调经之剂，首方以温经散寒、活血祛瘀为主，使经水通调，月事如期，再拟养血活血之助孕汤，补肝肾，益精血，活瘀调经，即达到摄精助孕之效。

临床如经期不规则，行经腹痛，肝郁血瘀不孕者，治宜行气开瘀、活血通经之剂，方选开郁种玉汤，或少腹逐瘀汤，加丹参、泽兰、坤草等。

范某　女，25 岁。1974 年 7 月 12 日初诊。

患者已婚 3 年余未孕，曾经妇产科检查，无异常发现。平素经期不规则，前后无定期，伴有性情急躁易怒，每于经前尤甚，月经每隔 25~40 日一行，行经少腹隐痛，经前乳胀，经色暗红，量一般，脉细略弦，两尺弱，舌淡润，苔薄白。现经期将近，少腹不适感加重。诊断：肝郁血瘀不孕。治法：暂先用活血理滞调经之品，经净后，再拟疏肝开郁、益肾助孕之方。

当归 10g　赤芍 13g　川芎 10g　桃仁 13g　红花 6g　柴胡 9g　延胡索 13g　香附 30g　没药 6g　甘草炙，9g

服药3剂，少腹痛减轻，病已小瘳。改用疏肝开郁、益肾助孕之剂。

柴胡6g　白芍15g　当归13g　川芎10g　香附20g　沉香3g　生白术10g　云苓13g　吴茱萸6g　生熟地各13g　仙灵脾9g　甘草炙，9g

上药隔日1剂，共服10剂后停药。如此交替服药数月，经期正常，行经已无所苦。停药3个月后，月经过期十余日，尿检胶乳试验（+），为早期妊娠。

本例为肝郁血瘀不孕症，素因情志所伤，肝气郁滞，气血失调，冲任失养，故婚后3年不孕。肝失条达，疏泄失常，则见肝郁气滞诸症。故治疗先用活血疏肝理滞、调经止痛之剂，继加滋肾养血助孕之药，使血活气行瘀散，血脉通利，肝气调达，疏泄正常，肾气旺盛，血行循经，即易受精而孕。

若症见形体丰腴，经行延期，或有白带，为痰湿瘀阻不孕，治宜除湿化痰、活血通络之剂，可选苍附导痰汤，或用启宫丸加减治疗。湿热郁结不孕，临床常见于盆腔炎、附件炎、输卵管炎症等妇科疾患，治宜清热祛湿、活瘀通经之剂，方选四物汤加入二妙散、鱼腥草、土茯苓、苦参、蛇床子等。若见带下量多或黄白兼见，应先以治带为主，因带脉与胞宫密切相关，带下绵绵，带脉失约，则会损伤胞宫，影响胎孕。若兼见痛经、闭经、少腹痛，则为气血瘀滞，湿热互结，闭阻于胞宫，月经紊乱，造成不孕。治疗宜活瘀、除湿热之剂，方选四逆散、四妙散、失笑散三方合用，疗效颇佳。另外，傅氏治妇女不孕种子十条，均很有参考价值，针对病因进行调经。故治疗不孕，调经为第一步，建立规则的月经周期，助孕为第二步，切不可一见不孕症，便投以助阳种子类药物。若不毛之地不经开垦整理，虽有佳苗良种，也不能生长。

补益肾气调冲任，阴平阳秘自摄精

对于月经周期基本正常的女性患者，若无明显他症，治法用药之要，重在益肾填精，滋养胞宫，以摄精助孕为主进行治疗。临床常用自拟方“嗣育丹”，随症加减，效果甚佳。“嗣育丹”方药如下。

当归 30g　熟地 30g　川芎 15g　白芍炒，15g　醋香附 30g　沉香 6g　云苓 20g　苍术 15g　紫河车 15g　巴戟天 30　仙灵脾 30g　菟丝子 20g　砂仁 6g

上药可服汤剂，每隔 1~2 日 1 剂，间断口服。也可研为细末，炼蜜为丸，每丸 9g 重，1 次 2 丸，每晚 1 次，连服 3 个月为 1 个疗程。服药时间，一般以经净后 3 日用药，经前 1 周停药，此需因人因证而异。并嘱患者要密切配合，坚持服药，定有嗣育之效。

本方中当归、熟地、芍药、川芎有补血活血、敛阴养血之效。配巴戟天、仙灵脾、菟丝子等药，可补肾壮阳，益精气，治男子绝阳不起，女子绝阴无子。加紫河车一药，为血肉有情之品，气味甘温，大补元气，滋阴补肾，益精血，专治冲任虚损，久不受孕。佐香附一味，入血分，祛旧血，生新血，《本草纲目》中曰：“香附……暖子宫……乃气病之总司，女科之主帅……”配伍云苓、苍术、砂仁可健脾祛湿，芳香和胃，并起到防止滋补腻膈、中满之弊。加入沉香，可入肝肾脾胃经，功能降气温中，暖肾纳气，启子宫。如《日华子本草》曰：“调中补五脏，益精壮阳，暖腰膝……”综观全方，补肾气，益精血，调经温宫；健脾胃，生化源，行瘀阻，启子宫。其补中有活，摄中有调，组合得体，能达到益肾助孕之功效。

张锡纯说：“男女生育皆赖肾气作强，肾旺自能荫胎也。”故补益肾气之法，亦可用于治疗男性不育症。常用自拟方药“种子丹”，经数年的临床治疗，有效者不胜枚举。同时要结合现代科学的诊断方法，认真检查，排除器质性病变。“种子丹”方药如下。

韭子 10g　菟丝子 20g　五味子 10g　桑螵蛸 10g　覆盆子 15g　枸杞子 15g　车前子 15g　仙茅 10g　淫羊藿 15g　当归 10g　川芎 6g　熟地 15g

临床根据不同症状加减使用。偏阳虚者，加肉桂、鹿茸、肉苁蓉。偏阴虚者加何首乌、女贞子，兼有血瘀者加赤芍、丹皮。检查精子活动率低者，加生黄芪、鹿茸。若有阳痿者加阳起石、紫石英、海狗肾。有遗精者加芡实、金樱子。有早泄者加锁阳、生龙骨、生牡蛎、桑螵蛸。此方治疗男性不育，精子量少，或成活率低，活动率差者，可以较快地改善精子活动，增加精子的数量。若精液稀薄者，加鱼鳔、鹿角胶；精凝不液化者，加黄芩、黄柏、蒲公英之类，均有显著疗效。

本方中六子，均为补肾益精血、温肾壮阳之品，“凡物之多子者，久服之亦令人多子”。配仙茅、仙灵脾相得益彰，可益精起痿，助性欲。佐当归、熟地、川芎大补阴血，养血益冲任，增益肾中阴阳之气。诸药配用，以温补肾阳摄精为主，使肾中精气充盛，温煦化生精子细胞，使性功能正常，精液充足，阳生阴长，达到种子之功效。

本方经多年临证观察，对以上诸症，服药 20~30 剂后，各症均减，病情好转。以后，可将上药量加 1~2 倍，配蜜成丸，每丸 9g 重，每晚 1 次，1~2 丸，连服 1 个月为 1 个疗程，3 个月为 1 个周期。坚持服药 3 个月至半年后，多能取效。

不孕症，除对病理因素进行治疗外，男女双方都应注意养生之道，以固精、养精、育精、摄精，精气充盛，男女完实，则易于孕育。故《济阴纲目》中曰：“求子贵养精血。”女子调经先在养性,《诗经》云：“妇人和平，则乐有子。”和则气血不乖，平则阴阳不争。所以在男子应当节欲以养精，女子应当寡欲以益血，男益其精，女调其经，即可孕育。若频频交合，羸男亏阳，弱女亏阴，虽交不孕，即孕亦难成。治疗不孕症，节欲养生实为孕育根本之一。节欲还包括戒私欲阻邪念，即《内经》所说，“恬淡虚无，真气从之，精神内守，病安从来”。对七情五志要顺乎自然，不使精神上有抑郁伤神，过极伤志，影响正常的生理功能和心理状态，如恼、怒、忧、思、大悲、大伤等可影响人的身心健康，怒则气上，思则气结，忧则气伤，大悲则伤心神。在男子则易患性欲减退，性功能低下，精子活动率降低等；在女子则会经期不规，月经不调或闭经，影响正常的排卵周期，造成不孕。只要精神愉快，身心健康，真气充盈，肾气旺盛，即能摄精成孕。

其次，交接的时机亦非常重要，以女子“氤氲时期”为最佳。掌握种子时机，易于受孕。妇女在行经后自感有1~2日周身气蒸而热，有欲交接不可忍之状，则为“氤氲时期”，所谓“天地生物必有氤氲之时，万物化生必有乐育之候”，即西医学的“排卵期”，这时种子最易受孕。

（袁剑梅　协助整理）

黄寿人

证分虚寒虚热，治取药食兼施

黄寿人（1905~1978），名中医

对不孕症辨证论治经验，有如下几点。

一、辨证分虚寒虚热

不孕的辨证应分虚寒、虚热，此外，还有瘀血阻滞胞脉。其中以虚寒证为多见，此是由于真阳不足，不能暖胞摄精所致。子宫发育不良的不孕，大多数属于虚寒证。自拟温宫补血汤治疗虚寒不孕，于经期后服用，效果甚著。药物有：

党参　白术　茯苓　当归　熟地　首乌　菟丝子　淫羊藿　紫石英　益母草

对于虚热不孕，则常以丹栀逍遥散、固经汤加减，以调经清热为治。对于症见经行腹痛较剧的不孕，多有血瘀，则以温经化瘀为法。用桂枝茯苓丸加红花、丹参、三棱、莪术等。

二、食雄鸡、鲤鱼子（卵）暖胞宫有助怀孕

多食雄鸡、鲤鱼子（卵），对虚寒不孕的治疗有辅助作用。临床常用，多获效益。用雄鸡，以刚开始啼叫、重约斤余者最佳。雄鸡性温，取其纯阳气旺，能温肾暖胞而有利于种子。在服药期间，雄鸡煨

汤食 2~3 只，能助药力。鲤鱼性亦温，其子能暖胞，多食之亦利于种子。

胡某 女，30 岁。

婚后 5 年未孕。经来量少，小腹隐痛，经色比较淡暗。苔薄，脉沉细。此为先天不足，气血虚少，胞宫有寒。治以双补气血，佐温胞脉。

当归 12g 白芍 12g 熟地 12g 川芎 9g 太子参 12g 白术 9g 茯苓 12g 甘草 6g 菟丝子 9g 首乌 9g 桂枝 6g 炮姜 9g

二诊：服 5 剂后，经来腹痛减轻，经量稍增。适当经后，宗上法佐温肾阳。

党参 12g 白术 9g 茯苓 12g 熟地 15g 当归 9g 车前子 12g 金樱子 9g 菟丝子 12g 淫羊藿 9g 补骨脂 9g 益母草 12g 香附 12g

嘱食雄鸡 3 只，食如常法。

三诊：月经前后连服上方 10 剂，连续 3 个月，月经正常。此次过期半月不至，脉细滑。1 个月后复诊，诊为妊娠。后如期产一男婴。

肾虚先天不足，是不孕的常见原因。本案经量偏少，证属先天不足。运用药物与食物，以补气养血温肾而收效。

罗某 女，28 岁。

婚后 9 年未孕。月经 3~5 个月一行，经至对腹部胀痛。脉弦细，舌暗红，苔薄白。此系胞脉瘀滞。治以化瘀导滞法，以桂枝茯苓丸加味。

桂枝 9g 茯苓 12g 桃仁 9g 炮姜 9g 丹皮炒，9g 栀子 9g 丹参 12g 香附 9g 益母草 12g 三棱 9g 牛膝 5g

患者持上方回乡后，来信说，先后服药 12 剂，月经能按时来潮，后受孕产一男婴。

本案据经血有块，经至腹痛，诊为胞脉瘀阻，以致不能受孕，故以化瘀滞、通利脉络而收效。

李某 女，31 岁。

婚后 8 年不孕。经前腰腹疼痛，经来量少，色黑有块，时有白带，清稀无臭。舌淡苔薄，脉象沉弦。此系胞宫虚寒又兼气滞。治以温经散寒，佐化瘀滞。

吴萸 9g 炮姜 9g 补骨脂 9g 当归 12g 白芍 12g 川芎 9g 郁金 18g 红花 9g

嘱食雄鸡 2~3 只，食如常法。

二诊：服上方，无不良反应。仍宗上法，加重化瘀之品，上方去红花、郁金，加三棱 9g，桃仁 9g。

三诊：白带减少，余无异常。近日腰部时胀，经期将至，腹无所苦。仍以温经养血、调气化瘀为法。

当归 12g 熟地 12g 白芍 12g 川芎 9g 丹参 12g 白术 12g 香附 9g 茺蔚子 12g 桂枝 9g 红花 9g

四诊：经至腹痛大减，血色转红。舌赤，脉细数。此为阳气渐复、阴虚又显之候。以养阴活血为治。

条参 12g 麦冬 12g 生地 15g 白芍 12g 枇杷叶 9g 桑寄生 12g 川断 12g 秦艽 9g 红花 9g 郁金 15g 木香 9g

逾 2 个月即孕，后产一女婴。

本案亦系胞脉振阻不孕。惟带下清稀，胞宫虚寒，故入吴茱萸、桂枝、炮姜温胞散寒。四诊以后，又现虚热之象，再以养阴通络为法而受孕。

胡某 女，28 岁。

婚后 6 年未孕。月经 30~40 日一行，色红量少，3 天净。经前两乳胀痛，性情急躁，口干。舌红苔薄黄，脉弦细数。此系肝脉郁阻，久而化热。治宜疏肝理气，清热养阴。

柴胡 6g　赤芍 12g　白芍 12g　郁金 12g　川楝子 9g　枳壳 6g　当归 9g　丹皮 9g　栀子 9g　生地 12g　益母草 12g　枸杞子 12g

二诊：上方服 5 剂后，适当经至，胸胁胀轻，口干烦热。苔少，脉弦细数。此系气郁渐解，而虚热未清。以滋肾清热，佐理气滞为治。药用：

当归 9g　生地 12g　赤芍 12g　郁金 9g　白芍 12g　牛膝 9g　柴胡 6g　枸杞 12g　女贞子 9g　丹参 12g　红花 6g　丹皮 9g　泽兰 9g

三诊：上方服 3 剂后，此番经至，量增胀减，比较舒适，净后惟感腰酸。舌红少苔，脉细数。法再滋养肝肾，以调冲任。

当归 9g　生地 12g　白芍 12g　丹皮 9g　泽泻 9g　茯苓 9g　山萸肉 12g　枸杞 12g　山药 12g　郁金 9g　菟丝子 12g　益母草 9g

上方进 20 剂余，月经 29~32 日一行，胀痛均解，半年后受孕。

本案系肝肾阴虚，肝郁化热，为虚热证的不孕。始以丹栀逍遥散加减，清热调肝通络，后用归芍地黄汤加味，以滋养肝肾，从本施治，收到经水调顺而受孕的效果。可见经水不调的不孕，首当调经。

张志远

肾虚宫寒食药同治，气滞血瘀心身并调

张志远（1920~　），山东中医药大学教授

肾虚宫寒，食药同治

肾虚宫寒型不孕症，与体质素弱、经期受寒或营养不良有密切的关系。因肾阳亏虚，冲任二脉功能减退，胞宫失去温养，影响了孕育能力，前贤形容为“寒潭无鱼”。临床以药物治疗为主，配合饮食调养，效果尤佳。在用药上，首先要“益火之源”，以温煦命门，鼓舞肾间动气。可选用肉桂、巴戟天、仙茅、续断、肉苁蓉、仙灵脾；配小茴香、吴茱萸以祛下焦之寒，行气止痛；再则师法叶天士经验，以当归、紫石英大补冲脉，调理月经之本以利“种子”。小茴香、吴茱萸、紫石英三药配合，温经、散寒、暖宫，标本兼顾。积40年治疗不孕症的经验，凡肾阳不足、血海空虚、子宫发育欠佳而不孕者，宜重用巴戟天、仙灵脾、小茴香、紫石英四药，3~6个月为1个疗程，疗效满意。《内经》谓：“肾者主水，受五脏六腑之精而藏之。”欲调冲任、补肾命，单纯投入草木无情之药，则立足无本，正如叶天士所谓“声气必不相应”。因此，以质重味厚、填补滋养的血肉有情之品，通过食疗配合药治，以栽培体内精血，“血肉有情，皆可养身中形质，即治

病法程矣”(《临证指南医案》)。益精滋肾可用虾肉、蛎黄、海参、淡菜，温养扶羸羊肉尤宜，当归生姜羊肉汤亦可常服。药治为主，食疗为辅，奏效最捷。

崔某 女。

自幼多病，18 岁月经初潮，周期延后，色淡量少，白带清稀，乳房平坦，有轻度痛经，常感脐下发凉，如冷气扇动。婚后 6 年未孕，曾服鹿胎膏、定坤丹、艾附暖宫丸等。诊其身形瘦小，基础体温偏低，性欲淡漠，乃以温补肾阳为主，用验方小温经汤加减。

当归 9g 肉桂 6g 巴戟天 6g 仙茅 6g 肉苁蓉 9g 仙灵脾 12g 续断 6g 吴茱萸 6g 小茴香 6g 紫石英 15g

另外，配合食用虾肉、蛎黄、羊肉。10 剂后，面色晦暗消退，症状逐渐缓解，已无腹内冷扇之感。因月经尚未来潮，又加入“功比四物”的丹参调养肝血，通利血脉，隔日 1 剂，继服 10 剂。三诊时经血下，血量增多，脉搏较前有力，临床症状基本消失，精神转佳。嘱其照第一方续用，改为 3 日 1 剂，服 10 剂为 1 周期，再加入丹参，月经过后减去，长期应用。半年后函告，已经怀孕。

气滞血瘀，心身并调

不孕症属气滞血瘀者，发病多起于精神刺激，肝失疏泄不得条达，气行不畅，血运受阻，不能摄精成孕。临床常见心烦易怒、乳房胀痛或有硬结等肝郁气滞的症状，又可见经行不畅或前后无定期、血黑有块、经行腹痛及舌见瘀斑瘀点、脉象弦涩等瘀血停留之征。当遵气病日久，郁必归肝，气滞血瘀，血行瘀去的理论，解结、决闭、疏其血气，令木郁达之而致和平，治疗重在活血化瘀上。常用方为加减少腹逐瘀汤（当归、川芎、赤芍、桃仁、延胡索、肉桂、蒲黄、五灵脂、炮姜、小茴香、细辛、大黄、沉香），并酌情配伍橘叶、醋柴胡等药。方以当归、川芎养血；赤芍、桃仁活血；肉桂、细辛气雄而烈，通利气血；大黄一味破血开结，可导之下行。延胡索、小茴香、细辛、五灵脂、沉香还有良好的镇痛作用。对气滞重者，尤其乳见硬结者，必用橘叶、醋柴胡因势利导，予以宣通。先君对气滞血瘀不孕症的处理，所遣方笺大多不离细辛、肉桂、蒲公英、五灵脂、沉香、大黄等品，且常配合成药大黄䗪虫丸，十分重视祛瘀生新之治，实有至理。

本病既以精神刺激为诱因，长期不孕又可加重其精神负担，形成恶性循环，故调其情志，适其心性，也是治疗却不可忽视的重要环节。临床必须向病人晓以利害，解除思想顾虑，调适其家庭环境，不可徒恃药物，否则事倍而功半。

刘某 女，28岁。

因家务纠纷，有“不得隐曲”，精神抑郁，经期无定，行而不畅，婚后3年不孕。既往月经正常，惟近3年多来逐渐变化，来潮前心烦易怒，乳房发胀，有时乳头疼痛，不能触衣，行经时少腹作痛如棍棒搅刺，血黑有块。右手脉弦，左尺见涩，舌边一侧有数点瘀斑。乃气病日久，郁必归肝，气滞血瘀，而致不孕。方以加减少腹逐瘀汤。

当归6g 川芎6g 赤芍9g 延胡索9g 肉桂3g 蒲黄9g 五灵脂9g 炮姜2g 小茴香2g 桃仁3g 细辛1g 大黄3g 沉香1g

水煎服。月经过后，每日1剂，连服8剂。复诊时，经血已见，腹痛缓解，乳房能扪到疬样小块状物，即于此方中加入橘叶9g，醋柴胡9g，行气散滞，月经过后始服，8剂为1周期。后来函告，坚持5个周期调治，情况极好，乳痨未再胀痛，硬块几乎全消。近来月经闭止，妊娠反应阳性。嘱其少用辣椒、芥末、浓茶、烟酒等辛辣刺激之品。10个月后询知，顺产一男婴。

本案初诊药后乳头锐痛症状虽减，但聚结之硬块并未随之而消，二诊增橘叶、醋柴胡二味，方取得满意效果。说明审证必须明确，遣药尤需注意分寸。一二味药物出入或加减适当，可牵动全局，是为借鉴。

（王振国　整理）

赵松泉

自拟排卵汤治疗卵巢功能失调不孕症

赵松泉（1915~2012），北京妇产医院主任医师

卵巢功能失调的无排卵性月经病有月经不调、功能失调性子宫出血、痛经、闭经、多囊卵巢综合征以及妇女男性化（患者血中睾酮测定过高）等表现。我认为卵巢功能早衰、无排卵属肾阳虚或肾阴虚，或肾阴肾阳俱虚。在50年临床实践中，以温煦生化、调整肾阴肾阳偏盛偏衰为法治疗卵巢功能失调，每获满意疗效。

经水应癸水而潮，如月之盈亏。月经周期前半月为阴，后半月为阳。从月经来潮第一日计算，前半月基础体温呈低温，排卵期女子胞藏精气而不泻，阴精充盛，重阴而少阳生，否极泰来，阳气内动，太冲脉充盛，俾使卵巢功能出现真机期而排卵，而后呈黄体发育期高温相半月，于阳气达到重阳时，则阳气因重蹈必阴而下泄，月经即来为月经期，此时胞宫泻而不藏。新陈代谢，降中有升，周而复始。月经期后为卵泡发育期，卵泡成熟为真机期，随后为黄体期。肾阴逐渐滋长是排卵的基础，冲任气血活动是排卵的条件。肾阴肾阳消长转化失常是排卵功能失调的内在根据，因此，补肾燮理阴阳，通补奇经，是恢复排卵功能的根本治法。自拟赵氏排卵汤，方药如下。

柴胡　白芍　赤芍　泽兰　益母草　鸡血藤　怀牛膝　苏木　生蒲黄　女贞子　覆盆子　菟丝子　枸杞子　刘寄奴　仙灵脾　肉苁蓉

随症加减：阴虚内热加青蒿、地骨皮、生地、玄参、知母；心烦，乳胀胸闷，加青皮、橘叶、留行子、香附、木香；闭经日久，脉弦涩，舌下静脉呈紫粗或唇舌有瘀斑，选加桃仁、红花、当归尾、茜草，瘀重者加三棱、莪术、炙水蛭；性欲减退，选用仙茅、仙灵脾、肉苁蓉、山萸肉、鹿角霜、巴戟天；痛经、腹胀加延胡索、川楝子、乌药、香附、广木香；痰湿纳差浮肿加白术、山药、茯苓、清半夏、陈皮；失眠多梦加首乌、炒枣仁、焦远志、茯苓；形寒肢冷加桂枝（或肉桂）、吴茱萸、小茴香、胡芦巴；湿热下注，带下赤白，加炒知柏、椿皮；湿热腹痛加败酱草、鱼腥草、紫河车；无排卵性功能失调性子宫出血，基本方去赤芍、泽兰、苏木、刘寄奴，易蒲黄炭，加生龙牡、乌贼骨、茜草、地榆。处方时必须根据四诊八纲，随症加减化裁。

（赵光燕　整理）

乔仰先

或通或补不杂糅，推陈出新分期治

乔仰先（1914~？），上海华东医院主任医师

血虚血瘀乃不孕的重要病理环节

临证体验女子以血为本，以血为用，血虚、血瘀乃是女子不孕的两大重要病理环节。血瘀者，多由于气机不畅或寒凝血滞，瘀阻胞宫，两精不能结合而不孕。血虚者，多由于先天禀赋不足，后天化源亏虚或各种急慢性失血疾病，导致血海不盈，冲任不充，胞宫或胎元失养，而发生不孕或流产（人工流产常可继发不孕）。正如元·朱丹溪所云："人之育胎，阳精施之，阴血摄之，精成其子，血成其胞，胎孕乃成。今妇女无子，率由血少不足以摄精也。"而且血虚血瘀往往在临床上相互夹杂，虚实并存，故治疗上，权衡血虚血瘀的主次采用"通""补"二法则成为取效的关键。

疏肝活血求通，调理脾肾需补

临床上不孕妇女往往有一个显著的表现，就是情志不畅，肝郁气滞。由于家庭的影响和社会的压力，这类妇女多情绪低落，悲观失

望，或烦躁易怒。时间愈长，抑郁愈深。故在治疗上，除了给予心理指导外，辅以药物治疗也十分重要。情志不畅，气机郁滞，多责之于肝。肝主藏血，主疏泄，肝失条达，则肝郁气滞。“气为血帅”，气滞每兼血瘀。故肝郁与血瘀也颇多关联。临床上常见于输卵管阻塞不通、输卵管炎所致的不孕症。治疗这类不孕症时，余每用自拟疏肝活血的基本方。

柴胡 5g　枳壳（实）6g　赤芍 6g　白芍 6g　甘草炙，6g　当归 15g　川芎 9g　生地 12g　桃仁 15g　红花 5g　炮山甲 6~15g　王不留行 12~15g　路路通 12~15g　牛膝 15g　刘寄奴 12~15g

有炎症者，常加用银花 10~15g，败酱草 15~30g；肝火旺者加用炒山栀、黄芩各 6g；大便偏干者，用枳实 6g，加重桃仁、当归用量。方中四逆散乃疏肝解郁、疏通气血之祖方。凡不孕而情志不畅显著者，恒投此方。余用柴胡方调畅情志，利于治病和受孕，可谓有百利而无一害耳。柴胡一味，5g 足矣，益以白芍柔肝，何伤肝阴之有！

肾为精血之本，脾为精血之源，肝为精血之用。治疗血虚所致不孕，尤需重视肝脾肾三脏。习用自拟调补肝肾方，并以此作为补法之基础方。常用药物是：

党参 15g　黄芪 15g　白术 15g　白芍 15g　茯苓 12g　生熟地各 12~15g　当归 12~15g　枸杞子 15g　山药炒，15~18g　补骨脂 12g　菟丝子 12g　鹿角片 3~5g　龟甲炙，12g　甘草炙，6g　红枣 15g

胃纳佳者，加用阿胶（烊，冲）9g；不佳者加用鸡内金 6g，砂、蔻仁各 2g。余喜用鹿角片治疗血虚患者，认为此系血肉有情之品，可填精生血，但鹿角又可助阳动血，故配用炙龟甲滋阴潜阳以制之。

通补交替，推陈出新

善补者，必补中兼通，使得流而不滞。善通者，必通中寓补，不致过伤正元。不孕而血虚极为显著时，补中兼通自不待言，而血瘀为主或血瘀血虚夹杂，难明主次时，则应根据经前、经后的不同特点，交替使用通、补二方，而且通方中不用补药，补方中不用通药，务使药精效专，直达病所。初看有悖前述补通之论，其实不然。妇女的月经周期，应视作一个动静结合的整个过程。从月经第1~14天，作为动态的时期。这个阶段月经始行，血室空虚，余每大胆运用通药，而不为“虚虚实实”之训所拘泥。余体会此时之运用通法，可促进胞宫收缩，使胞宫内膜正常增殖与脱落，清除瘀血，改善宫内环境，为孕卵着床提供条件。从月经的第15天至下次行经前，是相对静止的时期。这个阶段在清除瘀血的基础上，运用补益之方药，既可充分吸收，补养气血，又为下次月经的来潮奠定物质基础。本阶段的补益药物可有助于精卵的补养与生长。这种划分并非绝对，有排卵的不孕妇女可根据排卵期划分，无排卵者大致按上法划分（以月经中期为分界点）。

从整个的妇女月经周期来看，灵活调度通补二法，可使气血得生，郁瘀得除，则受妊有望矣。

朱某　女，38岁。1986年1月初诊。

贫血10余年。面色㿠白，爪甲不华，心悸怔忡，头晕耳鸣，胸闷善太息，口干欲饮，时作牙衄，腰肢酸楚，两手麻木，下肢浮肿，睡眠多梦，食欲一般。血常规检查：红细胞2.45×10^{12}/L，血红蛋白70g/L，白细胞4.2×10^{9}/L，血小板71×10^{9}/L。1976年10月结婚至今未孕。行经量多，一般周期提前7天左右，经至则口干咽燥明显。舌苔薄，质淡而体胖，脉细。妇科输卵管通畅试验报告：两侧输卵管基本不通。其丈夫精液检查正常。西医诊断：缺铁性贫血，再生障碍性贫血？输卵管阻塞性不孕症。中医辨证：气血亏虚，脾肾不足，肝郁血瘀，络道不畅。先拟调补肝肾，益养气血。

黄芪 15g　党参 12g　焦白术 15g　焦白芍 15g　茯苓 12g　甘草 6g　山药 15g　枸杞子 12g　熟地 12g　黄精 15g　麦冬 12g　五味子 4g　红枣 15g

随症加减用药：补骨脂、菟丝子、鹿角片、炙龟甲、阿胶（烊，冲）。

经过 2 年多的治疗，血象渐佳，于 1988 年 5 月 7 日复诊。查血常规：红细胞 3.30×10^{12}/L，血红蛋白 100g/L，白细胞 4.5×10^{9}/L，血小板 104×10^{9}/L。症状显著好转，面华红润，头晕亦轻，舌苔薄，脉弦细。此时患者要求治疗 12 年之不孕。乃疏如下方药，以疏肝活血通络，兼调补气血。

柴胡 5g　赤白芍各 15g　枳实 6g　甘草 6g　当归 12g　薄荷后下，5g　王不留行 15g　路路通 15g　丹皮 15g　丹参 15g　山栀 6g　黄芪 15g　生地 15g　熟地 15g　川石斛 12g　麦冬 12g　枸杞子 15g　红枣 15g

经本方近 3 个月的增损治疗，于 1988 年 8 月 2 日门诊，查尿妊娠试验阳性，晨起作呕，即予安胎之品，至 1989 年 3 月 16 日剖腹产得一女孩。

蒋某　女，53 岁。1987 年 12 月 28 日初诊。

贫血 6 年余。自 1981 年开始贫血，西医诊断：缺铁性贫血，再生障碍性贫血？面色萎黄灰暗，神疲乏力，少气懒言。舌淡薄黄腻苔，脉细。血常规检查：红细胞 2.09×10^{12}/L，血红蛋白 47g/L，白细胞 2.4×10^{9}/L，血小板 44×10^{9}/L。另查网织红细胞 0.5%/L。患者于 1983 年 2 月结婚，婚后 2 年不孕。经中西医治疗，血象渐升，并于 1985 年 6 月 4 日停经。但当妊娠 7 个月时胎死腹中，于 1985 年 12 月引产。后至今未孕。行经正常，妇科检查无特殊病变。证属脾肾不足，气血亏虚，胞宫失养，胎元不固。治宜健脾益肾，调理冲任。

黄芪 20g　党参 15g　焦白术 15g　白芍 12g　生地 12g　熟地 12g　枸杞子 15g　当归 12g　补骨脂 12g　菟丝子 12g　山药炒，15g　鹿角片 3g　龟甲炙，12g　阿胶烊冲，9g　甘草 6g　红枣 15g

宗上方加减治疗，血象转佳，精神渐振，并于 1988 年 8 月怀孕。因于前车之鉴，故仍续服补益气血之方药，酌加安胎之品。患者于 1989 年 5 月 27 日得一女婴。

陈某　女，29 岁。1988 年 5 月 28 日初诊。

不孕近 3 年。患者 1985 年 11 月结婚，至今未孕，叠经中西医治疗而未能如愿。主要症状：经前口干咽燥，多烦易怒，乳胀腰酸，行经腹痛不止，量多夹有紫块，经停则症渐减或消失。神疲乏力，有时下肢浮肿。舌苔薄，脉弦数。子宫造影报告：输卵管左侧完全阻塞，右侧通而不畅。西医诊断：输卵管阻塞性不孕症。中医辨证：肝郁气滞，血瘀阻络。治宜通补交替，活血养血。

月经第 1 天至月经中期：疏肝化瘀，活血通络。

柴胡 5g　赤芍 15g　枳实 6g　甘草 5g　丹皮 9g　丹参 9g　制香附 12g　王不留行 12g　炮山甲 6g　当归 10g　苁蓉 10g　刘寄奴 15g　红花 5g　川芎 9g　小茴香炒，2g　乌药 15g　路路通 12g　牛膝 10g

月经中期至行经前：健脾益肾，补养气血。

黄芪 15g　党参 15g　焦白术 15g　甘草 9g　当归 12g　熟地 12g　山萸肉 8g　山药 15g　巴戟 12g　菟丝子 12g　川断 15g　红枣 15g

经过 5 个月的调治，诸症大为改善，于 1989 年 6 月子宫造影报告：输卵管全部无阻塞。此后仍守前法化裁续服。未久尿妊娠试验阳性。目前怀孕 3 个月余，随访一切正常。

朱某为贫血兼输卵管不通所致不孕，蒋某为贫血不孕，陈某为单纯性输卵管阻塞不孕。朱某不孕近 12 年，但初诊时贫血极为严重，此际急当治疗贫血症。如果先治不孕，乃本末倒置，即令能孕，或许如蒋某第一次怀孕相仿，因气血不足致胎元失固。治疗输卵管阻塞时，应宗“通中寓补”之旨，兼顾贫血，不可一味攻通。蒋某为贫血所致不孕极为明显。婚后因贫血不孕2年，经中西医治疗贫血好转而受孕，然气血亏损太过，不足以固摄充养胎元，致胎死腹中，后再以调补脾肾，俾气血充盛，冲任得养，又复受孕。可见女子“以血为本，以血为用”之要义。陈某左输卵管完全不通，肝郁血瘀之症极为明显。活用通补，分期用药，在这例血瘀为主的疾患中，亦使用了补法，且补之得当，取效卓然。

（赵卫　整理）

钱伯煊

治不孕要在调经

钱伯煊（1896~1986），苏州人，中国中医科学院西苑医院专家

先生认为临床所见不孕症，除器质性病变以外，大都有月经不调史，经过治疗，月经周期调整后，不孕的妇女多有受孕的可能，因此，调理月经就成为治疗不孕症的关键。而月经不调大体上有先期、后期、先后不定期、量多、量少等几种情况。月经量多或经行先期以气虚、血热者为多见；月经量少或经行后期以气滞、瘀积、寒凝者为多见，但三者往往互相影响，故兼见者较多；先后不定期以气血不足，冲任不调者较多。由于以上各种因素都可以引起冲任失调，从而导致妇女生育功能障碍。先生治疗不孕症的方法可归纳为以下六种。

1. 肾生精为种子之根本

肾虚证其病因系肾脏精血虚少，胞宫失养，致使不能摄精受孕。临床症状多表现为头晕耳鸣，腰背酸痛，小便频数，月经不调，舌苔薄白，脉象沉细而弱。治疗当以强肾补精之法，多选毓麟珠加减。

熟地黄 12g　当归 9g　白芍 9g　菟丝子 9g　杜仲 9g　覆盆子 9g　肉苁蓉 9g　鹿角霜 9g　五味子 6g　甘草 6g

出此证在于肾虚，故治疗以补肾生精为本，使精充则肾强，肾强则冲任得养，月经得以正常，则易于受孕。

2. 养血柔肝为种子之源泉

血虚证其病因多由于肝藏血少，冲任失养，遂致胞宫虚弱，源头不足，何以能成胎孕。临床表现为面色苍黄，头晕目眩，心悸少寐，月经量少，舌质淡，脉象细软。治疗当以养血滋肝之法，方选《傅青主女科》养精种玉汤加味。

熟地黄 12g　当归 9g　山茱萸 6g　阿胶 12g　枸杞子 12g　五味子 6g

此证在于血虚，故用滋养肝肾之法，使营血渐充，则肝有所养，冲任得滋，故自易怀孕。

3. 温经散寒为种子之基础

寒凝证其病因多由于行经期间，当风受寒，风寒客于胞宫，以致胞宫寒冷，不能摄胎成孕。临床多见下腹寒冷，有时作痛，腰部觉冷，月经愆期，舌苔薄白，脉象沉紧。治疗当以温经散寒之法，方选艾附暖宫丸加减。

艾叶 6g　制香附 6g　当归 9g　熟地黄 12g　赤芍 9g　川芎 6g　肉桂 3g　吴茱萸 3g　细辛 3g

此证在于宫寒不孕，故以祛寒调经为主，使积寒渐解，月经能调，则胞宫温暖，自可受孕。

4. 疏肝理气为种子之保证

气滞证其病因多由于肝郁气滞，失其疏泄之常，气血失调，冲任不能相资，因而难以摄精受孕。临床症状为少腹胀痛，有时气坠，胸痞胁痛，月经不调，舌苔淡黄，脉象弦涩。治疗当以疏肝调气之法，方选逍遥散加减。

柴胡 6g　当归 9g　赤芍 9g　茯苓 12g　薄荷 3g　制香附 9g　川楝子 9g　延胡索 9g　牛膝 9g

此证在于肝郁气滞，故以疏肝调气为主，使下焦气化通畅，则月经得以自调，然后才能怀孕。

5. 化痰祛湿为种子之关键

痰湿证其病因在于妇女形体肥胖，痰湿素重，阻塞胞宫，以致未能受精怀孕。临床表现为平时痰多，神倦嗜卧，带下绵绵，月经量少，舌苔白腻，脉象沉滑，治以化痰祛湿之法，方选启宫丸（《经验方》）加减。

制半夏 9g　制南星 6g　苍术 6g　制香附 6g　陈皮 6g　神曲 9g

此证在于痰湿阻滞，故用化痰祛湿之法，使痰湿化则胞宫无阻，乃可摄精受孕。

6. 行气化瘀为种子之辅佐

瘀积证其病因在于瘀阻胞宫，下焦气化不得通畅，致使难以摄精受孕。临床表现为下腹作痛拒按，月经量少，色紫黑有块，舌尖有瘀点，脉象沉迟，治疗方法为行气化瘀，代表方剂为琥珀散加减。

三棱 6g　莪术 6g　当归 9g　赤芍 9g　牡丹皮 9g　台乌药 6g　延胡索 6g　香附 6g　牛膝 9g

此证在于瘀阻，故用行气通瘀之法，使积瘀得化，气道得通，月经正常，然后才能受孕。

（肖承悰　吴熙主编《中医妇科名家经验心悟》）

王渭川

参芪菟鹿饮治疗不孕

王渭川（1898~1988），号鲁同，成都中医药大学附属医院专家

治疗女性不孕，应着重调经，经调则子嗣，并注意监测排卵期，适时交合，增加受孕机会。气血虚弱的不孕习用《王氏经验方》参芪菟鹿饮。

潞党参 24g　生黄芪 10g　桑寄生 15g　菟丝子 15g　鹿角胶 15g　白术 9g　上桂 9g　巴戟天 12g　益母草 24g　桑螵蛸 9g　鸡内金 9g　生龟甲 30g　土鳖虫 10g　蒲黄 9g　仙鹤草 60g　阿胶 9g　槟榔 6g　广木香 9g

功效补气血，滋肝肾，调经化瘀，用于气虚血弱、肾虚血瘀的不孕症。方中党参、黄芪、白术健脾益气；桑寄生、菟丝子、巴戟天补肾；上桂温阳；鹿角胶、阿胶养血益精；桑螵蛸、龟甲敛肾涩精；土鳖虫、蒲黄活血逐瘀；仙鹤草、益母草调冲任理血；鸡内金、槟榔、木香理气行滞消积。

输卵管阻塞性不孕

山甲珠 10g，炒川楝子 10g，鸡血藤 18g，必用。活血通络理气止痛，调畅输卵管气机，使之通畅，若堵塞甚可加土鳖虫、蒲黄、五灵脂。

1. 肝肾阴虚者

一贯煎合血府逐瘀汤加减，滋养肝肾，活血调经，清湿通络。

滋养肝肾：沙参9g　生地黄12g　当归9g　枸杞子9g　女贞子24g　墨旱莲24g

活血调经：桃仁9g　红花9g　鸡血藤18g　益母草24g　红泽兰12g

清湿消炎：红藤24g　蒲公英24g　夏枯草10g　琥珀6g

胸胁痛：夏枯草15g　薤白12g　柴胡9g

肢麻肌肉掣动：蜈蚣2条　白花蛇9g

少腹痛兼见癥瘕：川楝子炒，9g　山甲珠9g　艾叶9g　延胡索9g　红藤24g　蒲公英24g　琥珀6g

2. 脾肾阳虚者

温肾运脾，调冲化湿，祛瘀通络，河间地黄饮子合理冲汤加减。

温肾：熟附片24~60g　肉苁蓉12g　桑寄生15g

补肾健脾：桑寄生15g　菟丝子15g　白术9g　熟地黄9g　杜仲9g　炮姜9g　鸡内金9g

祛瘀：补骨脂12g　土鳖虫10g　蒲黄炒，9g　山甲珠9g

3. 子宫虚冷者

宜艾附暖宫丸。

4. 身体肥盛、痰脂塞胞者

用启宫丸（苍术、陈皮、茯苓、半夏、神曲、川芎）加菖蒲、远志、槟榔，运脾行气，祛痰化浊。

此外，不孕症亦有因男方原因所致者，约占不孕症的三分之一，男子不孕症方用保真丸、聚精丸，主治男子精薄、无精子。

冯某　女，32岁。1972年5月8日初诊。

婚后5年未孕，经四川省某医院诊断为“盆腔炎，双侧卵巢囊肿，输卵管堵塞”。眩晕耳鸣，手足心热，低热有汗，性急易怒，头痛失眠，胸闷胁痛，口苦咽干，月经紊乱，量少便结，舌红少苔，脉弦数。治法：柔肝滋肾，养阴生津，佐以祛瘀。处方：滋水清肝饮加减。

生地黄 12g　牡丹皮 9g　柴胡 9g　白芍 9g　山茱萸 12g　女贞子 24g　墨旱莲 24g　阿胶烊化，9g　枸杞子 9g　当归 9g　红泽兰 12g　夏枯草 15g　薤白 12g　覆盆子 24g　川贝母 9g　夜交藤 60g　石斛 9g

每周 6 剂，连服 4 周。

二诊、三诊治则处方同初诊。

四诊（1972 年 9 月 10 日）：口服上药 4 个月虽未受孕，但症状减轻，睡眠好转，低热已解，月经按时来潮，量转多，带下仍腥臭，脉沉缓，舌转淡苔薄白。治法：柔肝滋肾，养阴生津，佐以祛痰。处方：滋水清肝饮加减。

生地黄 12g　牡丹皮 9g　白芍 9g　山茱萸 12g　女贞子 24g　墨旱莲 24g　阿胶烊化，9g　当归 9g　夏枯草 15g　薤白 12g　覆盆子 24g　川贝母 9g　石斛 9g　夜交藤 60g　红藤 24g　蒲公英 24g　桔梗 9g　川楝炒，6g　山甲珠 9g　淫羊藿 24g　琥珀末 6g

每日 1 剂，连服 4 周。

上药连用 3 个月，终于怀孕，顺产一女孩。

本例以滋水清肝饮柔肝滋肾，养阴生津，辅以活血化瘀药物消除双侧卵巢囊肿，减轻输卵管堵塞。活血化瘀药临床研究能促进机体吞噬细胞增多，从而达到抗感染的目的，并能改善局部微循环，散结软坚，祛瘀生新，能使瘀阻不通之证变“通”。

曾某　女，36 岁，某大学教师。

初诊：结婚 10 余年未孕，经某医院检查诊断为输卵管不通，一侧输卵管积水，附件炎，宫颈炎。形体肥胖，精神疲乏。脉濡弱，苔滑润。诊断：不孕症。辨证：痰脂阻塞，兼湿热蕴结下焦。治法：消脂清湿通络。方用自制方。

党参 30g　生黄芪 30g　桑寄生 15g　菟丝子 15g　熟附片 10g　肉苁蓉 12g　鸡内金 12g　杜仲 10g　土鳖虫 10g　蒲黄炒，10g　法半夏 10g　红藤 24g　蒲公英 24g　川楝炒，10g

每周 6 剂，连服两周。

二诊：服上述方剂 3 个月后，精神好转，各项症状显著减轻，仍未受孕，但其精神好转，体重减轻，炎症消失。治疗仍以初诊自制方加减。

党参 30g　生黄芪 30g　淫羊藿 15g　鹿角胶 15g　胎盘粉 12g　桑寄生 15g　菟丝子 15g　鸡内金 12g　杜仲 10g　土鳖虫 10g　蒲黄炒，10g　法半夏 10g　红藤 24g　蒲公英 24g　川楝子炒，10g

每周 6 剂，连服两周，同时服用化症回生丹。继续服用两个月，终于受孕。

凡肾阳不足，则脾湿转盛，易生痰脂，使肾功失职，影响冲任虚损，更兼湿热蕴结下焦，阻抑生殖功能。因此不易受孕。形成夹湿阻络之候，治宜温其脾肾，合以清湿化瘀，结合通络之品而达育麟之效。

（肖承悰　吴熙主编《中医妇科名家经验心悟》）

孙浩铭

傅氏开郁种玉汤治疗不孕案

孙浩铭，中医妇科专家

陈某　31岁，已婚。1973年9月12日初诊。

患者婚后5年未孕，屡经治疗无效，近又经妇产科检查亦无异常发现。据诉月经周期正常，量中等，色暗红。末次月经：1973年9月9日。经前心烦不安，经期少腹痛甚。平素情志抑郁，经常恶心呕吐。舌淡红，苔薄白，脉细弦。参合脉症，系肝郁不舒，气血不调，冲任不能相资，以致不孕。法以疏肝解郁，调和气血。方取傅氏开郁种玉汤加减。

杭白芍6g　牡丹皮6g　川抚芎6g　秦当归后入，9g　制香附9g　结茯苓9g　半夏煮，6g　吴茱萸泡，6g　旧艾叶3g　小桂枝后入，6g

3剂。

次诊：药后腹痛大减，呕恶亦少，本日月经将净。舌脉如上。仍照上方，续服6剂，隔日进1剂。

三诊：此次月经于10月7日来潮，并无腹痛，四肢乏力，仍有恶心呕吐。舌苔薄白，脉象细弦。治仍以疏肝养血。

杭白芍6g　牡丹皮6g　川芎9g　秦当归后入，9g　制香附9g　结茯苓9g　煮半夏6g　小桂枝后入，6g　旧艾叶3g　吴茱萸6g　熟地黄9g　潞党参9g

15剂。

四诊：末次月经10月7日。现已逾期2个月。觉眩晕腰酸，恶心呕吐，口干憎寒，四肢无力，舌苔薄白，脉象弦滑。经妇检：子宫增大如妊娠2个月大小。治以疏肝和胃，佐以安胎。

紫苏梗4.5g　结茯苓9g　煮半夏6g　盐陈皮3g　杭白芍6g　漂白术6g　枯黄芩3g　盐砂仁后入，3g　生杜仲9g　桑寄生9g

3剂。并嘱其细心调养。

（肖承悰　吴熙主编《中医妇科名家经验心悟》）

哈荔田

补肾固胎，健脾益气治滑胎

哈荔田（1911~1989），著名的中医妇科专家、教育家

赵某 女，28岁，已婚，1975年7月30日初诊。

主诉：婚后两年，三胎三殒，末次小产于1975年1月。嗣后月经不调，经期落后，量少色浅，行经腹痛。曾予养血和血，调理匝月，末次月经在6月23日，现已超期8天未行。伴有头晕腰疼，纳谷不馨，神疲乏力，小腹微胀。妇科检查：宫颈轻糜，子宫未见增大。舌淡苔薄，脉来沉细。证属肝肾不足，气血虚损。治法：两补肝肾，益气养血。

秦当归12g　杭白芍12g　女贞子9g　墨旱莲9g　枸杞子9g　杜仲炒，9g　太子参9g　白术炒，9g　香附米6g　台乌药6g　紫丹参12g　粉甘草4.5g

4剂，水煎服。服药后如无不良反应，可续服4剂，停药观察。

二诊（10月20日）：复诊已妊娠3个月余，腰膂疼楚，肢软乏力，小腹坠感，胸脘痞满，口微干苦，偶有泛漾。脉滑略数，舌润苔薄。证属脾肾两虚，气滞失和，虑其结而不实，重蹈覆辙。亟以固肾安胎，益气畅中。

杜仲炒，9g　菟丝子9g　狗脊去毛，9g　桑寄生9g　太子参9g　白术炒，9g　云茯苓9g　山药15g　广陈皮6g　香佩兰6g　麦冬8g　肥知

母 8g

4 剂，水煎服。

三诊（10 月 15 日）：前方连服 8 剂，腰疼背楚较前减轻，腹坠肢软亦轻。日前偶犯寒冻，身楚不适，头晕耳鸣，漾漾欲呕，腿或抽筋，苔薄脉滑。治宜气阴两顾，和胃安胎。

太子参 10g　绵黄芪 8g　白扁豆 12g　云茯苓 10g　石斛 9g　麦冬 9g　女贞子 9g　杜仲炒，9g　桑寄生 9g　菟丝子 9g　淡竹茹 6g　紫苏 4g

4 剂，水煎服。

四诊（12 月 16 日）：孕将 6 个月，腰疼大减，腹坠已除，惟谷不馨，食后腹胀，矢气频转，腑行不畅。苔薄腻，根部较厚，脉滑缓。胎气虽安，但营阴未复，纳运不健，再步原法出入。

太子参 19g　云茯苓 9g　白术炒，9g　广陈皮 9g　神曲炒，9g　香佩兰 6g　桑寄生 9g　杜仲炒，9g　菟丝子 9g　麦冬 9g　霍石斛 9g

4 剂，水煎服。

五诊（1976 年 2 月 21 日）：孕将 8 个月，行动略感乏力，余无特殊不适，脉滑匀，舌质淡红，苔薄。嘱勿服药，慎寒温，适劳逸，禁生冷，调摄可也。嗣后足月而产，母女康健。

哈师认为冲为血海，任主胞胎，冲任脉盛，则胎之稳固，若肾气不足，或孕后不节房事，或堕胎小产数伤肾气，以致肾虚冲任不固，胎失所养，因而导致流产，甚至屡孕屡堕。若脾肾虚弱，气血化源不足，气不摄血，胎失所养，亦可导致流产。正如《医宗金鉴》所说“气血充实胎自安，冲任虚弱胎殒之。”《女科经纶》又说：“女子肾脏系于胎，是母之真气，子所赖也。”哈师治疗流产，在补肾安胎药中多选用菟丝子、炒杜仲、川续断、桑寄生等，于阴中求阳，水中补火，宁而能走，效果满意；在补气健肝药中多选用黄芪、党参、白术、山药、茯苓之类，其温而不燥，补而不滞；在养血安胎药中多选用山茱萸、枸杞子、熟地黄、阿胶之类，以滋肝补血，益肾填精，也常与阿胶、鹿角肢同用，而达“阳生阴长”安胎固胎之功。哈师强调治疗习惯性流产，未孕期固胎补肝肾，妊娠期则应补肾健脾，固气养血。对有滑胎史者，在孕后每3~5天可服泰山磐石散1剂，直服至超过滑胎日期1~2周。观本例患者屡孕屡堕，气血亏损已可想见，况兼以嗣续为念，情怀悒郁，气分不舒，而致经事乖常。初诊则以调经，未雨绸缪。俟再孕后即以保胎为要务。至于保胎之法，朱震亨倡“大补气血”，周慎斋谓“在养脾胃”。故哈师则以补肾健脾、补气养血为主。方用菟丝子、杜仲、狗脊、桑寄生等壮腰膝，补肾固胎。人参、茯苓、白术、山药、女贞子健脾益气，养血安胎；并用知母、麦冬、陈皮、佩兰和中醒脾，俾气机调畅，升降有度则胎气自安。

（肖承悰　吴熙主编《中医妇科名家经验心悟》）

傅方珍

不孕补肾总为主，调理冲任用四物

傅方珍（1915~2001），中国中医科学院专家

傅老认为“肾主生殖”，肾在不孕中占有主导地位，肾－天癸－冲任－胞宫的生理功能失调，或脏腑气血不和，即可导致不孕。（“的候”在妊娠中的重要作用，说明它与肾、天癸、冲任存在着内在必然的联系。）傅老在学习研究经典和临床中，积累了丰富的治疗不孕症的经验，认为中医学治疗不孕以功能性疾病见长（内分泌紊乱所致的排卵障碍），对器质性疾病（输卵管不通、结核性盆腔炎、子宫内膜异位症等）可借助西医学的手段，中西医结合治疗。

在治疗上，傅老注重“辨证与辨病”相结合，根据疾病的特点，辨病上有的专方专药，但始终不忘本病与肾的密切关系，补肾药在各种不同证型中自始至终应用，常用的药物有：杜仲、巴戟天、淫羊藿、女贞子、覆盆子、枸杞子等，可酌情选用。其次重视“冲任不调”，治疗时调理冲任、调经养血也贯穿在治疗始终，代表方为四物汤。辨证是根据每个人的个体差异，以补肾调经为中心，灵活变通，一般若兼有气滞、血瘀、痰湿、湿热等实证者，先祛邪，后治本，或根据情况标本兼施，根据病人症状、舌脉的变化，随时调整治疗方案。在辨证辨病基础上，注意月经周期的变化，不同时期用药也有所侧重，如月经周期的前半期以补肾为主，后半期以补肾加活血调经为

主。如伴有大便不成形，或慢性腹泻患者，喜用四逆散加薤白，此方出自《伤寒论》，原文："少阴病，四逆，其人或咳，或悸，或小便不利，或腹中痛，或泻利下重者，四逆散主之。"加减中，"泻利下重者，先以水三升，煮薤白三升，去渣，以散三寸匕内汤中，煮取一升半，分温再服。"傅老认为本方枳实能宣通胃气，芍药疏泄经络，柴胡启郁，甘草调中，四味已具升降通调之妙用，再加薤白通阳，俾中焦气机宣通，阳气外达，下利自愈。薤白一般用量为30g，与胸痹用药不同。因嫌枳实破气，多用作用较缓和的枳壳代之。

天某 女，31岁。初诊日期：1995年8月21日。

主诉：结婚8年未孕。患者1987年结婚后，同居未避孕，一直未孕。患者月经19岁初潮，周期：14~15天/28~30天，量中等，色深红，有小血块，经期腰酸痛，无腹痛，末次月经1995年8月7日，5天净。近3个月有经间期出血，平素口干，舌质红，苔薄黄，脉沉小。肝肾阴虚，冲任不调。滋补肝肾，调理冲任。

生地黄10g 杜仲10g 巴戟天10g 枸杞子10g 女贞子10g 沙参10g 麦冬10g 知母6g 牡丹皮6g 丹参15g 当归10g 川芎6g 赤芍 白芍各10g

6剂，水煎服。

二诊（1995年8月28日）：患者食欲不振，小便色黄，大便正常，白带增多，色微黄，舌质红，苔根黄腻，脉沉弦。再拟疏肝理气，清利湿热。

柴胡10g 当归10g 白芍10g 茯苓10g 半夏10g 陈皮10g 川厚朴10g 车前子10g 苍术 白术各10g 黄柏6g 生薏苡仁10g 枳壳6g 砂仁6g 山楂炒 神曲炒 麦芽炒，各10g

6剂，水煎服。

三诊（1995年9月4日）：基础体温（BBT）处于高温期第11天，

白带量已不多，食欲好转，正值月经前期。舌质暗，舌尖红，苔黄腻，脉沉小。再拟行气活血兼清湿热法。

柴胡 10g　当归 10g　川芎 6g　生地黄 10g　赤芍　白芍各 10g　菟丝子 10g　陈皮 10g　半夏 10g　路路通 10g　苍术　白术各 10g　生薏苡仁 10g　生地榆 10g　生甘草 6g

6~12 剂，水煎服。

四诊（1995 年 9 月 18 日）：末次月经 9 月 7 日，5 天净，无血块，量中等，无腰酸及腹痛。舌尖红，苔根微黄腻，脉沉小。再拟行滋补肝肾法，调理冲任。

山茱萸 10g　生地黄 10g　当归 10g　牡丹皮 6g　丹参 15g　枸杞子 10g　女贞子 10g　杜仲 10g　巴戟天 15g　菟丝子 10g　牛膝 10g　半夏 10g　苍术　白术各 10g　黄柏 6g

6 剂，水煎服。

五诊（1995 年 9 月 25 日）：腰酸痛，疲乏无力，嗜睡，近日感冒，咽部不适，舌质红，苔薄白，脉滑数。再拟滋肝益肾兼解表。

生地黄 10g　当归 10g　白芍 10g　川芎 6g　玄参 10g　荆芥 10g　薄荷 3g　半夏 10g　陈皮 10g　菟丝子 10g　女贞子 10g　枸杞子 10g　杜仲 10g　巴戟天 15g　生甘草 6g

6 剂，水煎服。

六诊（1995 年 10 月 6 日）：腰酸，不思饮食，舌红，苔黄，脉沉小。治以滋补肝肾，调理冲任。

生地黄 10g　杜仲 10g　巴戟天 15g　菟丝子 10g　女贞子 10g　生甘草 6g　茯苓 10g　苍术　白术各 10g　沙参 10g　枸杞子 10g　五味子 6g　砂仁 6g　当归 10g　白芍 10g

6 剂，水煎服。

七诊（1995 年 10 月 20 日）：基础体温双相，高温相第 24 天，尿

HCG（+），畏寒恶心，舌红，苔黄腻，脉小滑。患者已妊娠。再拟补肾安胎和胃。

生地黄10g　桑寄生10g　苍术　白术各10g　黄芩6g　陈皮10g　砂仁6g　沙参10g　杜仲10g　菟丝子10g

4剂，水煎服。

初诊时根据患者婚后久不孕，经间期出血，腰酸，舌质红，脉沉小，辨证属肝肾阴虚，用五子衍宗丸合四物汤加减，用沙参、麦冬等加强养阴作用。二诊时患者出现食欲不振，尿黄，白带增多色黄，舌根黄腻等一派湿热阻滞之象，且脉象亦显弦象。根据急则治标的原则，改用疏肝理气，清利湿热之法，以逍遥散合四妙散加减。三诊，服药后湿热之象渐清，正值月经将潮，舌质暗，且以往月经有血块，改用行气活血兼清湿热法。四诊时经期已过，肝郁及湿热之象已去大半，惟舌根微黄腻，舌尖红，脉沉小，继用补肝肾调冲任法，少加二妙续清余热。以后继用补肝肾调冲任法而获效。傅老临床辨证用药的灵活性，治疗不孕症既能抓住肾虚冲任失调的根本，又能灵活应变，对表现气滞血瘀或湿热偏盛时，先行气活血，清热化湿，再治根本，所以效果彰著。

康某　女，27岁。初诊日期：1995年11月10日。

主诉：原发不孕4年。病史是结婚后服用过1个月避孕药，月经量逐渐减少，经色淡红，经期腹部隐痛不舒，恶心，周期规律，基础体温（BBT）单相，月经中期以后，乳房发胀，易生气。以往大便经常不成形，近日大便干燥。末次月经1995年10月20日。舌质暗红，苔薄黄，脉沉细小。妇科检查有宫颈糜烂，余无异常。脾肾两虚，气滞血瘀。健脾益肾，理气活血。

柴胡10g　当归10g　川芎6g　生地黄10g　赤芍　白芍各10g　泽兰15g　益母草15g　丹参15g　牛膝10g　杜仲10g　巴戟天10g　党参10g

仙灵脾 10g　郁李仁 10g　生甘草 6g

6 剂，水煎服。

二诊（1995 年 12 月 12 日）：服上方 12 剂，月经今日来潮，量少，色红，无明显腹痛，经前乳房胀，纳食尚好，夜寐多梦。舌质淡红，边有瘀斑，脉小滑。拟活血理气，调理冲任。

当归 10g　川芎 6g　生地黄 10g　赤芍　白芍各 10g　益母草 10g　红花 10g　柴胡 10g　陈皮 10g　枳壳 6g　生甘草 6g　香附 6g　柏子仁 10g　肉苁蓉 10g　酸枣仁 10g　合欢花 15g

6~12 剂，水煎服。

三诊（1995 年 12 月 22 日）：末次月经 12 月 12 日，5 天净，量中等，无痛经，上个周期 BBT 单相。现周期第 10 天，夜寐多梦，大便不成形，带下色黄。舌质暗，苔黄腻，脉沉小。再拟补肾健脾，清利湿热。

柴胡 10g　苍术　白术各 10g　生地黄 10g　当归 10g　白芍 10g　黄柏 6g　生薏苡仁 10g　枸杞子 10g　女贞子 10g　杜仲 10g　巴戟天 15g　法半夏 10g　白豆蔻 6g　枳壳 6g　薤白 30g

6~12 剂，水煎服。

四诊（1995 年 12 月 29 日）：患者疲乏嗜睡，大便不畅，小便正常，带下色黄。舌暗淡，苔黄腻，脉弦细。再拟补肾健脾，清利湿热。

柴胡 10g　沙参 10g　杜仲 10g　巴戟天 15g　菟丝子 10g　女贞子 10g　陈皮 10g　半夏 10g　枳壳 6g　苍术　白术各 10g　黄柏 6g　薏苡仁 10g　川厚朴 10g　砂仁 6g　生地黄 10g

6 剂，水煎服。

五诊（1996 年 1 月 5 日）：腹胀，有时腹痛，大便不成形，带下已少，并转白色。舌红苔薄白，脉沉小。再拟补益肝肾，调理冲任。

当归 10g　川芎 6g　生地黄 10g　赤芍　白芍各 10g　沙参 10g　生甘草 6g　杜仲 10g　巴戟天 10g　枸杞子 10g　女贞子 10g　枳壳 6g　薤白 30g

6 剂，水煎服。

六诊（1996 年 1 月 12 日）：月经未来潮，畏寒，BBT 处于高温相，大便已成形。舌暗红，苔薄白，脉小滑。依前法继治。

当归 10g　川芎 6g　生地黄 10g　赤芍　白芍各 10g　陈皮 10g　茯苓 10g　菟丝子 10g　女贞子 10g　枸杞子 10g　生甘草 6g　砂仁 6g　五味子 6g

6 剂，水煎服。

七诊（1996 年 1 月 19 日）：BBT 高温相 17 天，尿 HCG（+），近日感冒，咽痛，咳嗽，不发热。舌暗红，苔薄白，脉小滑。患者已妊娠，感受风热之邪。再拟解表清热，安胎。

荆芥 10g　薄荷 3g　金银花 10g　杏仁 10g　桔梗 6g　淡竹叶 10g　生甘草 6g　玄参 10g　生地黄 10g　苍耳子 10g　黄芩 6g　桑寄生 10g　杜仲 10g　砂仁 6g

6 剂，水煎服。

初诊时根据患者经前乳房发胀，易生气，舌暗，辨证为气滞血瘀之象，平素大便不成形，月经色淡量少，脉沉细小，为脾虚血少之征。从辨病来看，本病为不孕，属无排卵性不孕，中医认为多由肾虚所致。辨证辨病相结合，本例应为脾肾两虚，气滞血瘀，治以健脾益肾，活血理气。此时正值月经后半期，故加益母草、泽兰等加强活血功效。二诊正值月经来潮，量少，治以理气活血为主。三诊、四诊患者出现带下色黄，苔黄腻之湿热征象，在原治疗基础上用清利湿热之药。五诊、六诊湿热之象已去，脾虚已复，继以补肾调经获效。

夏某　女，28 岁。初诊日期：1995 年 3 月 7 日。

主诉：患者结婚2年同居未孕。月经周期正常，经期腹痛，伴恶心呕吐，肛门下坠，腰痛，每于经期需服止痛片，末次月经2月26日，7天干净，白带多。舌暗苔白腻，脉细数。妇科检查未见异常。气滞血瘀。活血行气温经。

柴胡10g　生地黄10g　陈皮10g　半夏10g　当归10g　川芎6g　赤芍　白芍各10g　延胡索10g　生蒲黄包煎，6g　五灵脂10g　小茴香3g　木香3g　杜仲10g　巴戟天10g　肉桂6g

6~12剂，水煎服。

二诊（1995年4月3日）：末次月经3月27日，痛经较前明显好转，大便干，舌暗苔薄白，脉细数。拟前法继治。

柴胡10g　生地黄10g　当归10g　川芎6g　赤芍　白芍各10g　生蒲黄包煎，6g　五灵脂10g　延胡索10g　肉苁蓉10g　郁李仁10g　小茴香3g　木香3g　杜仲10g　巴戟天15g　肉桂6g

6剂，水煎服。

三诊（1995年5月5日）：末次月经3月27日，恶心，纳呆，右脉弦滑，左脉小滑，舌苔薄白，查尿HCG（+）。诊断为早孕。再拟和胃安胎。

桑寄生10g　苍术　白术各10g　黄芩6g　白芍10g　菟丝子10g　杜仲10g　砂仁6g　枸杞子10g　五味子6g　陈皮10g　生甘草6g　麦冬10g

6剂，水煎服。

本病例为不孕症伴有痛经，痛经多因血瘀气滞，寒凝胞宫，故选用《医林改错》的少腹逐瘀汤，再加以补肾之药，治疗1个月余即取效。《医林改错》中描述少腹逐瘀汤除治少腹积块疼痛外，尚有“更出奇者，此方种子如神，每经初见之日吃起，一连吃五剂，不过四月必成胎”，临床用之确实有效。用此方治疗子宫内膜异位症效果也佳。

李某 女，25岁。初诊日期：1972年12月23日。

主诉：结婚5年同居未孕，月经错后，量少色淡，常感腰痛，面色㿠白，形体肥胖，胸脘痞闷，有时泛恶。末次月经1972年12月20日，量少，现未净，舌苔薄白腻，脉沉小滑。脾肾两虚，痰湿内蕴。健脾化湿益肾。启宫丸加减。

生地黄 熟地黄各12g 苍术 白术各9g 茯苓12g 厚朴9g 党参9g 白芍9g 当归10g 陈皮6g 半夏9g 枳壳6g 山楂炒 麦芽炒 神曲炒，各9g

4剂，水煎服。

二诊（1972年12月31日）：月经5天干净，胸脘痞闷，恶心已好。舌苔薄白，脉沉小。妇科检查：子宫体稍小，后位，附件（–）。服上方8剂，痰湿渐化。今拟健脾益肾，佐以疏肝。

党参9g 生地黄 熟地黄各12g 茯苓12g 柴胡9g 白芍9g 当归9g 女贞子9g 山药9g 菟丝子9g 首乌9g 淫羊藿9g

4剂，水煎服。

三诊（1973年1月4日）：现正值月经中期，自觉手足心发热。舌苔薄白，脉沉小。阴道细胞检查：角化40%~50%，形小角圆，结晶（++），未见卵圆体。再拟健脾益肾，活血调经。

党参9g 当归9g 川芎3g 益母草12g 赤芍9g 牛膝9g 鸡血藤12g 菟丝子12g 女贞子9g 枸杞子9g 木香3g 青皮 陈皮各3g

以上方为主加减，服药20剂，1973年2月8日来诊，月经未行，恶心呕吐，做尿妊娠试验阳性。诊断为早孕。

本患者结婚五年不孕，月经错后，量少，面色㿠白，腰痛，均属脾肾两虚之证，但患者又有形体肥胖，胸脘痞闷，泛恶，舌苔腻，脉滑等痰湿之象，故先以健脾化湿为主，佐以益肾。二诊时除形体肥胖外，其他痰湿之症已除，治疗以健脾益肾为主。三诊正值月经中期，在健脾益肾的基础上，加以活血调经，以促进排卵。

周某 女，33岁，已婚。初诊日期：1977年4月21日。

病史：未避孕不孕6年。患者月经正常，多年来少腹痛，白带量多，质稠，色白，腰痛，纳呆，失眠，大便干。经期头痛，恶心，腹痛加重，乳房胀。6年前生产一子后未避孕，一直未孕，舌质淡红，苔薄白，脉弦。妇查：宫颈中度糜烂，子宫后倾，双侧附件增厚，轻度压痛。不孕症；带下病。肝郁化热，湿热下注。清热化湿理气。

银柴胡9g 苍术 白术各9g 牡丹皮6g 川楝子9g 败酱草12g 白芍12g 当归9g 生地黄12g 砂仁3g 木香3g 延胡索冲服，3g

外用子宫丸，治疗宫颈糜烂，每周1次，经期停用。

二诊（1977年5月17日）：患者服上方加减26剂，少腹痛减轻，白带减少，仍感腰痛，眠差，大便干，末次月经4月22日，4天干净。妇查：宫颈轻度糜烂，右附件轻度增厚，左侧（-）。上方去银柴胡，加柴胡9g，乌药9g，夜交藤12g。

三诊（7月27日）：服上方加减1个月，症状明显好转，月经正常，少腹微痛，舌苔薄白，脉弦。妇查：宫颈光滑，双附件（-）。

四诊（9月16日）：行输卵管通液，结果为通畅，再拟健脾化湿，补肾调经。

党参12g 茯苓12g 苍术 白术各9g 当归9g 川芎3g 赤芍 白芍9g 陈皮9g 砂仁3g 川楝子9g 女贞子9g 覆盆子12g 木香3g

服药治疗约1年，1978年6月妊娠。

本患者继发不孕，月经尚调，主要表现腹痛，白带多，质稠，为湿热下注之证，乳房胀，脉弦属肝郁气滞，故辨证为肝郁化热，湿热下注，予以清热化湿理气，待湿热清，带下除，再健脾补肾调经而获效。傅老临床多苍术、白术并用，尤其是带下病，认为肝郁脾虚是其主要发病机制，在不孕病人中，不论是肾虚、脾虚、肺气失宣、输布失常，均用苍术、白术。白术益气健脾，燥湿利水，入脾胃经；苍术归脾胃肝经，燥湿健脾，祛风除湿，养肝。二者共享，取其共性的健脾、调节肝胃功能，疗效更好。

（肖承悰　吴熙主编《中医妇科名家经验心悟》）

曾敬光

以五证为纲论治不孕症

曾敬光（1918~2010），成都中医药大学教授

曾先生认为：不孕症首当诊断明确男女何方有病，如确系女方原因造成不孕，又当辨其因先天性缺陷，或后天性病理或损伤，或是他病所致。先天性缺陷多为器质性不孕，又属绝对性不孕。后天性病理或损伤既可是功能性不孕或相对性不孕，也可是器质性不孕或绝对性不孕。若属药物治疗难以奏效的器质性病变所致者，则不能夸大药物作用，耽误病人手术治疗的时机。若系后天病因或他病所致的不孕，则应认真辨其虚实寒热，积极施治。

根据多年临床实践，结合不孕患者的月经情况、全身状况，包括形体精神状况等，曾先生提出不孕的常见证型有血虚、血热、肾虚、寒湿、肝郁等五种。

（1）血虚不孕型：临床特点是面色萎黄，精神较差，形体较弱，时有头晕目眩，月经量少而淡，且有时推后而至，舌淡苔薄，脉虚细或沉细。

（2）血热不孕型：临床特点是面赤唇红，形体不衰，饮食及二便正常，经前自觉头晕咽干、口苦，舌质正常或微红，脉数。

（3）肾虚不孕型：临床特点是形体正常，精神较差，性情沉静，平时腰部酸胀，小便多，月经量少，性欲减退，舌质淡，苔正常，

脉沉迟或涩。

（4）寒湿不孕型：临床特点是面色黄滞，自觉下腹部不暖，引及腰部作冷，四肢倦怠，懒于动作，有时足肿，口淡无味，喜食辛辣，月经略有退后，色淡，有白带。舌质淡，苔白厚而润，脉沉迟。

（5）肝郁不孕型：临床特点是平素精神郁闷，不喜言笑，胸胁不舒，肠鸣腹胀，睡眠多梦，月经偶有愆期，舌质淡红，苔白黄微腻，脉弦数。

曾先生治疗不孕症的经验如下。

（1）血虚不孕型：宜养血补血，用养血资生汤（秦当归、熟地黄、丹参、香附、桑寄生、续断、阿胶珠）或叶桂坤厚资生丸（熟地黄、当归、白芍、川芎、丹参、茺蔚子、香附、白术）。

（2）血热不孕型：宜清热养阴，用清热养阴汤（生地黄、牡丹皮、杭白芍、黄柏、玄参、女贞子、墨旱莲）。

（3）肾虚不孕型：宜温肾养血，用加减苁蓉菟丝子丸（淡苁蓉、覆盆子、菟丝子、淫羊藿、枸杞子、蕲艾、桑寄生、秦当归、熟地黄）。

（4）寒湿不孕型：宜温寒燥湿，用温寒暖宫汤（厚附片、明沙参、白术、苍术、砂仁、云茯苓、香附、蕲艾、秦当归、川芎）。

（5）肝郁不孕型：治宜疏肝解郁，用疏肝化育汤（秦当归、酒白芍、茯苓、白术、软柴胡、香附、牡丹皮、红泽兰、蕲艾）。

李某 25岁，已婚，成都罐头厂工人。1984年4月25日初诊。

主诉：经行腹痛7年，婚后不孕2年。患者16岁月经初潮，2年后开始痛经，经量多，色紫暗夹块，疼痛时需用止痛药始能缓解。22岁结婚后一直未避孕，婚后痛经加剧，痛时呕吐痰涎，甚至晕厥，经量多，腹痛拒按，血块排出，疼痛减轻。曾服活血化瘀止痛方药。形体偏胖，平素痰多，性情抑郁。带下量多色白。妇科检查无异常发现。就诊时为行经第1天，量尚不多。舌边有瘀点，苔白微腻，脉滑。

本例痛经合并不孕，证属气滞血瘀，痰湿郁阻。经期当理血止痛为先，经后则健脾宽中豁痰，疏肝解郁。

经期处方：四物汤合金铃子散加味。

当归 10g 生地黄 10g 白芍 12g 川芎 6g 香附 10g 青皮 6g 延胡索 6g 川楝子炒，6g 甘草 6g

3 剂，经期服用。

平时处方：归芎温胆汤加味。

当归 10g 川芎 10g 枳壳 10g 竹茹 10g 法半夏 10g 陈皮 10g 车前子 10g 云茯苓 12g 葛根 15g 菟丝子 20g 香附 6g 甘草 6g

平时每日 1 剂，服至下次经行。经行再改服经期处方 3 剂。以上处方连用 3 个周期。

二诊（1984 年 10 月 5 日）：患者自诉依上法服药 3 个月后，疼痛明显减轻，月经出血减少。于是继续服药，此后痰少，白带正常。本次因过期十余天尚未经潮，倦怠乏力，恶心欲呕而来就诊。诊其脉滑，苔薄白，舌边仍有瘀点，暂未予药，嘱其次日留晨尿送检。结果尿妊娠试验阳性，遂不再服药。

本例不孕症继发于痛经，而痛经属原发性。由于疼痛随月经反复发作，迁延不愈，患者精神紧张，情绪抑郁，以致肝失条达，气机郁结，故而血瘀加重，疼痛加剧。肝郁克伐脾土，脾失健运，内生痰湿。久则痰湿与瘀滞搏结，扰于冲、任、带脉，故月经量多、腹痛、白带多、难于受孕。曾先生认为，痰、瘀皆有形之邪气，二者互结为病，随月经周期又有主次之分。经行乃泄血之余，实为逐瘀之良机。故主以四物汤合金铃子散，以活血行瘀，理气疏肝；经后痰湿为甚，故用温胆汤配当归、川芎，除痰化湿、养血活血。如此气血兼顾，使瘀消疲去，冲任气血条达，肝脾痰湿蠲除，故能痛消而有子。

（肖承悰 吴熙主编《中医妇科名家经验心悟》）

孙宁铨

疏肝解郁，调和气血治不孕

孙宁铨（1923~1991），江苏省中医药研究院，江南名医

从西医学观点来看，不孕患者大致可分两大类型：一是由于内分泌失调或卵巢功能欠佳所引起，如子宫发育不良、经前期紧张综合征等；二是由于各种生殖器官炎症性疾患引起，如宫颈炎、盆腔炎等。通过中医辨证施治均能达到一定的治疗目的。而根据中医理论“男子必先养精，女子必先养血，养血在于调经”，“调经”是矫正气血的偏胜，使之平衡。因此在调血时必及于气，在调气时亦当兼顾及血，应各有侧重，而又密切联系，这个基本原则始终贯彻于各型不孕症的治疗法则中。此外根据具体不同情况、不同阶段，分别结合“热者清之，寒者温之，实则泻之，虚则补之”“急则治标，缓则治本”的大法，随证灵活加减，常能取得较好的疗效。大致可分为以下几类。

1. 肝郁气滞

经前 5~7 天两乳胀痛，或有结块者；经前、经期腹胀而痛，以胀为主；两胁胀满而痛，胸闷不畅，情志忤逆或性急易躁；经前亦可有阴中抽痛或头顶痛者。经色偏淡红，偶有小血块，行而不畅，舌质淡红，苔薄，脉弦。治法：疏肝理气，养血和血。

2. 寒凝痛经

经前、经期小腹或满腹冷痛或胀，连及腰脊、大腿，或肛门坠

胀；腹部喜按，得热则舒；肢冷形寒，亦可见痛剧而呕吐。经量不多，色淡红或暗红，有大小血块或见腐肉样组织块状物，块下痛轻或除，经量增多亦感痛轻。舌质淡红，苔薄白，脉紧。治法：温经通络，活血化瘀。

3. 气血不和

经事前后不一，量时多时少，腹满腹胀，带亦多少不一。舌质正常，苔薄，脉软或平。治法：调和气血，兼益脾胃。

4. 气血不足

经期短，量涩少，经色淡而不鲜，神疲面㿠，四肢不温，腰酸腿软。舌质淡红，苔薄白，脉细软。治法：益肾健脾，气血双补。

5. 下焦湿热

少腹酸痛且胀，劳累后及经期更甚，腰脊酸痛，带下量较多，色黄白，有臭味；经期前后、经量多少不一，常见经来淋漓期长，经色暗或淡，质稠黏。舌质偏红，苔薄黄或腻，脉滑或数。治法：分利湿热，理气行血。

临床体会到，应用疏肝解郁为主的药物似能起到调整内分泌的作用，在经前期紧张综合征中疗效较为满意；应用行气活血为主的药物似能起到调整血液循环，改善局部器官营养状况，促使卵巢功能的恢复，以及促使由于慢性炎症所致的后遗症的吸收，及恢复原来的生殖生理功能，在子宫发育不良以及生殖器慢性炎症中见到良好的疗效；应用活血化瘀为主的药物似能改善子宫的强烈收缩以及减少血块的形成，从而缓解了痛经的症状，也可能这些药物有加速子宫内膜的脱落，从而减少前列腺素的吸收，达到消除子宫强烈收缩因素而获得疗效。

输卵管堵塞不通是临床常见的引起女性不孕的原因之一。是因正气虚弱，起居不当，湿热之邪内侵于胞宫胞脉，气滞血瘀，久恋不去，宿疾淹留，致气血壅滞不通，精子、卵子不能遇合而形成不孕。此外由于湿热余邪滞留，致经络壅阻，隧道闭塞，阳精阴血不得施摄，故不得孕，症见少腹脐旁有时可触及如指如弦之状物，或痛或不痛，婚后久而不孕。其治疗方法遵循《女科经纶》中云："夫痃癖癥瘕，不外气之所聚，血之所凝，故治法不过破气行血……"对此，孙老在临床治疗中常采用中医行气活血、化瘀通络法，同时配合西药宫腔三联通液法，以祛瘀血，通塞脉，使宿疾消，经络气血流畅，阳精得施，阴血能摄，胎孕乃成。基本方药：

红花 12g　当归 10g　丹参 12g　葛根 12g　桂枝 10g　吴茱萸 6g　制香附 10g　延胡索 12g　木香 6g　陈皮 6g　枳壳 10g　山楂 10g　五灵脂包煎，10g　泽泻 12g

若气虚加黄芪 12~15g、党参 12~15g、白术 10g；兼瘀结者加三棱 10g、莪术 10g、穿山甲粉（另吞）3~5g、土鳖虫 3~5g。西药子宫输卵管三联通液法：0.9% 生理盐水 20ml+α－糜蛋白酶 5mg+ 庆大霉素 8 万单位，于月经干净 3~5 天进行。一方面药液通过物理作用使局部承受一定压力，促使粘连分离；同时药液也发挥了药效作用，使增生组织溶解吸收。

蒋某　女，43 岁，已婚，1975 年 10 月门诊。

初经 13 岁，月经周期尚准，量中等，色暗红有块，少腹隐痛。23 岁结婚，婚后月经尚正常。婚后 10 年开始有经前两乳胀痛约 5~6 天，经净后感有低烧 37.3℃ ~37.4℃，经前期更高，在 37.6℃ ~37.7℃之间，经来则下降。时有腹胀不舒，亦有少腹抽痛感，经期则见重，平时口干欲饮，五心烦热，胁胀，神情抑郁，夜不安寐，寐则梦多，舌质偏红，苔薄，脉细弦。曾作妇科检查：子宫大小正常、中后位、活动欠佳，两侧附件及宫旁组织有增厚感。子宫内膜病理切片检查结果为：

分泌期变化，反应良好。男方精液检查在正常范围。1975年10月做子宫输卵管碘油造影，提示两侧输卵管部分阻塞粘连，24小时摄片盆腔未见明显碘油弥散影。辨证属气滞血瘀、阴虚火旺之证，治以行气活血化瘀，兼以养阴清肝调气血。

红花12g　葛根12g　丹参12g　鸡血藤12g　赤芍10g　制香附10g　延胡索10g　乌药6g　木香6g　生地黄12g　玄参12g　二至丸12g　丹参12g　地骨皮10g　牡丹皮10g　赤芍10g　川楝子10g　佛手10g　醋香附10g　当归10g

因考虑到两侧输卵管阻塞粘连而不通，因此于1976年9~10月间曾以糜蛋白酶、透明质酸酶、链霉素三者联合宫腔注入，共3次，术中感阻力大及术后有药液回流。

治疗历经14个月，共门诊24次，于1977年2月份停经而怀孕，1977年9月再次复诊已怀孕7月余，产前检查良好。

该病西医诊断明确为慢性盆腔炎所致的两侧输卵管阻塞粘连，因此婚后20年未曾怀孕，并有慢性盆腔炎的一系列症状。按中医学辨证则是外邪入侵胞宫胞脉，余邪留滞而致的“气滞血瘀证”，兼见“气滞肝郁证”，由于肝郁日久，阴液暗耗而出现“阴虚火旺”之现象。故应以余邪留滞而致的气滞血瘀为主证，而以气滞肝郁为次证，肝病及肾则应兼顾之。治疗上采取行气活血化瘀法为主，并按其月经周期变化中的不同症状表现而有所变化，特别是在月经前后的阴虚肝旺现象，故宜以养阴清肝法为辅方。如此交替使用，既考虑主证又兼顾次证，相辅相成，相互转化，促使疾病早日恢复。

（肖承悰　吴熙主编《中医妇科名家经验心悟》）

陈惠林

治疗不孕症的经验

陈惠林（1923~ ），上海岳阳医院主任医师

陈惠林教授根据传统理论认为，受孕的机制主要是依赖肾气旺盛，精血充沛，任脉通，太冲旺盛，月事以时下以后，两精相搏。陈氏诊治不孕症的特色经验主要有4端：温肾益精、疏肝理气、健脾补肾益气血、调畅冲任。

其一，温肾益精。“温肾”是温肾中真阳；“益精”即填益肾中真阴。肾中真阳真阴充足则肾气旺盛，方能促进胞宫的发育，有益于受孕。拟方性衰益肾方。方中金刚丸，融温肾阳、填肾精于一体；临床尚酌情用河车大造丸、乌鸡丸以及玉液金丹、妇科金丹、妇宝宁坤丸等替代。于月经干净后每日1剂，连服4剂；排卵期（经净后7天起）再服4剂。平时可配服上述金刚丸等中成药。

其二，疏肝理气。肝为一身气机疏泄之中枢，肝藏血主疏泄宜条达。全身血液的储藏与调节，经脉、关节的濡养，无一不依赖肝。冲为血海，冲脉附于肝。如情志不舒或暴怒伤肝，肝失条达，疏泄失常，冲任不调而致经前乳胀及婚后不孕。故疏肝养肝理气调冲亦为治本病大法之一。

其三，健脾补肾益气血。陈教授认为，体质虚弱、阴血不足或因失血、久病伤血而冲任空虚，血海不足，血少不能摄精受孕。脾为

后天之本，气血生化之源。气为血帅，血为气母，气行则血行，气滞则血瘀，气能生血、行血、摄血，故温补脾肾，气血两调，既补先天，又补后天，滋水涵木，使胞脉得养，血海得冲，起到调经助孕作用。拟妇科调理方。用于基础体温上升后，每日 1 剂，可连续服 7~8 帖；若基础体温上升超过 14 天不下降者可一直服，且可作为保胎药使用。

其四，调畅冲任。陈教授认为，痰湿、瘀血、气滞可壅阻冲任脉络以致不孕。出现输卵管阻塞不通或通而欠畅，或者附伴盆腔炎症水肿、粘连影响输卵管蠕动，故在温肾填精、调养气血基础上，理气活血，疏调冲任也为治疗不孕症的重要一着。拟通管方。于月经来潮第 1 天开始服药，连服 3 天。每天再配红月季花 20g、赤砂糖 1 勺，煎成 1 碗，冷却后加黄酒 1 匙冲服，服后出现肠鸣、泄泻的反应为经脉三气通畅的佳兆。对输卵管盆腔因炎症渗出水肿引起输卵管阻塞不通，或炎症后输卵管粘连、瘢痕挛缩、管壁僵硬、周围粘连等因素而致不孕者，服用后可帮助输卵管通畅而受孕。

陈教授治疗不孕症的特点，抓住调经与种子两大环节，其中调经是种子的必要条件，二者相辅相成。一般月经周期分为经前期、行经期、经后期、排卵期四个阶段。按照每个阶段 7 天计算，共 28 天。陈教授的经验，遵循月经的发生、发展和气血盛衰变化的规律，分期辨证，因势利导，合理用药，以提高受孕的机会。在行经期，宜顺其势，以通为主，理气和血，通经逐瘀，不宜过于滋补固涩。行经前期以补为主。补阴血，宜益血和血通经。更须以益气健脾、疏肝养血为要。气血同源，益气乃所以益血；脾为中土，脾胃为气血生化之源，健脾者培补中土，乃治本之举。经后期侧重于补阳气，治宜补肾健脾，助阳成卵。排卵期，中医称“氤氲期”，又为“等候期”。此时卵泡发育成熟，以待排卵成孕。治疗应着重补肾健脾，温阳促卵。既补肾阴，又补肾阳，先天与后天同补，重在填精促卵。排卵期的治疗，一般以通为主。不孕妇女，一般以虚证为多，或虚中夹瘀，或虚中夹热。故治疗应补泻得当，补中有泻，泻中有补。即使单论补法，又有不同。月经前期之补法，应以补益气血为主，月经后期之补则在前者基础上补肾益精，以助卵源。行经期的泻法，在于行气和血，疏通隧道。排卵期的泻法，在于温通促卵，暖宫助孕。如此掌握好二补、二通之契机，先天后天之侧重，泄之得当则脾肾健、气血和、冲任调，受孕有望。

对于无排卵或排卵障碍所导致不孕症，乃属中医学肾虚范畴。陈教授经验，通过补肾调经，以达到调整卵巢功能，促进排卵的目的。对于子宫发育不良，卵巢功能低下或过多过久服用避孕药及性激素使下丘脑－垂体－卵巢三者内分泌功能平衡失调，而致排卵障碍等原因以致不孕者，临床实践证明陈教授拟订的性衰益肾方有促使卵泡发育之功。由输卵管阻塞不通而致不孕者，一般以攻实为主。据陈教授经验，此虽属实证，若大量使用峻攻克伐之剂，往往损伤正气，常使一些患者难于坚持治疗，且虽经治疗而鲜见奏效，故当以攻补兼施为妥，除采用按月经周期治疗外，月经干净后即予补肾填精，扶正固本为主，旨在肾气盛，天癸充，黄体发育良好而功能健全，俾一旦输卵管疏通、受精卵着床和发育，即已具备良好条件。

肾虚、宫寒、血虚、痰湿、肝郁以及癥瘕积聚等因素也均引起不孕。本病治疗需针对诸症，当从寒、热、虚、实辨证立法。虚者宜于温肾补肝，益气血，以养冲任；实者宜于化痰除湿，疏肝解郁，化瘀破结，以利气血瘀；寒者宜于温宫散寒；湿热者宜于清热利湿。“治病必求其本”，总以病除气血畅通，阴阳调和，月经正常，方能摄精受孕。本病除药物治疗外，尚须情志舒畅，房事有节，并注意起居劳逸。陈教授强调，不孕症患者求子心切，往往多方求医，药物乱投，形成寒热杂用或盲目用助阳药，以致欲速则不达，贻误病情。因此必须以安定病人情绪为要，使其对治疗充满信心。

（肖承悰　吴熙主编《中医妇科名家经验心悟》）

徐志华

不孕应衷中参西，唯求一效

徐志华（1925~　），安徽名医

徐老认为，医者治病，唯求一效。对于疑难顽疾，常方常药不效者，每多结合西医辨病。实则宏观与微观之关系。《内经》云："有诸于内，必形诸于外。"西医也常以外在局部表现而测知病情内在变化。中西医理，实有融会贯通之处。中医妇科诊病之优势之一，常是西医诊断明确，然至目前为止，尚无确切有效方法的常见病、多发病、疑难病。如：生殖内分泌疾病、内生殖器官炎症等。徐老治疗此类疾病，原则有二：①衷中参西：谨守病机，审因论治，同时参考西医检测结果，开拓拟方思路。②中西医结合：详细审病辨证，或舍病从证，或舍证从病，灵活变通，以效为绳。

排卵障碍久不孕，滋肾养肝调冲任。对于排卵功能障碍性不孕者，多以经验方滋养冲任汤论治。

生地黄 10g　熟地黄 10g　黄精 10g　白沙参 16g　白芍 10g　龟甲胶 10g　山药 10g　山萸肉 6g　桑椹 6g　女贞子 6g　墨旱莲 6g　何首乌 10g　玉竹 10g　阿胶 10g

功用：滋肾养肝，调冲助孕。

方解：方以熟地黄、黄精、女贞子、墨旱莲、桑椹、龟甲胶滋肾补阴；白芍、阿胶、何首乌、山萸肉养血柔肝敛精；沙参、山药、玉竹、生地黄益气补脾生津。全方滋肾阴、养肝血、生津液，肾阴盛、肝血旺、津液充，则助肾终生殖减去满盈，而成“重阴必阳”之转化，产生“氤氲乐育”之气。

蔡某 女，33岁，职员，已婚。初诊日期2000年7月11日。

已婚8年，停避孕5年未孕。婚后曾交替采用避孕药（去氧孕烯炔雌醇片）及避孕套避孕2年。现停避孕5年未孕。月经初潮14岁，周期6~7天/37~40天，末次月经7月3日~7月10日，量中偏少，色紫暗，行而不畅。经行自觉口干肤燥。平时带下偏少色白。曾自测基础体温呈不典型双相型，查血性激素六项正常，多次B超监测排卵均示卵泡发育迟缓，成熟障碍，最大卵泡直径＜17mm。排卵前后子宫内膜B级。妇科检查及子宫－输卵管碘油造影均未发现异常。西医曾用枸橼酸氯米芬+HCG常规疗法无效。半年前治以人工授精及试管婴儿各一次均失败。舌质淡红，苔薄白，脉细弱无力。

治法：中西医结合，分期论治。经后期：滋肾养肝调冲—滋养冲任方。经间期：滋肾养肝通络—滋养冲任方合理气通络药。经前期：滋肾养肝温阳—滋养冲任方合温阳益肾药。经行期：滋肾养肝调经—滋养冲任方合活血调经药。

处方：滋养冲任方加当归10g，12剂，嘱其自测基础体温，并B超监测排卵。

二诊（2000年7月23日）：药后平和。现值周期第20天，“BBT”持续36.4℃~36.5℃，带下量略增，色白质稀如蛋清，B超监测最大卵泡15mm×13mm×12mm，内膜厚8mm。舌脉同前。

治法：滋养冲任方去墨旱莲、熟地黄、阿胶，加川牛膝10g、白术10g，5剂。

三诊（2000年7月30日）：现值周期第25天，BBT上升1天，36.8℃，昨日B超监测最大卵泡17mm×15mm×13mm，内膜厚9mm，带下量少，色白，黏稠。舌脉同前。

治法：滋养冲任方去墨旱莲、生地黄，加巴戟天10g、淫羊藿10g，10剂。

四诊（2000年8月9日）：周期第37天，BBT高温不稳，波动在36.7℃~36.8℃之间已11天，乳房微胀。舌象同前，左脉寸微弦、尺滑利。现经将至。

治法：滋养冲任方去生熟地黄、二至、阿胶、龟甲胶，加当归10g、川芎10g、三棱10g、莪术10g、香附10g，5剂。

如此调理8个月，经调受孕。后足月分娩一女婴。

朱丹溪曰："妇人久无子者，冲任脉中伏热也，夫不孕有因血少，血少则热，其原起于真阴不足。"楼氏曰："求子之法，莫先调经，每见妇人之无子者，其经必或先或后，或多或少……不调则血气乘争，不能成孕矣。"胎之源于男女之精凝结而成，女精之要者为肾精，"经血源于肾""肾主生殖""肾荫胎"。故徐老认为，对于排卵障碍之不孕症，以滋补肾精为主法。然后根据月经周期，参考西医检测，灵活变通。病证合参贯穿全程，中医辨证要点有三：①无舌苔厚腻、胸膈满闷等痰湿证；②无舌质紫暗、胁胀腹痛血瘀证；③无舌红苔黄、口苦便秘之实火证。本案虽无明显阴虚证候，但原于久婚不孕、月经后期、量少、经行口干咽燥，舌脉俱虚等证候，当以滋肾为主，至于经色淡暗、行而不畅也当源于虚滞所致。西医辨病要素有三：①卵泡期即中医月经后期，此期血海空虚，肾精渐长，治当滋肾，又因经血同源，故必兼以养肝健脾补血。②排卵期：肾中阴阳转化，胞宫气血变化急骤之时，然肾精充沛是阴阳转化之必备条件，故滋肾阴佐以通络之品，以候气血调畅，百脉既济，以助肾阳蒸腾，产生"乐育之气"。经前期肾中阳盛阴泌，水荫木旺，肝气疏泄以使经水如候，故此期需注意温肾阳以助肝气疏达，故佐以温阳之品。经期血以下行为顺，治宜和血调经，因势利导，但仍需滋肾益肾，以防血下阴伤。

徐老治疗此疾始终抓住“肾精”为关键，认为肾气、肾阳均需在肾精充沛前提下产生。用药以甘平滋补为原则，注意柔肝木以养子益母、健脾土以益血之源、益气血以助阴精之渊源。并根据经血之节律性，灵活参考西医检测，审因治本而取效。

（肖承悰　吴熙主编《中医妇科名家经验心悟》）

许润三

治不孕述要

许润三（1926~　），中日友好医院主任医师

许老认为,《内经》中所提的胞脉属广义的胞脉，是指分布于胞宫上的血脉，相当于西医学的子宫动、静脉；而狭义的胞脉，正如朱丹溪所云：“子宫上有两歧，一达于左，一达于右，名谓胞脉。”此两歧即相当于西医学的输卵管。因此，输卵管的概念和功能应包括在中医狭义的胞脉之中，输卵管的病变亦与中医胞脉的异常改变相对应。输卵管阻塞的病理机制即是瘀血内停于胞脉，以致胞脉闭阻不通，精血难以汇合，胎孕不能。

一般来说，输卵管的炎性阻塞，主要是瘀血内阻胞脉；结核性阻塞由于局部有钙化灶及瘢痕组织形成，表现为瘀血阻于胞脉的重症；而输卵管积液的形成多由于瘀血内停，影响了胞脉气机的疏通，津液的布散，积为水湿，停留局部而形成水肿积液，导致瘀湿互结于胞脉的病理变化。

在局部辨病的基础上，结合患者的发病诱因、全身症状、舌象及脉象进行辨证分型。

1. 肝郁血滞型

婚久不孕，精神抑郁，喜叹息，经前少腹及乳房胀痛，心烦易怒，月经周期不定，月经量少，色暗，经行不畅。舌质正常或略暗，脉细

弦。妇科检查，盆腔多为正常或附件增厚，压痛不明显。

2. 瘀血内阻型

多为原发不孕，或有结核病史。平时下腹疼痛，经期加重，月经量或多或少，色暗，有血块，甚或闭经。舌质暗，有瘀斑，脉沉弦。妇科检查，附件增厚、有压痛，或可扪及炎性包块。

3. 瘀湿互结型

小腹、少腹及腰骶坠痛，劳累、性交后加重，白带量多，质稀或稠，有味，大便溏薄，舌质淡暗，体胖，脉弦滑。妇科检查，附件区可扪及囊性肿物、轻压痛，或子宫输卵管碘油造影示输卵管积液。

4. 寒凝瘀滞型

月经后期、量少，或经行腹痛，经色暗、有血块，带下量多、质稀，少腹冷痛，伴腰骶酸痛，得温则舒，小便清长，大便溏稀，舌质淡，苔薄白，脉沉细或沉滑。妇科检查，子宫后位，活动度差，后穹隆可及触痛性结节。

5. 湿热瘀阻型

月经先期，或经期延长，量多、质稠，色鲜红或紫红，夹有血块，带下色黄、量多，腰骶酸痛，少腹疼痛，或有少腹灼热感，经行尤甚，面红身热，口苦咽干，小便短赤，大便干结，舌质红，苔薄黄或黄腻，脉弦数或滑数。妇科检查，附件增厚，压痛明显，或可扪及炎性包块。

6. 肝郁血滞型

方药选用四逆散加味。其中柴胡、枳实疏肝解郁，调达气机，行气而散瘀结；赤芍主入肝经，善走血分，有活血散瘀之功；甘草清热解毒，又可调和诸药。加用养血活血的丹参，既可助赤芍活血散瘀，又可防理气活血太过耗伤阴血，祛瘀而不伤正；加穿山甲入肝经，善于走窜，性专行散，既可引药入血脉达病所，又可助上药散瘀滞，通畅胞脉的闭阻。

7. 瘀血内阻型

方药选用栝楼根散加减。其中桂枝辛散温通，通畅血脉，散寒行滞；桃仁、赤芍活血祛瘀；䗪虫破血逐瘀；栝楼根能通行经络，消散瘀血；加性善下行的生牛膝，通利血脉而散瘀血；加路路通、王不留行取其善入血脉，行而不住，走而不守的特性，增强活血通络之力。

8. 瘀湿互结型

方药选用桂枝茯苓丸加味。其中桂枝既能温通血脉，活血破瘀，又能利水渗湿；牡丹皮、赤芍、桃仁破血散结；茯苓利水渗湿。加水蛭可活血破瘀，通利胞脉；加白芥子既能散结通络，又能祛湿；加皂角刺辛散温通，能达病所，脓成可排，未成可消，为治疗输卵管积脓及积液的要药。

9. 寒凝瘀滞型

方药选用少腹逐瘀汤加味。其中小茴香、肉桂、干姜温经散寒；当归、川芎、赤芍活血化瘀；延胡索、没药行气止痛；生蒲黄、五灵脂化瘀止痛；加路路通、穿山甲增强活血通络之力。

10. 湿热瘀阻型

方药选用大黄牡丹汤加味。其中大黄、芒硝活血泻下，使湿热自大便而解；牡丹皮、桃仁活血逐瘀；冬瓜仁利水除湿；加水蛭、路路通、皂角刺破血祛瘀通络。

附件增厚，压痛明显者：加用龙葵、蒲公英以清热解毒，活血散结；加用血竭粉以活血祛瘀，消肿止痛。

附件炎性包块者：加用三棱、莪术破血行气，消积除癥；加用白芥子辛温走窜，散结通络止痛。

输卵管积液者：加用马鞭草、泽兰活血利水，对瘀湿互结所致的输卵管积液效果颇佳。

输卵管结核者：加用夏枯草、蜈蚣。现代药理研究证实，二药对结核杆菌均有明显的抑制作用。

输卵管阻塞伴黄体功能不足者：加用鹿角霜、紫河车以补肾壮阳。

兼气血虚弱，见月经量少，色淡，全身乏力，舌质淡嫩者：加用党参、当归、鸡血藤以补气养血。

兼肾虚，见腰骶酸痛，畏寒肢冷者：加用鹿茸片、川续断以补肾阳，强腰脊。

兼脾胃失调，见腹胀纳差，大便稀者：加厚朴、炒白术以健脾和胃消胀。

（肖承悰　吴熙主编《中医妇科名家经验心悟》）

郑长松

不孕案绎

郑长松（1927~2007），山东名医

先生临证数十年以来，治愈婚久不孕之案例为数颇多。凡配偶健康，又无生理缺陷者，审月事以辨，随病机而治，多能于短期内使之摄精成孕。兹介绍如下。

一、肾虚宫寒，温阳暖宫

肾为先天之本。禀赋不足，或早婚耗伤，致肾气虚惫，命门火衰，胞宫失于温煦，宫寒不能摄精。如傅山说：“寒冰之地，不生草木，重阴之渊，不长鱼龙，今胞宫既寒，何能受孕。”症见久婚不孕，月事延期，腰腿酸楚，白带绵绵，小腹冰凉，情欲淡漠，舌淡苔白，脉象沉弱。常用菟丝子、桑螵蛸、淫羊藿、熟地黄、巴戟天、补骨脂、鹿角霜、炮附子、肉桂等温肾助阳，暖煦胞宫。

韩某　35 岁。1952 年 11 月 6 日初诊。

结婚 20 年，未曾受孕。月事四旬一行，经行期约 1~4 天，血量偏少。平素小腹冰凉，腰腿酸楚不堪，气短身疲，白带绵绵。舌淡红，苔薄白，脉象沉弱，尺肤清冷。证属肾虚宫寒，法当温阳暖宫。因肾虚积年，气血无不受累，故立法温肾助阳，暖煦胞宫为主，稍佐益气养血之品。

菟丝子 30g　桑螵蛸 30g　熟地黄 30g　党参 30g　黄芪 30g　杜仲 12g　当归 12g　补骨脂 9g　白芍 12g　白术 12g　沙苑蒺藜 12g　茯苓 9g　鹿角霜 9g　川芎 6g　附子炮，6g　肉桂 1.5g

水煎服，每日 1 剂。连服四旬后，诸苦已十去其七，尺肤转温，舌渐红润。按初诊方加桑寄生 18g，山药 18g，何首乌 12g，巴戟天 9g。更方未及两旬，遂已有孕。

二、肝郁气滞，疏达解郁

肝为风木之脏，喜条达而恶抑郁。情志不遂，肝失条达，抑郁不伸，肝气郁结，气血失调，致冲任不能相资，久婚不得孕育。症见情志不舒，急躁多怒，月事愆期，经量失宜，经前胸乳胀痛，舌赤苔白，脉来弦细。治多用香附、白芍、合欢皮、橘核叶、川楝子、青皮、王不留行、枳壳、柴胡等条达气机，疏肝解郁。

周某　34 岁。1963 年 10 月 26 日初诊。

结婚 15 载，未曾受孕。自 16 岁月经初潮以来，往往经前精神烦躁、两乳胀痛，经临[illegible]乳胀渐松、小腹疼痛且胀，血来量少，3 天即净。平素性情易怒，善太息，多噩梦。舌色赤，脉弦细。其肝郁气滞为患可知。

白芍 30g　香附 30g　益母草 30g　当归 30g　橘核叶各 15g　瓜蒌 15g　王不留行 15g　枳壳 12g　川楝子 12g　怀牛膝 12g　青陈皮各 9g　通草 9g　皂角刺 9g　柴胡 9g

嘱于每次经前服药 5 剂。患者遵嘱恪守 4 月，共服药 20 剂，摄精成孕。

三、瘀遏胞脉，祛瘀散结

血以运行不息为常，血行违和，瘀聚留着，阻遏胞脉，两精不能相搏，受孕则难。症见腹有癥块，临经腹痛，血来涩少。治宜根据体质壮衰，选投丹参、桃仁、红花、牡丹皮、益母草、当归、三棱、莪术、大黄等活血祛瘀，散结除积。

董某　27岁。1961年4月2日初诊。

结婚6年，未曾有孕。5年前出现经行少腹剧痛，随即发现小腹有一硬块，迄今未消。月事按期，经来涩少，夹有黑紫血块，舌赤苔白，脉象沉实。此之不孕，非血癥消散则胎孕难成，视其年轻体壮，尚任克伐。

当归30g　牡丹皮18g　桂枝15g　桃仁15g　大黄9g　三棱9g　莪术9g　甘草9g

嘱经前服药6剂。药后大便稍稀，经来腹痛大减，小腹硬块渐消。既见显效，无须更张，守方经前继服。患者共进药20剂后，小腹硬块消失，继则受孕得子。

四、阴亏热灼，益阴凉血

宫寒不孕者固然居多，但因血分热盛，胞宫被灼而致不孕者亦屡见不鲜。素体阳盛阴亏，或过食辛烈助阳之品，使血分热盛，灼伤胞宫，阴阳乖争，冲任失调，故难以重身。症见月经先期，血来量多，面热潮红，苔黄乏津，脉象略数。常用生地黄、墨旱莲、麦冬、白芍、牡丹皮、地骨皮、黄芩、胡黄连、阿胶等清内热，养阴血。俾得阴平阳秘，冲任和资，经脉调畅，则胎孕有期。

宋某　25岁。1974年9月26日初诊。

婚后4年，未曾有子。自13岁月经初潮起，即先期而下，血量偏多，经前面热潮红。近3年来，月经一月两行，血量益多。诊见形体羸瘦，面颊微红，舌赤乏津，苔白中黄，脉象弦滑稍数。脉症合参，其不孕者，乃阴亏热扰，胞宫被灼之故。

生地黄 30g　藕节 30g　白芍 15g　麦冬 15g　牡丹皮 12g　茜根 12g　地骨皮 12g　阿胶烊化，9g　胡黄连 9g　黄芩 9g

嘱于经前连服 6 剂。药后月经周期延至 21 天，经前面热已解，血来依然量多，宗原意略事增损，去胡黄连、地骨皮，加生龙牡各 30g、墨旱莲 30g。嘱每于经前连进 5 剂。又服药两次，月经周期恢复为 27 天，血量基本正常。再拟下方，清除余邪，以冀冲任相资，举之成孕。

生龙牡各 30g　熟地 30g　墨旱莲 30g　山药 15g　莲子 15g　白芍 15g　女贞子 15g　阿胶烊化，12g　茺蔚子 12g　黄芩 12g　枸杞子 12g

患者服药 22 剂后，诸恙蠲除，继即有孕。

五、治输卵管不通，善用猪蹄甲

输卵管不通是女性不孕症的常见病因，其治疗难度较大。先生治不孕症，善在大队通经活络药中加入猪蹄甲，收效满意。尝谓：甲乃筋之余，咸平无毒，具有开破之性，既可消伏热痈毒，又能以破瘀通经，是味安全有效之药。

杨某　29 岁。1969 年 10 月 12 日初诊。

结婚 7 年，未孕。经妇科检查诊为“输卵管不通（双侧）”。近 1 年多来，又患有“肾盂肾炎”。屡经药疗，未收痊功。诊见舌质紫暗，苔黄薄腻，脉涩略数。

猪蹄甲　橘核　路路通各 15g　牡丹皮　怀牛膝　香附各 12g　地骨皮　木通　穿山甲　地龙　川萆薢　红花　车前子　茯苓各 9g　生甘草 6g

每月经前后各服药 7 剂，于翌年 3 月怀孕，及期生产，母子安然。

六、治肝郁不孕，惯用生麦芽

麦芽一药，多用以消食、和中、下气。先生治肝郁气滞型不孕症时，每每投入，却收效捷彰。张锡纯云："麦芽……虽为脾胃之药，而实善疏肝气。夫肝主疏泄，为肾行气，为其力能疏肝，善助肝木疏泄以行肾气。"诚如《本草求原》中说："（麦芽）凡怫郁致成膨、膈等症用之甚妙，人知其消谷而不知其疏肝也。"麦芽是郑老治疗肝郁无子的惯用药，临床实践表明，凡在求本方中加入此药，便能明显提高疗效。麦芽用量不能过大，亦不宜久服，因有"久食消肾"（《食性本草》）之弊。

秦某 31岁。1982年3月21日初诊。

结婚8年未孕，一向经行后期，每经前全身紧楚，头晕目干，腰酸乏力。胸乳小腹胀痛，经来涩少，两天即净，舌质鲜红，苔白乏津，脉弦细数。证属肝郁气滞，肾阴亏虚。

熟地黄30g 当归 赤芍 白芍各20g 麦芽 枸杞子 何首乌 香附 菟丝子 路路通 女贞子各15g 橘核 橘叶 柴胡各12g 川芎10g

守方服药16剂，遂孕。

七、治不孕，主张男女双方服药

不孕症男女俱病者为数颇多，医者往往多注重或男或女单方进行治疗。先生认为，婚后不孕男女皆有责任，都必须进行检查，若非绝对单方因素造成者，宜男女双方同时用药，倘若因为女子不孕导致夫妻关系失谐者，愈要男女双方同时服药。经临床观察，这样可以明显提高治疗效果。其因可能有二：其一是药物作用。男女同时服药以后，男方可使精液质量提高，女方可使受孕能力增强。其二是心理作用。心理精神因素在不孕症临床上有着不可低估的作用，特别是女性患者表现尤为突出，其治疗效果，在很大程度上取决于患者的心理状态。看起来，这样治疗是一种浪费，其实不然。这是对男女双方的精神安慰。此类验案，不胜枚举，兹不赘述。

八、治久婚不孕，每用活血化瘀药

不孕症的形成与诸多因素有关，如肾虚宫寒、肝郁气滞、痰湿留聚等，这都是不孕症的常见证型。先生认为，无论任何一种类型的不孕症，多数都有导致气滞血瘀的病理转归。盖因久婚不孕，盼子心切，情怀郁悖不伸，气机难以畅通，"气为血帅，血随气行"，气机不利，则血运不畅，久而久之，每可形成瘀血内阻，故郑老治疗久婚不孕者，每每投入活血化瘀之药。实践证明，在求本方中加入活血化瘀药物，可明显提高治疗效果。郑老多选用四物、桃仁、红花、失笑散、益母草等，尤以益母草用之为多。《本草汇言》谓："益母草，行血养血，行血而不伤新血，养血而不滞瘀血。"颇为适宜女子之用。尝治一例，结婚经年不孕，屡经诊疗，服药数百帖，观其前方，药证合拍，先生在前医处方之基础上，增入益母、失笑散，计月即收痊功。

九、审月事以辨

《女科要旨·种子》中说种子之法，即在于调经之中。先生诊疗此证，首询月事如何，审其经行变化，先予调经，寓种子于调经之中。调经之法，无非为辨证求因，审因论治，虚则补之，郁则疏之，寒则温之，热则清之，瘀则化之。

十、随病机而治

通过望、闻、问、切四诊收集了辨证资料以后，进行全面分析，找出导致不孕的症结所在，有的放矢。从先生积累多年的临床资料来看，多按肾虚宫寒、肝郁气滞、瘀血留着、阳盛阴亏等型分而治之。凡肾虚者无不重用菟丝子，尝谓："菟丝子温而不燥，滋而不腻，善补而不峻，益阴而固阳，为肾虚不孕之要药，不可不用。”对肝郁气滞者，先生处方必冠以白芍为首，认为：妇女以血为本，婚后久不孕育，无不情怀郁悖，情志不遂则气运乖戾，血行失常，故摄精育胎愈难。白芍虽无疏肝之效，但能“收拾肝气，使归根返本，不至以有余肆暴，犯肺伤脾，乃养肝之圣药也”（引徐灵胎语）。对瘀血留着，阻遏胞脉者，量人虚实，度瘀轻重，斟酌投以活血祛瘀或攻逐破瘀之剂。

（肖承悰　吴熙主编《中医妇科名家经验心悟》）

李光荣

健脾益肾，开郁养血治不孕

李光荣（1935~　），中国中医科学院广安门医院
主任医师，博士生导师

随着社会竞争工作压力升高、生活紧张及其他致病因素等，不孕症发病率近年有上升趋势。李老师治疗不孕症具有以下特点。

一、辨病与辨证相结合，施治务求于本

引起不孕的原因很多，常见的原因有输卵管阻塞、排卵功能障碍、免疫性不孕及原因不明者。引起不孕的常见疾病有盆腔炎、子宫内膜异位症、多囊卵巢综合征、高催乳素血症、盆腔结核、子宫肌瘤、功能紊乱性月经失调等。由此可见不孕症是许多疾病的综合表现。而同一疾病引起不孕的原因也不尽相同。如子宫内膜异位症引起的不孕，可能是由于内分泌紊乱而出现卵巢排卵功能障碍，也可能是免疫功能异常引起不孕，或是由于盆腔内器官和组织广泛粘连，输卵管变硬僵直，影响输卵管的蠕动，从而影响卵子的排出、拣拾和精卵的输送。因此，子宫内膜异位症所致不孕，既可以是排卵功能障碍和输卵管功能障碍并见，也可能排卵功能障碍和免疫功能异常并存，也可以三者兼有。即或是子宫内膜异位症，由于临床表现不同，辨证不同，治疗也不同。李老师临证强调辨病与辨证相结合，首先明确导致

不孕的主要原因及所属疾病，再根据临床表现，四诊合参，辨证施治。在治疗排卵功能障碍时，则辨证选药以促排卵为主，同时注意观察基础体温（BBT）、LH 变化曲线和 B 超监测情况，随时调整用药，并指导患者择期同房以利妊娠。治疗输卵管阻塞时，根据输卵管造影或通液情况，选定外敷药部位，如输卵管通畅但形态欠佳，配合输卵管通液治疗以利输卵管形态恢复正常。治疗免疫性不孕时，强调疏肝活血，认为肝郁血滞是免疫性不孕的主要原因。

二、调经是成孕致育的先决条件

《景岳全书·妇人规》云：“女人以血为主，血旺则经调而子嗣。”故女子不孕，首重调经。古有“调经种子”之说，调经是孕育的先决条件。《女科要旨》云：“妇人无子，皆因经水不调。经水所以不调者，皆由内有七情之伤，外有六淫之感，或气血偏盛，阴阳相乘所致。种子之法，即在于调经之中。”调经之法，遵循《内经》“谨守病机”及“谨察阴阳所在而调之，以平为期”的宗旨。调经的具体原则有调理气血，补肾，扶脾，疏肝之异。调理气血，首先辨清在气在血，病在气者，当以治气为主，佐以养血活血；病在血者，以活血为主，佐以补气行气。“经水出诸肾”，故调经之本在肾。补肾以填补精血，佐以助阳之品，取“滋水更当养火”之意，使肾中阴平阳秘，经血俱旺，经水自调。扶脾在于益血之源，以健脾升阳为主，佐以补肾之品。疏肝以条达肝气，使经血充盈有度而按时满溢。临床常见肾虚所致月经后期、量少、闭经等，治疗以补肾为主，方用六味地黄丸加补肾阳的续断、菟丝子、淫羊藿、紫河车、巴戟天等；脾肾两虚，痰湿内盛而致月经不调者，治疗补肾健脾，燥湿化痰，方选苍附导痰汤加续断、淫羊藿、巴戟天等。若肝郁肾虚所致月经后期、量少、闭经，治之以调肝补肾为主，方用逍遥散、小泽兰汤加补肾的熟地黄、女贞子、续断、淫羊藿、紫河车等；认为补肾疏肝可促排卵，健黄体，是临床调经种子常用的方法。

三、理气活血通络，治疗输卵管阻塞

输卵管阻塞是不孕症最常见的因素，据统计约占不孕的30%~50%。大多由输卵管的炎症导致局部粘连，管腔堵塞，其治疗的关键在于疏通管腔。目前西医治疗主要是抗生素及激素的灌注及输卵管造口术、输卵管吻合术等。由于该种治疗方法易引起创伤，给病人带来痛苦，且易发生再粘连、再堵塞，病人难以接受。李老师总结多年临床经验，认为输卵管阻塞的主要病因病机是瘀血阻滞胞宫，导致冲任二脉不通，活血化瘀通络是主要的治疗法则。因少腹为肝经循行部位,《灵枢·经脉》云："肝足厥阴之脉……抵小腹，夹胃，属肝。"故临床常选用行气活血而入肝经的药物，如柴胡、赤芍、制香附、丹参；活血散结的皂角刺、夏枯草；活血通络的红藤、路路通、苏木；如兼寒凝者，加温经散寒的桂枝、乌药、荔枝核等；兼痰湿者，加燥湿化痰的陈皮、清半夏等。同时采用小茴香捣碎搅拌入药渣外敷腹部，促进局部静脉丛扩张，改善血液循环，促进粘连的组织软化并吸收。配合中药保留灌肠，多选用活血化瘀散结的药物，如：丹参、赤芍、莪术、皂角刺等。保留灌肠可使药物在直肠内吸收，药效不受消化道诸多因素的影响，维持时间较长，药物直达病所，局部药物浓度高，增加直接渗透作用，并保持一定温度使血管扩张，改善局部血液循环，加速局部代谢产物的吸收，促进炎症消散。

（肖承悰　吴熙主编《中医妇科名家经验心悟》）

蔡连香

无排卵性不孕症的诊治

蔡连香（1937~　）中国中医科学院西苑医院主任医师

女性无排卵性不孕是妇科常见病和疑难病，以下丘脑－垂体－卵巢轴功能失调为常见。蔡师以肾轴理论为依据，用养血补肾填精法治疗无排卵性不孕取得较满意的效果，其经验有四。

一、肾虚为本，填精养血

肾虚是不孕的根本，补肾填精养血为其治疗大法。蔡师曾对补肾填精、养血行血的养血补肾片进行药理药效等方面的实验研究，结果表明养血补肾片可以促进动物生殖器官的发育，调节性腺轴功能，尤对卵巢功能有促进和调节作用，使卵泡发育、排卵，达到调经、促孕的目的。调经种子汤，方中菟丝子、熟地黄、覆盆子补肾填精为主；黄芪、当归、鸡血藤、茺蔚子益气养血为辅；女贞子、山萸肉、山药加强滋阴补肾之力；紫石英、紫河车补肾助阳，使阴精得以气化；香附、柴胡疏肝行气，调和诸药。此方补肾而不滋腻，填精又养血，使精血同补，肾气得化，肾轴功能协调，月经正常，妊娠有望。

二、燮理阴阳，人工周期

灵活应用中药人工周期，把握阴阳转化规律。中药人工周期是模仿妇女月经周期的生理改变而分期用药的方法。通过调节下丘脑－垂体－卵巢轴改善性腺的功能，诱发LH高峰，促进排卵，使月经恢复正常。通过多年的临床应用，蔡师认为中药人工周期不是替代卵巢功能，而是一种调节作用。利用月经周期的4个不同阶段中阴阳转化的规律，灵活应用补肾滋阴温阳法，阴阳适时转化，胞宫藏泻有序。蔡师的特点在于不人为地规定各期的治疗天数，因为排卵障碍的月经周期多数不规律或卵泡期长，黄体期短，以BBT、宫颈黏液、阴道脱落细胞检查结果来调整治疗方案比较客观。

1. 卵泡期

此为月经干净后至排卵前，为阴长阳弱期。由于肾虚精亏，血海空虚，阴长缓慢，卵泡常常发育不良，卵泡期长。蔡师以宫颈黏液及阴道脱落细胞涂片来观察卵泡发育情况，必要时行B超监测。此期多表现为腰酸疲乏，白带少，面色晦暗，性欲低下，宫颈黏液无典型羊齿状结晶出现，阴道脱落细胞涂片表层角化细胞指数低。其治疗以养血补肾填精为法。蔡师常用调经种子汤加减治疗。气虚者加党参、白术、茯苓、甘草；血虚者加白芍、何首乌、桑椹；阳虚者加肉苁蓉、鹿角霜、巴戟天、续断、杜仲；血瘀者加丹参、桃仁、红花、莪术；痰湿者加半夏、陈皮、茯苓、胆南星、苍白术等；气滞者加郁金、木香、川楝子。患者经过治疗，至20天以上仍不排卵，则行B超检查子宫内膜的厚度及有无优势卵泡出现。就子宫内膜来说，当子宫内膜厚度小于1.0cm时，则藏而不泻，蔡师认为可以继续养血补肾填精，冲任得滋，胞宫充盈。当子宫内膜厚度大于1.2cm时，蔡师常用活血化瘀、行气通经法治疗，使胞宫该泻则泻，以期开始下一周期的治疗。自拟通经汤：当归、川芎、赤芍、鸡血藤、泽兰、生蒲黄、桃仁、川牛膝、莪术、三棱。

2. 排卵期

此期为重阴转阳期，阴精蓄积充足，阴液满溢，阳气躁动，只待化生。此期患者多表现为白带透明，量增多，情绪兴奋，性欲增强，下腹略有胀疼，宫颈黏液出现典型羊齿状结晶（+++），英斯来尔（Insler）评分能达 8 分以上，阴道脱落细胞角化指数可达 50%~60%，蔡师在此期主张补肾助阳，活血通络。常用调经种子汤酌加巴戟天、肉苁蓉、丹参、桃仁、红花、泽兰、刘寄奴、路路通、皂角刺等。温肾助阳可以促进其转化，活血可以增加卵巢的血流量，加速卵泡发育至成熟而排卵。

3. 黄体期

此期为阳长阴弱期，阴精化为阳气，温煦子宫，以利于孕卵生长。如阴精不足，肾阳亏虚，则宫寒不能成孕，即由于卵泡发育欠佳而导致黄体功能不足，BBT 多呈爬坡状，持续时间少于 12 天。此时白带减少转黏稠，多有腰痛、乳胀、烦躁等症状。治疗要以补肾助阳为主，但要加疏肝健脾之品，调畅冲任气机，气血和调，胞宫得充而能藏。健脾是为了培补后天之本，以养先天，充实胞宫而利于孕卵着床生长。蔡师常用调经种子汤酌加肉苁蓉、巴戟天、鹿角霜、柴胡、佛手片、党参、白术、炙甘草来维持黄体功能。另外，当归芍药散经现代研究有促进黄体细胞分泌孕酮、维持黄体功能的作用，所以蔡师又经常用当归芍药散酌加菟丝子、女贞子、覆盆子、肉苁蓉、巴戟天、柴胡、香附、紫河车等治疗黄体功能不足者。

4. 月经期

未受孕者黄体退化，子宫内膜脱落进入月经期。此期经血来潮，月经量或多或少，伴有腰酸腹痛等症，蔡师主张养血活血，行气通经，以疏通冲任、祛瘀生新。方用四物汤加益母草、枳壳、泽兰、鸡血藤、香附、延胡索、柴胡、羌活等。气血两虚用八珍益母汤加减治疗。

三、证病同治

辨证与辨病的治疗。蔡师不仅以养血补肾填精为法，应用中药人工周期模式来促进卵泡发育和排卵，维持黄体功能，达到调经促孕。而且根据体质和临床表现不同进行辨证施治，灵活用药。体胖多痰者在补肾调经的同时，加祛湿化痰健脾和胃之品；体虚乏力、心悸失眠者为气血不足，加用益气养血之品；久不受孕肝郁气滞者注重疏肝理气，调节心绪；血瘀者活血化瘀。

不孕症患者治疗中还须辨病。①如多囊卵巢患者，针对其卵巢增大，包膜厚，加入夏枯草、穿山甲、皂角刺、浙贝母、白芥子等软坚散结之品，促进包膜软化，卵巢血供丰富，卵泡成熟而排卵。②子宫内膜异位症亦是引起不孕的重要病种之一，不仅引起排卵障碍，而且引起输卵管粘连、前列腺素增高、免疫缺陷等。认为此类患者属于血瘀癥瘕范畴，辨证为肾虚血瘀，治以补肾活血化瘀，无排卵者促排卵；卵管不通畅者，松解粘连，疏通卵管；免疫缺陷者增强免疫功能。③月经周期正常，BBT 双相，宫颈黏液及阴道脱落细胞有周期性改变而无妊娠者，经 B 超连续监测发现卵泡未破裂黄素化存在，可能与子宫内膜异位症，前列腺素增高，卵泡发育不良，以及卵巢局部的功能改变有关。蔡师以活血化瘀、软坚散结、补肾益气为法，方用膈下逐瘀汤，不同时期酌加巴戟天、续断、菟丝子、女贞子、肉苁蓉、生黄芪、莪术、丹参、皂角刺、生龙牡、浙贝母、穿山甲、威灵仙、路路通等治疗。

四、情志因素不可忽视

蔡师认为久不受孕往往导致患者焦躁不安，影响中枢神经系统及性腺轴功能。蔡师与患者耐心交谈，消除其不良情绪，使其配合治疗，并注重疏通肝气，安神定志。

（肖承悰　吴熙主编《中医妇科名家经验心悟》）

李广文

排卵障碍，石英毓麟汤
卵管梗阻，通任种子方

李广文（1937~　），山东中医药大学教授

石英毓麟汤治疗排卵障碍（肾虚）性不孕

一般说来，成年女子必须具备两个最基本的条件才能怀孕。一是能排卵，二是输卵管通畅，二者缺一不可。石英毓麟汤即是专为促使排卵而设的。该方不仅可以促使排卵，而且可使黄体功能健全，故除治疗不孕症外，尚可治疗各种因排卵障碍而致的月经病，如月经后期、月经先后无定期、闭经、功能性子宫出血等。石英毓麟汤的药物组成如下。

紫石英 15~30g　川椒 1.5g　川芎 6g　川续断 12~15g　川牛膝 12~15g　仙灵脾 12~15g　菟丝子 9g　枸杞子 9g　香附 9g　当归 12~15g　赤白芍各 9g　桂心 6g　丹皮 9g

水煎 2 遍，2 次分服。

方中紫石英为主药，用以温补肝肾；仙灵脾补肾壮阳；川椒专入督脉，温肾补火；菟丝子、川断补肝肾，调阴阳；枸杞子补肾养肝而生精血；当归、白芍补血养阴，调经脉；川芎、赤芍养血活血；加香

附理气；用桂心补阳温中，通经脉；配丹皮凉血活血消瘀，且制约温热药之燥性；伍川牛膝活血通经，功专于下。诸药合用，共奏温肾养肝、调经助孕之效。

肾为生胎之元，肾虚则胎孕难成，故治疗女性不孕从肾入手，是古今医学家公认之法。中医学之肾的功能，包括了西医学的泌尿系统、生殖系统等的功能。《内经》所云"冲为血海""太冲脉盛，月事以时下，故有子"，说明肾气冲盛是卵巢功能正常的基础，肾与排卵功能及受孕有直接关系。排卵功能障碍的不孕症患者，都有不同程度的肾虚表现。方中的主要补肾药对促使排卵有疗效，如紫石英用于排卵功能低下的妇女，经阴道细胞涂片查卵巢功能，发现雌激素水平升高，用于无排卵性月经的妇女，可使原基础体温的单相型变为双相型（说明排卵）。动物实验及临床证实，此药确有兴奋卵巢功能、提高性欲的作用。仙灵脾也有明显的上述作用。温肾药物加养血活血药可以促使排卵，已被葛秦生所证明。

临床应用情况：近几年以此方治愈肾虚型不孕症100例余（均经西药或其他中药治疗效不显著），有的不孕年限在10年以上，一般是单纯用此方而愈。

吴某 32岁。1980年3月9日就诊。

间断性闭经15年，结婚13年未孕。14岁月经初潮，开始尚规则，18岁之后数月一行，自20岁月经停闭（最长时间9个月），用己烯雌酚、孕酮治疗则经来，药停则经止。体重逐渐增加，性欲低下。近2年又患高血压，白带量多，质稀如水，舌质淡红，苔薄白，脉沉细。某省级医院妇科检查示子宫较小，服中药启宫丸30剂无效。爱人查精液正常。来我院妇科检查：子宫为正常的三分之二大小，余（–）。诊断：原发性不孕症；继发性闭经。证属肾虚血亏，治宜益肾养血，调经助孕。方用石英毓麟汤，改紫石英为60g。服18剂后，于3月24日阴道有血性分泌物，且伴有乳胀。继服上方33剂，月经于6月24日来潮。嘱继服上方。9月27日就诊，自述月经仍未来潮，近1周恶心、乏力。妇科检查：子宫前位，两个月妊娠大小。诊断为早孕，后生一健康女孩。

另有一些在外院用枸橼酸氯米芬、绒毛膜促性腺激素治疗均不能排卵，基础体温单相，或虽排卵但黄体功能不健的不孕症患者（多是来自西医院的医务人员），西药照用，加服上方，多可治愈。

此外，凡因肾虚或肾虚血亏所致的月经后期、月经先后不定期、继发性闭经者（包括未婚者），均可应用本方，使其排卵功能恢复而月经如期。甚至功能性子宫出血患者，在血止后没有贫血的情况下，也可应用此方；有贫血者，先纠正贫血再用之，亦有效。

通任种子汤治输卵管梗阻（少腹血瘀）性不孕

输卵管阻塞一般是由输卵管炎症引起的。输卵管炎症时的炎性渗出物，使输卵管腔粘连而阻塞不通，精子与卵子不能在输卵管结合，故不能受孕。服用通任种子汤可使输卵管通畅而种子怀麟。通任种子汤的药物组成如下。

香附9g　丹参30g　赤白芍各9g　桃仁9g　红花9g　川芎6g　当归12g　连翘12g　小茴香6g　络石藤9g　甘草炙，6g

丹参、桃仁、红花、赤芍活血祛瘀，消炎止痛；当归活血补血；川芎活血行气；加香附理气，更增活血祛瘀之力；白芍补血敛阴，缓急止痛；连翘清热解毒散结，促使炎症消散；小茴香入肝经，理气止痛；络石藤通络活血，消肿止痛；炙甘草既能缓急止痛，又可清热解毒。诸药合用，共奏活血祛瘀、消肿止痛之效。加减法：少腹重痛者，加延胡索9g，生蒲黄9g；有包块者，加三棱、莪术各9g；腹胀者，加木香、陈皮各 9g。

《内经》云："任主胞胎。""任脉通，太冲脉盛，月事以时下。"根据古人所说的任脉的走行方向及生理功能，似与西医学所说的输卵管相似。也就是说只有任脉通，才能有子。因此，我们有理由假定，疏通输卵管就是通任脉。输卵管不通不能受孕（当然试管婴儿除外），而输卵管不通的患者多有附件炎病史，有两少腹痛的症状。根据"痛则不通"的道理，可以认为输卵管炎符合任脉瘀阻不通的特点。本方活血祛瘀药，不仅可以消除输卵管炎引起的少腹疼痛症状，而且可使炎症消退后输卵管复通，此可由输卵管通液及子宫造影术证实。

近几年来，凡是女性不孕症者，不论是原发或是继发者，一律做输卵管通液术，检查输卵管是否通畅。凡输卵管不通或通而不畅，或输卵管虽通，但有少腹疼痛，或妇科检查发现附件区增厚、压痛者，皆服通任种子汤，治愈者颇多，其例数尚未作详细统计。有很多患者，在外院或本院做输卵管通水 3 次，结论为不通，经服上方数十剂，输卵管通畅而孕。

张某　30 岁。

继发性不孕 6 年（无子女）。在某省级医院做输卵管通水 3 次，均不通，因患左侧卵巢畸胎瘤（直径 5cm），认为生育无望，入该院准备手术治疗（切除卵巢瘤）。病房医生因其瘤体不大，且无子女，同意出院后来我院治疗。从 1982 年 5 月 7 日起服通任种子汤，每日 1 剂，连服 3 日，停服 1 天。服 24 剂后，输卵管通水证实已通畅。自 11 月 7 日停经，2 个月后，查子宫增大，妊娠试验阳性，诊为早孕。1983 年 8 月 23 日足月顺产一男孩。

马宝璋

不孕分虚实，补消按周期

马宝璋（1940~　），黑龙江中医药大学妇科教研室教授

女性不孕症不外虚、实两类，其虚者主责于肾虚，其实者总归于血瘀气滞。

虚证不孕，三补肾阴，一补肾阳，兼以活血化瘀

在虚证之中有血虚、肾虚。其血虚者，多有腰腿酸软、头晕耳鸣之症，乃血虚伤津所致，所累在肾，故一切虚证主责于肾虚。肾阳虚、肾气虚者，阳虚气弱，不能摄精成孕肾阴虚者，精亏血少，不能凝精成孕。论其症，肾虚者，髓海不足，则头晕耳鸣，腰酸腿软（胫膝酸软），是为恒有之症。其肾阳虚者，多兼畏寒肢冷，小便频数，夜则溲多，腰痛如折，小腹冷痛，白带绵绵，月经后期量少，甚则经闭，舌质淡，苔白滑，脉沉细而迟；其肾气虚者，多兼见乏力欲卧，小便清白，月经或前或后，或闭或漏，舌淡苔薄，脉沉细或沉弱；其肾阴虚者，多兼见颧赤唇红，手足心热，甚则潮热盗汗，月经先期，量多少不一，甚则崩漏，舌红而干，脉细数。由此可见，肾虚者多有月经不调之症，经不调则不孕。

肾虚证，多有月经不调，从中西医对月经理论的对应关系，可以

为我们对虚证不孕症的论治找到理论根据，并使我们得到充分启发。从西医角度说，肾虚型不孕，妇科检查多无器质性改变，主要由于丘脑－垂体－卵巢性腺轴功能失常，使卵巢不能正常排卵，便不能怀孕，当然月经也不能正常。中医学认为，肾藏精，主生殖，在月经产生机制中是起主导作用的。即肾气盛－天癸至－任通冲盛－血溢胞宫，月事以时下，阴阳合故有子。肾藏志、藏精、主骨生髓，以及髓聚为脑的理论，都说明肾与中枢神经系统的调节活动有密切的对应关系，在月经产生机制中肾具有丘脑一级的调节功能。

肾中产生的天癸，是促进人体生长、发育和生殖的物质。“天癸至”则“月事以时下”“天癸竭，地道不通”，说明天癸是促成月经产生的重要物质，在月经产生的生理活动中是始终对冲任、胞宫起作用的。从功能的吻合上看，天癸在月经产生过程中，有相当于垂体前叶产生的促性腺激素的作用（同时垂体前叶还分泌生长素、泌乳素，促进人体生长发育），因此可以认为天癸有垂体一级的调节功能。

“任脉通，太冲脉盛，月事以时下”。冲任二脉在天癸作用下，精血充盛，互相滋助，使血海得满，满而自溢，血溢胞宫，月经按时来潮，可见冲任是直接作用于胞宫的环节。从西医理论来看，卵巢分泌性激素，直接作用于子宫内膜发生周期性变化，并使子宫内膜剥脱出血，月经来潮。因此，冲任对胞宫，卵巢对子宫，在月经产生机制中，二者是有明确对应关系的，可以认为冲任有相当于卵巢的功能。

可见，在月经理论中，中医的肾气－天癸－冲任－胞宫的过程，与西医的丘脑－垂体－卵巢－子宫的环路相对应，这为中西医结合治疗月经病、不孕症，提供了理论根据。我们可以根据中西医月经理论的对应关系，模拟月经周期的变化，采用“三补肾阴，一补肾阳，兼以活血通经”的方法，进行中药周期治疗，调治崩漏（功血）或闭经，每收到较好疗效，同时经调则孕，也治愈了不孕症。

笔者认为，无排卵型功血的短期闭经或经行后期，或卵巢功能低下的闭经，主要是由于虚和寒造成的。虚即精亏血少，月经化源不足；寒即阳虚内寒，寒凝血滞。因此虚和寒的结果是血海不能按时满盈，致令月经不能按期来潮。而这精血之虚和阳虚之寒主要关乎肾，因此调整周期补益肾气是必要的。补益肾气，应以填精补血为主，又必合温肾助阳之品，使阳生阴长，水充火足，精血俱旺，则经候如期，不孕可愈。因此从临床实践看，采用“三补肾阴，一补肾阳，兼以活血通经”之法亦是有意义的。

“三补肾阴，一补肾阳”是从调节周期中应用补肾阴药和补肾阳药的总量概算的。“兼以活血通经”是指在经间期、经前期应用活血通经药，以因势利导，促使月经按期来潮。如果月经能按时来潮，则说明可能有正常排卵，加上生活指导可以使不孕症治愈。当然这些需要必要的辅助检查证实。

具体说来，经净之后，即经后期（周期第 7~12 天），血海空虚，此时治疗宜补肾阴，以填精补血为主。基本方药如下。

当归 15g　白芍 35g　巴戟天 15g　山药 25g　山萸肉 15g　阿胶 10g　女贞子 20g　川断 20g　牛膝 20g

水煎服，每日 1 剂。

经间期（周期第 13~20 天），宜并补肾阴肾阳，助阳化阴，可稍佐活血之品，可望有促排卵的作用。基本方药如下。

当归 15g　白芍 20g　巴戟天 15g　山药 25g　山萸肉 15g　鹿角胶 10g　菟丝子 30g　肉桂 7.5g　香附 20g　益母草 30g　川断 20g　牛膝 20g

水煎服，每日 1 剂。若虚寒甚者，亦可酌加附子、仙灵脾。

经前期（周期第 21~28 天），补肾阴同时稍补肾阳，使血得温则行，并重用活血通经之品，以因势利导促使月经来潮。基本方药如下。

当归 15g　赤芍 20g　巴戟天 15g　山药 25g　山萸肉 15g　肉桂 7.5g　香附 20g　益母草 20g　丹皮 15g　川断 20g　牛膝 20g

水煎服，每日 1 剂，可服至月经期第 2 天。

上列方剂是以调肝汤（《傅青主女科》）加减而成。功能性月经病（功血、闭经）多是以肾虚证为主的，但有的也兼脾虚证。所以在上列方剂中也常酌加人参、党参或黄芪，使其既有健脾之意，又有补肾之功。即如张景岳所说："盖人参之功，随阳药则入阳分，随阴药则入阴分，欲补命门之阳，非加人参不能捷效。"因此对肾气虚、肾阳虚型病人，笔者也常以固阴煎（《景岳全书》人参、熟地、山药、山萸肉、菟丝子、五味子、炙甘草、远志）按"三补肾阴，一补肾阳，兼以活血通经"的方法加减治疗。

以上只是基本方向，应随人之阴阳盛衰而加减。如有的药品价格昂贵，亦可以相应的药品替代。同时为了使中药周期治疗能够实施，对个别重病患者，也可配合孕激素或雌激素合用的人工周期疗法。还必须说明，对肾虚型不孕做妇科检查以除外器质性病变是十分重要的。

由于不孕症疗程长，中汤药周期治疗比较麻烦，药价昂贵，所以根据"三补肾阴，一补肾阳，兼以活血通经"的原则，笔者常采用中成药周期疗法。例如肾气虚者，经后期服归脾丸、六味地黄丸各 1 丸，日 2 次；经间期服金匮肾气丸 1 丸合益母丸半丸，日 2 次；经前期服金匮肾气丸半丸合益母丸 1 丸，服至月经期第 2 天。肾阳虚者，经后期、经间期皆服金匮肾气丸 1 丸，日 2 次；经间期每次加用益母丸半丸；经前期每次加用益母丸 1 丸，服至月经期第 2 天。肾阴虚者，将肾阳虚治疗中的金匮肾气丸易成六味地黄丸，余同前法。

有时在使用中成药周期疗法时，只在经间期改用相应的汤剂，可以收到良好疗效。笔者用上述周期疗法，治愈肾虚不孕症数例，兹举例证明之。

房某 女，26岁，农民。1978年4月30日初诊。

该患者已婚6年不孕。月经2~3月一行，行则不止，全身乏力，腰酸腿软，头晕耳鸣，形寒肢冷。检查：脉沉细无力，盆腔正常，经期6小时内子宫内膜活检报告为“子宫内膜增殖症”。爱人精液常规检查正常。中医诊断：肾虚型崩漏，肾虚型不孕；西医诊断：无排卵型；功血，原发性不孕。用前述中汤药周期疗法治疗，经2个周期治疗后怀孕并正常分娩。

单某 女，38岁，农民。1988年2月28日初诊。

该患者继发不孕13年，闭经7年。因儿女暴亡后即精神失常，闭经，不孕，转治各地无效。现症：头晕健忘，腿软乏力，尿频失禁，畏寒肢冷。检查：舌淡红，苔微腻，脉弦细，虽年仅38岁却貌若50岁老妪。妇查外阴萎缩，阴道皱襞变平，宫体小如指头。孕酮撤血试验（-），因条件所限未做其他试验检查。诊断：肾阳虚型闭经，肾阳虚型不孕。

处置：按前述中成药周期疗法的经间期、经前期方案进行，嘱以金匮肾气丸、益母丸各1丸，日2次，可久服。嘱配合西药雌、孕激素人工周期治疗（因病人健忘，西药未执行）。患者服丸药7周后（1989年2月28日）来诊，自诉服药后月经来潮3次，只觉经期小腹坠痛，余无所苦。嘱服金匮、益母如前法。又5周后来诊，病人自觉恶心，有时呕吐。疑是有孕，按寿胎丸合固阴煎加减6剂，又1周后妊娠试验（+）。至此闭经、不孕已告治愈。

实证不孕，疏肝活血，方用逐瘀助孕汤

在实证不孕症中，肝郁型、血瘀型表现出来的综合症状，不外

血瘀气滞。即经前乳房胀痛，心烦易怒，小腹胀痛拒按，甚则平日少腹疼痛，经前加重，带下量多色黄有气味，月经常提前，量多，夹有血块，或过期不止，崩漏，亦有月经错后者。舌边尖有瘀斑紫点，脉弦细、弦滑或弦数。妇科检查对本病有重要意义，多可发现器质性改变或炎症改变，如附件炎、盆腔炎，甚至炎性包块，严重者输卵管不通。

笔者根据中医学理论及多年临床实践体会，本证血瘀气滞，夹热者多，兼寒者少。自拟逐瘀助孕汤治疗血瘀气滞型不孕症。方药组成：

丹皮 15g　赤芍 20g　柴胡 15g　黄芩 20g　香附 20g　延胡索 15g　银花 50g　连翘 20g　海藻 20g　牡蛎 50g　皂刺 15g　牛膝 20g

水煎服，每日 1 剂。若血瘀不甚则去赤芍、牛膝，酌加白芍、川断；若兼寒者去银花、连翘，酌加肉桂、小茴香。

使用本方治疗的最佳时间是月经间期至月经前期，一般在经前 10~14 天开始服用，每日 1 剂，服至月经第 2 天。此时血海中血多气盛，用药易达病所，且可借其月经来潮之机，达到因势利导的祛瘀目的。对个别病人，根据中医学月经理论的认识，也可在经净后服用六味地黄丸 1 丸，日 2 次，服用 1 周，以补血海之虚，扶正以利祛邪。笔者以此法治疗血瘀气滞不孕症，每收卓效。

袁某　女，27 岁，干部。1989 年 8 月 23 日初诊。

患继发性不孕 2 年多。既往月经正常，24 岁结婚，1987 年 7 月 10 日孕 5 个月自然流产，后即再未受孕。经前 4~5 天开始小腹胀痛，经前 1 周开始乳房胀痛，心烦易怒，舌红有紫点，苔薄微腻，脉弦滑。妇科检查：双侧附件明显增厚压痛，输卵管通水试验通而不畅。中医诊断：气滞血瘀型痛经、血瘀型不孕；西医诊断：慢性附件炎、继发性不孕。

处置：以前述逐瘀助孕汤，每经前 10 天开始服用，每日 1 剂，服至月经来潮第 2 天。经净后服六味地黄丸，日 2 次，每次 1 丸。如是治疗 2 个月。末次月经 1989 年 10 月 29 日，后未再潮，停经 58 天时妊娠试验（+）。1990 年 2 月 16 日经 B 超诊断：活胎，胎儿大小符合妊娠月份。

至于痰湿型不孕，尚难独立存在，前述之虚证、实证中均可兼有之。实证之中，由于血瘀气滞，气机不畅，可致水湿停积而为痰湿；虚证之中，由于阳气虚弱，不能化气行水，亦致水湿内停而为痰湿。其治疗之法，但于虚实诸证中兼有痰湿者加用祛湿化痰之品即可。常用药物如半夏、陈皮、茯苓、苍术之类。还有盆腔肿瘤亦可致不孕，已非药物所能治疗。

李祥云

肾虚同血瘀相关，辨证与识病同求

李祥云（1939~　），女，上海中医药大学妇科教授

肾虚同血瘀相关

众所周知，肾是生殖发育的物质基础，胞脉系于肾。历来医家均尊古，治不孕症多以补肾之法，或补肾阳，或滋肾阴，或温补脾肾，或滋养肝肾等。这些治法虽取得一定疗效，但临床发现有许多病人沿用此法就是无效，而改用补肾祛瘀法则见效很快，疗效提高。究其原因何在？

我曾统计257例治疗的不孕症患者，经辨证属肾亏不足者有71例，占27.63%；脾肾亏损者有33例，占12.84%；肝肾亏损者有30例，占11.67%。这三者均与肾有关，三者相加共占52.14%，这还不包括肾阴亏损在内，说明肾在不孕中是占主导地位的。另外，从257例患者中再看与瘀阻有关的数字统计，瘀血阻滞者有76例，占29.57%；肝郁气滞者19例，占7.39%；寒湿凝滞者7例，占2.73%，三者相加占39.69%，说明瘀阻或致瘀因素在不孕中所占比例亦较大。从上述这些比例就足以说明肾虚与血瘀的重要。

再从不孕症中最常见的几个病种来分析：由于输卵管因素而来就

诊者，约占不孕症中的 40%，其中输卵管梗阻的占绝大多数。我统计了治疗的 87 例输卵管梗阻患者，有 75 例妊娠，妊娠率为 86.2%。这些输卵管梗阻患者，经中医辨证分为五型，即气滞血瘀、寒湿凝滞、痰湿瘀滞、气虚血瘀和热盛瘀阻，五型中均不离“瘀”字，就是说输卵管梗阻者均与瘀有关。87 例中有 40 例（占 45.97%）兼有不同的肾虚症状，可见肾虚与血瘀占有主要比例。

统计了 74 例子宫内膜异位症，全部采用自拟补肾祛瘀方加减。方药组成：

仙茅　仙灵脾　熟地　当归　三棱　莪术　丹参　鸡血藤

经过半年的治疗妊娠率为 32%，其他症状均有不同程度地好转，总有效率达 96%。

黄体功能不健全者，统计了 72 例，均兼有肾亏症状，属肾亏瘀阻者或有致瘀因素者占 72%。

上述仅介绍了不孕症患者中最常见的几个病种，至于其他引起不孕的病种，如多囊卵巢综合征、功能性子宫出血、月经不调等属于肾虚瘀阻者均占一定的比例，这些统计数字均能说明实际问题。

肾虚与血瘀关系密切。肾为藏精之脏，五脏六腑之精皆藏于此。精可化血，故有精血同源之说。如果肾精充足，冲任胞宫得以濡养，血海依时满盈，经水调畅，如期而行，易受孕有子。反之，如果肾亏精少，肾气不足，则冲任胞脉失于濡养，冲任气血不畅，气血易停滞而瘀阻，瘀阻脉络影响二精相搏，故不孕。据此病机我提出“肾亏瘀阻”的观点，主张以补肾祛瘀为法。如果一味祛瘀攻伐，则会损伤正气，伤及精血，妨碍气机流畅，故应保护正气，维护肾气，扶助精血，治疗时用补肾之药，肾充精足，气血充沛，冲任胞宫得以濡养，肾盛阳充，能温煦脾阳，脾肾功能振奋，脏腑功能正常，既能生血，又使生殖功能正常，系胎有力，孕后不易流产。

临床观察，经我治愈的不孕症患者流产率很低（仅5%以下），较正常妊娠流产率10%~18%的统计数低得多。我提出这种肾亏瘀阻的观点，从西医学的研究亦能得到支持。中医讲的“血瘀证”，实验发现血液出现高凝状态。以子宫内膜异位症患者为例，患者的凝血酶原时间缩短，血纤蛋白原的降解物提高，这说明血液呈高凝状态。血循环不良，可影响卵巢的供血，使卵巢的内分泌功能受到影响，会出现月经不调。如果给予补肾祛瘀药治疗，则血液高凝状态得以改善，卵巢的功能就会恢复正常。药理研究发现，补肾药有类激素样作用，如仙茅、仙灵脾、巴戟天、菟丝子、肉苁蓉等，能使雌性大鼠垂体前叶、卵巢、子宫的重量明显增加，改善下丘脑－垂体－性腺轴的功能，使卵巢的内分泌功能渐趋正常。又研究发现活血化瘀药可扩张血管，增加器官的血流量，改善患者的高凝血状态，并抑制血小板凝集，增加纤溶酶活性，促进已形成的纤维蛋白溶解，并改善血循环，使气血流畅，提高了血浆的渗透压，使细胞外液流向血管内稀释了血液，血黏度下降，增加了血液的流通性，可改变输卵管、子宫的内环境。如此将补肾祛瘀药配伍应用，可助孕。

因而我治疗不孕症成功率高的关键，在于大胆地用药，不半途更法改方，用药时间略长（一般在3个月以上），即可见效机。

辨证与辨病同求

在妇科领域中，很多疾病可以导致不孕，在某种疾病中是存在着共性的。如输卵管梗阻，从我的临床观察治疗中归纳为五型，这五型全都离不开一个“瘀”字，因而我遇到输卵管不通的患者，就考虑到化瘀破瘀的方法。另外还应注意询问病情，了解发病的原因，有无人工流产史、盆腔炎史、受寒史等等，初步分析其性质，再询问患者的症状表现，根据这些症状综合分析属于何型。我对输卵管梗阻分型的具体依据如下。

1. 气滞血瘀型

其主症是月经先后不定期，经行乳胀，少腹胀痛拒按，心烦。

2. 寒湿瘀滞型

其主症是月经后期，经行量少，少腹冷痛坠胀，得温则舒，畏寒肢冷，带下色白。

3. 痰湿瘀滞型

其主症是月经后期，量少，甚则闭经，形体肥胖，头重体倦，面目浮肿。

4. 气虚血瘀型

其主症是月经先期，量多色淡质稀，有时少腹隐痛，神疲乏力，心悸气短。

5. 热盛瘀阻型

其主症是月经先期，量多质稠，色鲜红或紫红，少腹疼痛拒按，身热或低热缠绵，面色红赤，口苦咽干，带下色黄。

上述这些主症中，我们从月经情况、腹痛性质、其他兼症等方面来区别分析就一目了然，当然舌苔脉象也有很大的差别，根据这些差别就很容易辨证分型，用药就有了依据。这样辨病与辨证相结合，疗效亦随之提高。我治疗的 87 例输卵管梗阻者，有 86.2% 的人妊娠，可见一斑。

再从黄体功能不良者分析，卵巢分泌雌、孕激素，其分泌功能正常，孕育就有了基础，基础体温会呈现典型双相曲线，该曲线间接反映出卵巢功能正常与否。我们统计了 72 例黄体功能不良者，100% 与肾有关。中医认为肾是生殖发育的物质基础，实验研究补肾药能提高卵巢的雌孕激素水平。对黄体功能不足的患者，我们用药以补肾为主，再结合患者出现的症状，辨证分析，随症加减，取得了较好的疗效。这又如盆腔炎患者其不孕多由炎症所致，故基本用药是清热解毒，再结合症状，辨证用药，即疗效较速。诸如子宫内膜异位症、多囊卵巢综合征、功能性子宫出血等疾病，均如此辨病与辨证相结合考虑用药，故而见效快，每收事半功倍之效。

不拘一方一法，唯求瘀化新生

传统的中医药治疗以中药内服为主，我通过大量的临床实践，发现单用中药内服疗效较差，尤其是输卵管梗阻、子宫内膜异位症等病变，服中药到达这些部位药量有限。为提高疗效我试用灌肠法、中药离子透入法、穴位激光照射法，有时还选用针灸疗法、推拿疗法、静脉滴注法等，通过这些方法的试用，确实提高了疗效。

灌肠法，其基本用药是三棱、莪术、苏木、蜂房、皂角刺等，并根据病情，随症加减。将药物浓煎成 150ml，用灌肠器由肛门注入，行中药保留灌肠，肛管插入深约 15cm，每晚 1 次，经期停用。为使中药能在直肠内保留时间延长，应在晚间大便后灌肠为宜。灌肠方法多适用于输卵管不通者、子宫内膜异位症者、盆腔炎者等。药物可通过直肠壁的吸收直达病变部位，有利于病灶的消失。

中药离子透入法是将上述灌肠的药液或内服中药的药液取 50ml，倒入纱布垫置于患者下腹部，通过直流电离子透入仪将药液中不同的离子透入盆腔。用这种方法能帮助病变组织的炎症瘀阻消散吸收，提高治疗效果。

静脉滴注法，选择药物很多，如丹参注射液、一枝黄花注射液、复方莪术注射液、复方红花注射液等。凡是经药理试验可以应用于静脉滴注的中药制剂，具有清解和活血化瘀作用的针剂均可静脉滴注。以丹参注射液为例，用 10~12 支丹参注射液（每支 2ml，每 ml 含原生药 1.5g）放入 5% 葡萄糖液 500ml 内，静脉滴注，每日 1 次，1 个月用 15~20 天为 1 个疗程，经期停用。治疗 3~6 个疗程，可有很好的疗效。其他药物的静脉滴注法均可参此施行。

再如子宫内膜异位症发病率很高，在不孕妇女中高达 50%~70%。患者受着行经时腹痛的折磨，直接影响患者的情绪和身心健康。我对这些患者给予耳针治疗，多数是采用耳针贴敷法，取穴为子宫、卵巢、交感、内分泌等。采用耳针后既可止痛又可调节内分泌环境，患者疼痛一止即精神振作，树立起信心，机体的正气活跃，脏腑功能振奋，再加上内服、外治法的治疗，因而奏效较速。在治疗不孕症方面，多年来我坚持多法配合，不拘一方一法，其疗效较高的原因也在于此。

王耀廷

毓麟四法

王耀廷（1940~　），长春中医药大学教授

不孕症并不是一个独立的疾病，而是多种疾病都可能引起的后果。临床常见肾虚胞寒、肝气郁结、气滞血瘀、痰湿阻滞四大类，分别采用补肾暖宫、疏肝解郁、行气化瘀、健脾豁痰等治法治疗。

温肾暖宫，重用石英鹿角

肾乃精血之源头。男女媾精，阳施阴化，全赖乎肾。肾气不足，胞宫失煦，则不能摄精以成孕。治宜补肾暖宫，调摄冲任。常以紫石英、鹿角霜为主以组方。紫石英入胞宫，祛风冷暖子宫，以利孕育；鹿角霜温督脉，壮肾阳，以赞化育。若肾精不足，阴亏血少者，则宜重用熟地、山萸肉、阿胶、鹿角胶、龟甲胶、紫河车等，以峻补精血。

翟某　26 岁，工人。

经期错后 7 年余，结婚 3 年未孕。17 岁月经初潮，3 天 /1~4 个月，量少色红，无痛经。平素常感腰酸膝软，手足凉感，下体畏寒。婚后月经 3 天 /40~50 天，量色如前。白带不多，大便时溏，小便正常。前月曾在某医院妇科检查诊为“子宫发育不全，原发性不孕”，拟用激素

疗法，因本人不同意而经友人介绍请中医治疗。诊见：形体中等，面色青白，口唇色暗，舌质淡红，舌苔薄白，脉沉细无力。子宫前位稍小，可动。此乃肾气不足，胞宫失煦，不能摄精以成孕。正所谓“寒冰之地，不生草木，重阴之渊，不长龙鱼”者也。治宜补肾暖胞，调摄冲任。方拟：

当归 25g　紫石英 50g　鹿角霜 50g　桂枝 15g　香附 15g　白芍 25g　巴戟天 25g　补骨脂 15g　菟丝子 30g　核桃肉 30g　石菖蒲 15g

上方连服 24 剂而孕，届期足月分娩一女婴甚壮。

疏肝解郁，慎用辛香燥烈

怀抱忧郁，肝气不舒，疏泄失常，冲任不利，难以摄精成孕。婚久不孕，求子心切，精神压力很大，常怀伯道无儿之叹，更加重肝郁。故肝郁不孕，常有月经不调，或先期，或先后无定期，或经前乳胀，或经前胸胁少腹胀痛，胸闷叹息，郁郁寡欢，郁久化热，而为肝经郁热，或胞宫蕴热而不孕。治宜疏肝解郁，佐以养血清热之品，白薇、丹皮、天冬、麦冬皆可选用，切不可过用辛香燥烈之品，以防耗气伤阴。气郁生痰者，更当佐以消痰散结之属。如贝母微辛微苦，微凉微润，得土金之气，禀清肃之令，微辛微润则能通，微苦微凉则能降，得春和之气，寓生发之机，善于畅达气机，故余每喜用之，而觉得心应手。

孙某　28 岁，工人。

结婚 3 年余，未孕育。月经 16 岁初潮，无痛经史。婚后月事愆期，每次经行 5~7 天，经量时多时少，行而不畅，每于经前 7~14 天即觉乳房胀痛，有时两腋窝淋巴结肿大疼痛，胸闷不舒，两胁少腹胀痛，烦躁多怒，经后诸症皆缓，腋下肿块亦消。现经后半月，乳胀心烦诸症如前，带下量多，色清白透明。检查：形体中等，精神抑郁，舌质暗红，舌心隐青，苔白，脉沉弦细。子宫后位，稍小可动，附件（-），宫颈光滑，分泌物蛋清样量多。中医诊断：肝郁痛经，不孕。西医诊断：经前期紧张症，原发性不孕。脉症合参，此属情怀不畅，肝失条达，气血失调，气郁痰结，冲任不能相资所致。“木郁达之”，治宜疏肝解郁，佐以消痰散结之法。方拟：

当归 25g　白芍 25g　郁金 20g　茯苓 25g　柴胡 15g　夏枯草 25g　紫石英 50g　王不留行 50g　路路通 10g　白芥子 15g　天花粉 20g

嘱患者自觉乳胀痛即开始服药至经行停药，经后予逍遥丸调理，连服 3 个月经周期，诸症悉除。2 个月后妊娠，足月分娩一女婴。

行气化瘀，虫类搜剔可依

输卵管阻塞性不孕，多属气滞血瘀证。但病久气血耗伤，常可因瘀致虚，故治疗时应注意辨别虚实寒热，不可一味攻坚通络。兼见正虚者，当扶正化瘀，常以理冲汤化裁；寒凝血瘀者，宜温经化瘀，多用少腹逐瘀汤加减；热毒蕴结，瘀热黏着者，宜清热解毒化瘀，常选大黄牡丹汤，加蜈蚣以加强解毒利湿通络之力。对血瘀不孕，余喜在方中加用蜈蚣、土鳖虫、水蛭、山甲、鼠妇之类，取其善行走窜，搜剔络中瘀血，且无燥烈之弊。

刘某　32 岁，工人。

结婚 8 载，5 年前宫外孕，在某医院住院服中药治愈，其后一直未孕。月经周期错后，5~7 天 /30~40 天，月经量多，色紫暗，有瘀块，经前及经期腰酸腹痛，劳累后疼痛加重，乳胀胸闷，小腹发凉坠疼，带下量多色白，有时微黄。现经后 5 天。1 个月前曾在某医院作子宫输卵管造影，证实双侧输卵管堵塞不通。诊见：面色苍黄，精神不振，舌质暗红，边有瘀点，苔白，脉沉弦。子宫后位，正常大，正常硬，活动性欠佳；左侧附件增厚，右侧可扪及鸡卵大实质性不整形肿块，活动不良，压痛明显；宫颈光滑；分泌物淡黄色，质黏稠，量中等。中医诊断：气滞血瘀型痛经、不孕、癥瘕。西医诊断：慢性盆腔炎、继发性不孕。治以行气化瘀，兼以扶正。方拟：

生黄芪 15g 白术 15g 知母 15g 天花粉 20g 三棱 15g 莪术 20g 桂枝 10g 细辛 5g 赤芍 25g 丹参 25g 穿山甲 15g 土鳖虫 15g 路路通 15g

嘱经前 4 天开始服药，经期亦照常服用，经净后服七制香附丸或大黄䗪虫丸。治疗 3 个月，上方汤剂共 30 剂，七制香附丸 46 丸，大黄䗪虫丸 50 丸，经事正常，诸症消失而停药。1 个月后妊娠，届期足月顺产一女婴。

健脾豁痰，勿忘温肾化瘀

形体肥胖，痰湿过盛，常伴有月经不调，带下而不孕。痰湿内阻，冲任不利，以致经血过少，或经行后期，甚或闭止不行。其本责于脾肾阳虚，水湿不运，聚而为痰为湿，滞留体内而日趋肥胖，故燥湿化痰为治标，健脾补肾乃求本。然缓不济急，故常健脾豁痰之中，佐以补肾化瘀之品，对多囊卵巢综合征的不孕，更应采用上法调经促排卵以助孕育。

齐某 27 岁，技术员。

经期延后 6 年，结婚 4 载未孕。月经 16 岁初潮，6~7 天 /40~60 天，量多，色淡，质黏，经血常夹有黏液，结婚已 4 年余，未曾孕育，配偶健康。近 1 年来，形体日渐肥胖，体重由 50kg 增至 65kg，常觉纳呆泛恶，头晕心悸，口中淡腻，胸闷痰多，夜多梦魇，大便溏薄，小便清长，带下量多，似涕如唾，绵绵不断。诊见：形体肥胖，面色浮白，呼吸气促，舌质淡胖，舌苔白腻，脉沉滑。证属痰湿内阻，壅遏气机，胞宫蕴湿之月经不调、不孕症。治宜行气豁痰，温肾健脾。方拟：

苍术 20g　香附 15g　陈皮 15g　茯苓 20g　胆南星 10g　桂枝 10g　鹿角霜 50g　紫石英 50g　川牛膝 15g

上方连进 30 剂而孕，届期举一男。

王绵之

调经化瘀暖胞治不孕

王绵之（1921~2009），北京中医药大学教授，国医大师

求子之道，重在调经，补肾健脾调肝并举

妇女以血为本，以气为用。月经的产生，是脏腑经络气血作用于胞宫正常的生理现象。脏腑无病，气血充盛，经脉畅通，月事以时下，男女两精相合，则能构成胎孕。反之，月经就会发生病变，胎孕之疾患亦会随之而生，故调经是治疗胎孕疾病的关键。冲为血海，任主胞胎，所以调理冲任又是首务。而冲脉上隶阳明，下属少阴，肝亦为血海，与任脉交会于曲骨，调冲任实际是补肾、健脾、调肝并举。

补肾，当辨明肾阴、肾阳、肾精、肾气之关系，遵循“阴中求阳，阳中求阴”的方药配伍原则，切忌一味阴柔滞腻，或纯用辛热温燥之品以求速效。老师常选用仙灵脾、菟丝子、肉桂、吴茱萸、小茴香、川断等以调冲任，和血脉，扶元阳；配以当归、枸杞子、熟地、麦冬、女贞子、旱莲草等滋阴养血之品，达到补益下元，燮理阴阳之目的。

健脾，老师则着意培补中土，兼调气血，俾土旺以载胎。在诸多

健脾益气药中，尤其重用白术。白术味苦甘，性温，归脾胃经，为补气健脾之要药。土炒后同气相求，更增加入脾补土之功。重用白术，意在健脾益胃，安定中州，以助气血化生之源；燥湿利水，以除带下肿满之因。体胖痰湿重者，加陈皮、半夏以燥湿化痰。溲少腹胀，足跗浮肿者，加生黄芪、防己、车前子、泽泻以益气利水；若正值月经前期，则加泽兰、茜草以利血分之水湿，则效果更加显著。

调肝，则不可过用升散疏肝之品，以免重伤阴血，于病无益。老师常以逍遥散加减，养血调肝并治，每多建功。

某女 32岁。经行不畅，先后无定期已多年。眩晕烦躁，夜寐不酣，少腹凉，带下，腰酸，胸胁胀满，下连左少腹，上涉胸乳；脉弦，关部为甚而左寸小，右尺沉，舌质淡，苔薄白。证属血虚肝郁，累及冲任。治当养血调肝为主，兼以健脾温肾。处方：

生地　当归　赤芍　白芍　柴胡　川楝子　白术炒　茯苓　酸枣仁　远志炙　陈皮　仙灵脾　红花　杜仲　丹皮

7剂。

二诊：眩晕减，夜寐安，胁脘渐舒，情绪转佳，带下亦减。脉转柔和，舌苔根剥。此为肝郁渐舒，而阴血仍亏。子病及母，肝肾同病，再以原法加强滋肾为治。前方去红花、炙远志、陈皮、杜仲，加熟地、枸杞子、怀牛膝、党参、制香附、生姜，10剂。

三诊：月经按时而至，经前、经期无所苦，少腹渐暖，苔根剥苔缩小。再以原法加减调治半年余，获胎受孕。

本证血虚是本，肝郁是标。遣药组方应根据肝体阴而用阳，女子以肝为先天的特点，重在养血，辅以调肝。方中重用当归、芍药、生地、枣仁养血柔肝，少佐柴胡，顺其条达之性而不犯虚虚之戒。初诊即见效，继以原法加补肾之品，所苦若失，终以补肝肾、健脾胃之剂善其后，以收全功。

化瘀消癥，调达气血，择时用药

造成不孕的原因很多，常见的如慢性附件炎、卵巢囊肿、输卵管梗阻、子宫内膜异位症、子宫肌瘤等等。其临床表现与体征，与中医的“瘀血证”相似，属瘀血阻滞胞脉所致，治以活血化瘀可获一定疗效。但临床用此法治疗久瘀干血之证，亦有不效。老师认为：久瘀干血之证，瘀自内生，多一分瘀则增一分虚。若再一味久服，过用活血逐瘀之品，势必徒伤气血，加重病情。临床遇此本虚标实之证，遣药组方宜缓宜曲。缓者，不可猛攻逐瘀，应根据邪正之虚实，治以扶正祛邪，求全兼顾。曲者，因时制宜，即按经前、经期、经后三个阶段分期论治。经前攻多补少，意在利用经期因势利导排除瘀血而不伤好血；经期若无明显气虚不摄、出血过多现象，一般不宜多用补药，以免壅遏而行，而应促其经行瘀祛；经后则重在补益，调和气血，从本图治。

某女 26岁，婚后3年未孕。婚前即因月经不调而屡服活血化瘀调经之剂，以致月经愆期，量少色黑，点滴即无。观其口唇紫暗，毛发焦脆，周身皮肤干燥粗糙。舌青两侧有瘀斑，尖部多瘀点；脉弦细而涩。此属久瘀欲成干血之证。先予和血化瘀为治。处方：

当归　丹参　红花　桃仁　茜草　卷柏　怀牛膝　清半夏　制香附

10剂。

二诊：舌质渐转红润。虑其经期将至，欲借其行经之机祛除瘀血，加强逐瘀之力。前方加水蛭、土鳖虫、生大黄、桂枝，7剂。

三诊：经行，量较前明显增加，色紫暗多血块。为防动血太甚，前方去水蛭、土鳖虫、大黄、桂枝、卷柏，易以五灵脂、生蒲黄、制乳香、制没药、生地等，7剂。

四诊：经行5日方净，下紫黑血块甚多。经后乃着重调补气血。3个月后月经基本正常，舌质渐转红润，瘀点、瘀斑亦减少，肌肤、毛发渐现润泽。5个月后形丰体健，经停获孕。

此女正值四七之期，而月经愆期，量少几无，且毛发焦枯，肌肤甲错，舌青有瘀斑，脉细涩。其阴血亏虚，胞脉瘀阻之征已著。值此血虚当补、瘀血当祛之际，施以缓中补虚、祛瘀生新之剂，待其经脉通畅，瘀祛新生，再转以治虚为主，则冲任自当受益。况患者正值威壮之年，一旦瘀祛新生，气血极易恢复，故不久即受孕。

化痰祛湿，温暖胞宫，心脾肾同治

体胖痰盛之人，因湿痰壅滞气机，脂膜阻塞胞宫以致不孕，单用燥湿化痰法调治，往往罔效。细审详辨，其人多伴见形寒肢冷、腰膝酸软、带下清稀、淋漓不尽、性欲淡漠等肾阳不足、冲任虚寒的表现。虽说脾为生湿、生痰之源，但肾阳虚不能温煦脾阳，“釜底无薪”则中阳亦虚，其消化、吸收、运化水湿功能失职，即使药后痰湿暂祛，旋即又会复生，终非万全之策。只有鼓励先天之少火，而后天之土自生，俾脾旺痰湿自绝，培植下焦真阳，而冲任之寒自散，冲盛任通，自能摄精成孕。由于胞脉上通于心，而下系于肾，居于心肾之间，胞宫之寒，源于心肾阳虚，必须调补君相二火，治当心脾肾并调。

某女　33岁，结婚8年未孕。婚前即月经不调，经常愆期不至，量少而色暗。其人形体丰腴，面颊部色素沉着明显，腰酸溲少，足跗浮肿，按之没指，白带淋漓，质清稀而黏如涕，近日晨起颜面部亦觉肿胀；舌胖淡，苔白根腻；脉细弦，两尺无力。此属脾肾不足，冲任虚寒，痰瘀互阻，胞脉不利之证。治以温肾健脾，化痰消瘀，兼以利水通络。处方：

生黄芪　防己　怀牛膝　茯苓　桃仁　红花　制香附　仙灵脾　土鳖虫　清半夏　化橘红　枳实炒

10剂。

二诊：药后小便通畅，肿胀明显减轻。因经期将至，加强活血化瘀之力。前方加茜草、茺蔚子，泽兰、赤芍、白芍，7剂。

三诊：月经已行，量较多有血块。为防动血过甚，前方去土鳖虫、茜草、茺蔚子，加生地、炒白术、川断，7剂。

四诊：经行5日已净，虽下紫黑血块较多，但周身轻松，无不适。经后加强补肾固精、补益气血以培本固元。处方：生地、熟地、枸杞子、仙灵脾、菟丝子、当归、炒白芍、桃仁、红花、怀牛膝、制香附、肉桂等。

如此调治半年后，月经基本正常。患者体重减轻，面部黄褐斑明显消退，舌质渐转红润，舌边、尖部瘀斑亦减少。继续调治5个月，终于获孕。

本证属冲任虚寒，痰瘀互阻，胞脉不利。至于交感之际，阴中绝无温热之气，是胞宫虚寒之极所致。正如《傅青主女科》所言："寒冰之地，不生草木；重阴之渊，不长鱼龙。"今胞宫虚寒至此，何能受孕？即使受孕，也极易胎萎不长，堕胎小产。老师用黄芪、白术、茯苓等益气健脾，以杜生痰、聚湿之源；肉桂温振下元命火，以补火生土；熟地、当归、枸杞子、白芍滋肾阴；仙灵脾、菟丝子等补肾阳，俾"阴中求阳"以燮理水火。更利用经期因势利导，逐除瘀血而不伤好血。如此动静结合，标本兼顾，使脾肾得补，冲任得调，瘀血祛而新血生，气顺血和，故不久即受孕怀胎。

（刘淑清　王煦　整理）

丁启后

祛瘀理胞宫，临证用四法

丁启后（1924~2006），贵阳中医学院教授

不孕最常见的原因是卵巢的排卵障碍或黄体功能不良，或慢性盆腔炎致输卵管堵塞，或子宫肌瘤、内膜息肉及子宫内膜异位症影响输卵管的通畅或孕卵的着床等。

中医学对不孕的病因病机认识，历代医家论述颇多。如《诸病源候论》云："子脏冷，无子者，由将摄失宜，饮食不节，乘风取冷，或劳伤过度，风冷之气，乘其经血，结于子脏，子脏则冷，故无子。"《校注妇人良方·求嗣门》记有："窃谓妇人之不孕，亦有因六淫七情之邪，有伤冲任，或宿积淹留，传遗脏腑，或子宫虚寒，或气旺血衰，或血中伏热，又有脾胃虚损，不能营养冲任。"《医宗金鉴·妇科心法要诀》曰："女子不孕之故，由伤其冲任也。……或因宿血积于胞中，新生不能成孕，或因胞寒胞热，不能摄精成孕，或因体盛痰多，脂膜壅滞胞中而不孕，皆当细审其因，按证调治，自能有子也。"归纳之，不外乎气郁宿血、痰湿内盛、胞宫寒冷、气血不足、胞脉蕴热而致不孕。前人对不孕的这些论述，至今仍指导着临床，或从气郁血瘀，或从痰湿内阻，或从胞宫寒冷，或从气血不足，或从胞脉蕴热而论治。除气郁、宫寒常用化瘀之品外，其余各治法很少强调活血化瘀的运用。

丁氏提出，不能单纯从寒从热、从虚从实治不孕，还必须重视对气血瘀滞的治疗，并指出："久不孕，必有瘀；久不孕，必治瘀。瘀去血畅，孕育可望。"这实属他诊疗不孕的经验之谈。丁氏提出"不孕治瘀"的依据主要有以下两点。

其一，"瘀"为不孕必然的病理产物。不孕患者多有病史长、患病久、久治不愈、郁郁寡欢、闷闷不乐、意志消沉、默默少语、胸胁苦满、纳呆食少、善叹息等特点。瘀血的产生与气有关，气行则血行，气郁则血滞，气阻则血瘀。中医学还认为，久痰致瘀，久热致瘀，久寒致瘀，久虚致瘀。换言之，不管任何原因所致不孕均可导致瘀血的产生，影响脏腑血气的运行，加重胞脉的瘀阻，不能摄精成孕。所以说"瘀"为不孕的必然病理产物，也是不孕的重要病理基础。故丁氏提出"久不孕，必有瘀"。

其二，"瘀"为不孕临床表现的重要特征。不孕者情绪多见：郁、怒、悲、忧、思；月经多有：少、痛、闭、暗、块；症状多现：痞、满、闷、胀、痛。以上临床特征可用"瘀、滞、堵、寒、结"五字而概括。《内经》曰，"结者散之""留者攻之""血实者决之"。故丁氏主张"久不孕，必治瘀"。

丁氏"不孕治瘀"常用的有四法。

行气活血法

本法适用于气机郁滞，气血瘀阻胞脉之不孕。此类不孕患者多为素体肝郁或郁怒伤肝者。因气血瘀滞胞脉，冲任不能相资，两精不得结合致不孕。症见久不孕，经行涩滞量少，色暗有块，下腹胀痛或绞痛拒按，乳房胀痛，精神抑郁或烦躁易怒，舌暗红或有瘀点，脉弦细。治宜解郁行气，活血化瘀。如气滞偏重，选柴胡疏肝散、逍遥散、开郁种玉汤等方加丹参、郁金、延胡索等；如血瘀偏重，选少腹逐瘀汤加丹参、桃仁、红花，化热去干姜、肉桂加山栀、丹皮、黄芩，乳胀痛触之有块加青皮、路路通、王不留行。

彭某 29岁，因婚后3年不孕，于1991年11月5日初诊。

述婚后3年余，配偶正常，未避孕而不孕。月经准月，量不多，5天净，色暗有块，经行小腹疼痛拒按，经畅块下痛减，口干口苦。在西医院查“催乳素偏高”，既往服过中药。就诊时神情抑郁，面部黄褐斑明显，舌暗红有瘀点，苔薄黄，脉细弦。

辨属肝郁血瘀之不孕，拟行气解郁、活血化瘀法治疗，因瘀滞较重，用“少腹逐瘀汤”加减。

当归12g　白芍12g　丹皮12g　山栀9g　桃仁12g　红花12g　川芎9g　郁金12g　生蒲黄12g　五灵脂12g　延胡索12g　小茴9g

上方每2日1剂，略出入坚持服用半年，经来腹痛不明显，黄褐斑变淡，舌无瘀点。改服“开郁种玉汤”加丹参、月季花、鸡血藤、山萸肉、菟丝子。又3个月，于1992年9月10日来诊，已停经45天，某医院确诊为“早孕”。

化痰活血法

适用于痰湿内盛，痰瘀阻胞的不孕。此类不孕患者多为禀受甚厚或脾虚痰湿壅滞者。因痰湿壅滞，气机不畅，瘀血内生，痰湿阻胞不能摄精成孕。症见形体肥胖，久不孕，经色淡暗而质稠，量少后期或闭而不行，胸闷泛恶，带下绵绵，舌胖暗有齿印苔腻，脉滑。治宜燥湿化痰，行气祛瘀。可选“启宫丸”“苍附导痰丸”加益母草、月季花、丹参、刘寄奴、鸡血藤、香橼。如气虚重加党参、白术，阳气不足加巴戟、淫羊藿、仙茅。

张某 29岁，因婚后6年不孕，于1985年6月15日初诊。

述婚后6年未避孕而不孕，配偶生殖功能正常。自幼形体偏胖，15岁初潮，月经不规律，常有停闭3~6个月不来经，即来亦量少色暗夹小血块，3天干净，带下量多，小腹胀痛。曾在某医院诊为"多囊卵巢综合征"，并作"双侧卵巢楔形切除术"，术后月经仍不规则。就诊时见其肥白，神情忧郁，胸闷乳胀，口内咸腻，舌胖暗苔腻，脉细滑。

辨属痰湿血瘀阻胞之不孕，拟燥湿化痰、活血调经法治疗。选"苍附导痰汤"出入。

苍术12g　香附12g　胆星12g　法夏9g　陈皮9g　川芎9g　丹参12g　乌药9g　白术炒，12g　益母草12g　红花12g　月季花12g

上方略出入服用半年，月经2~3个月1次，色渐转红。宗上法去红花加仙茅、淫羊藿、菟丝子，共服15个月受孕。

温经活血法

此法适用于胞宫寒冷，寒瘀阻胞之不孕。此类不孕患者多为肾阳虚亏，阴寒内盛，寒客胞中，寒瘀互结，阻于胞脉而不孕者。若为虚寒，症见婚久不孕，初潮较迟，月经延后或稀发，经色淡暗，质清稀，夹小血块，伴有性欲淡漠，面色晦暗，腰膝酸软，小便清长，大便不实，舌淡暗而苔润，脉沉细。治宜温肾散寒，活血祛瘀。可选"毓麟珠""右归丸"加鸡血藤、丹参、泽兰、乌药、怀牛膝；阳虚重加巴戟、仙茅、淫羊藿。若为实寒，症见经量偏少，色暗有块，少腹冷痛或阴冷，舌紫暗苔白，脉沉紧。治宜温经散寒，活血祛瘀。可选"艾附暖宫丸""温经汤"，加生蒲黄、泽兰、五灵脂、红花、延胡。

张某 28岁，因婚后2年不孕，于1989年4月8日初诊。

述婚后2年不孕，曾在某医院诊为“黄体功能不全”，给“孕酮”治疗无效。月经提前，量中等，色淡暗质稀，有小血块，经来时延后8~10天净，带下量多，经前乳胀，小腹冷隐作痛，腰酸膝软，基础体温双相反应不典型。舌淡暗苔白，脉细无力。

辨属肾阳虚亏，肝郁血瘀之不孕，拟温补肾阳、化瘀行气法治疗。方选“毓麟珠”加减。

熟地 12g 当归 12g 川芎 9g 仙茅 12g 香附 12g 巴戟天 12g 乌药 9g 泽兰 12g 山萸肉 12g 淫羊藿 12g 菟丝子 15g 白芍 12g 益母草 12g

育阴活血法

本法适用于肝肾阴虚，精血不足之不孕。此类不孕患者多为素体阴亏或久病大病伤及肝肾者。因阴血不足，热从内生，血热互结成瘀，瘀热阻滞胞脉而致不孕。症见久不孕，经少色红或有小血块，带下不多，经前乳胀，心烦失眠，午后潮热，口干咽燥，舌红或暗红少苔，脉细数。治宜养阴清热，活血化瘀。方选“养精种玉汤”“左归丸”加丹参、鸡血藤、刘寄奴、怀牛膝、郁金、延胡。

李某，27岁，因人工流产术后2年不孕，于1992年4月10日初诊。

述2年前人工流产术后不孕。曾在某医院诊为“慢性盆腔炎”。作输卵管通液报告：输卵管通畅欠佳。用过“胎盘组织液”，服过“金鸡片”。月经基本准月来潮，量不多色暗红，经期小腹胀痛，平素五心烦热，夜睡梦多。舌暗红少苔，脉细。

辨属肝肾阴虚，瘀热阻胞之不孕，用养阴清热、活血化瘀、调补冲任法治疗。方选“养精种玉汤”加味。

熟地 12g　山萸肉 12g　鸡血藤 12g　白芍 12g　当归 12g　女贞子 12g　旱莲草 12g　丹参 15g　香附 12g　丹皮 12g　路路通 12g　皂刺 9g　阿胶烊化，12g

上方坚持服用 78 天，某医院通液报告：输卵管通畅。1992 年 8 月 30 日来诊，已停经 40 天，医院查尿妊娠试验阳性，诊为“早孕”。

从以上治不孕四法及案例可看出，“不孕治瘀”并未排斥“补肾育胞”这一根本，“四法”是在重视肾精充、肾气旺的基础上提出的。如“温肾助阳、活血化瘀法”“滋肾养肝、活血化瘀法”“温化痰湿、活血化瘀法”，无不重视“温肾益肾”或“滋肾养肾”这一根本。

在前已论述，“瘀”为不孕的必然病理产物，必致经隧不通，胞脉瘀滞而不能摄精成孕。“血脉流通，病不得生”。只有在温肾助阳、滋养肝肾、温化痰湿或温经散寒的同时，活血化瘀，使瘀去血畅，才能肾精更充，肾气更旺，任冲通利，孕育可旺。可以这样讲，“不孕治瘀”既重视了“补肾育胞”这一根本，又不忽略通利胞脉的治疗，它们之间既为主从，又为因果。

从以上归纳出丁氏“不孕治瘀”常用的活血化瘀药有：鸡血藤、益母草、丹参、当归、川芎、郁金、延胡、赤芍、怀牛膝、红花、月季花等，其中又以鸡血藤、益母草、丹参、牛膝、当归、川芎倍受青睐。

董国立

加味三香散治疗不孕

董国立（1926~　），天津中医药大学附属医院主任医师

董国立老师，不仅擅长内科，亦精于妇科，吾随师侍诊以来，目睹董师运用家传经验方“加味三香散”治疗女子不孕症得心应手，疗效显著。故整理如下，以飨同道。

加味三香散原是董师家传用来调经的验方，主治因寒凝气滞引起的月经不调、痛经、崩漏诸疾，后经董师长期的临床探索和应用，发现用此方治疗不孕症每每获验。方剂组成：

木香 10g　檀香 10g　沉香 10g　川乌 10g　细辛 10g　白蔻 10g　甘草 6g

每日 1 剂，水煎服。亦可共为细末成散，每次 1.5g，每日 2 次。

方中木香、檀香、沉香、白蔻诸药以气为用，功专行气燥湿；川乌大辛大热，温经散寒；细辛味辛，开郁散结；甘草调和诸药。若见气滞明显者加香附、乌药各 10g，以疏肝理气；若见血瘀明显者加三棱、莪术各 10g，以活血化瘀。凡因寒凝气滞所引起的不孕症、月经不调等皆可用本方治之。

董师治疗不孕症，主张以调经为先，尝谓“月事正常，则自孕育”。前人亦有“种子之法，即在于调经之中”“经调然子嗣”之论述。董师运用调经之法，并不泥于四物汤，他认为“四物皆阴，行天地闭

寒之令，非长养万物之药”。

与此相反，董师擅以温经散寒、行气开郁为基础，使经温气畅，气血冲和，任脉通，太冲脉盛，月事以时下，故能摄精而成孕。

（高凤琴　整理）

周文瑜

癥积不孕症，天英消癥方

周文瑜（1939~　），女，武汉市立第四医院中医科主任医师

本组不孕症病例均为输卵管炎及盆腔炎症所致输卵管粘连、堵塞患者，少数合并黄体不健。我用天英消癥方共治疗上述不孕症患者77例，妊娠56例。本组病例年龄为23~35岁。不孕时间1.5~2年23例，2~3.5年43例，4~10年11例。1.5~2年组均通过输卵管造影术、通液术及B型超声波探测确诊为输卵管粘连、堵塞或积水。

治疗前输卵管通畅试验显示输卵管不通畅或阻力很大者47例。输卵管通畅试验包括碘油造影和通气、通液。为了避免假通畅误诊，通液术后常规做B超探测。本组治疗有效病例均为通畅实验不通后经过2~14个月经周期才受孕的患者，故可排除单纯通液术的通管作用。

本组77例中，有明显的附件炎、盆腔炎症状，通过B型超声波或妇科检查发现双侧或单侧附件炎患者51例（其中包括附件炎性包块12例，输卵管积水13例，子宫肌瘤1例）；经造影或手术探查初步诊断盆腔结核所致输卵管疾患者3例。其他23例均无明显的附件炎、盆腔炎症状，但有不同程度的附件炎病史、流产史或产后感染史，因输卵管通畅试验显示输卵管不通或欠畅而来就医。诊断性刮宫诊断为子宫内膜分泌不良或基础体温显示黄体期短（不足11天，仅5~6天左右）者，共21例。

本组77例患者中，原发不孕42例，继发不孕35例。后者包括初孕人工流产及自然流产史27例，足月产史6例（其中死胎、死产5例，顺产活婴1例），宫外孕史2例。本组病例都有不同程度的肝气郁结、气滞血瘀表现，如乳胀、小腹疼痛等。

天英消癥方系列方剂包括口服方、灌肠方、药包外敷方。3种方剂或单用，或二者并用，也可三者并用。其中单纯用口服方者68例；灌肠、口服二者并用8例；灌肠、口服、药包外敷三者合用1例。

口服方

皂刺10g　蒲公英30g　柴胡6g　白芍10g　穿山甲10g　红花10g　当归12g　乌药10g　青皮10g　陈皮10g　路路通6g　香附10g

每日1剂，每周5剂，8周为1疗程。

随症加减：

痛经，少腹疼痛者，加丹参15g，川楝子10g，玄胡10g。

盆腔炎症急性发作有包块者，加野菊12g，银花藤15g，丹皮10g，赤芍10g，贯众12g。

慢性盆腔炎合并包块或第二次通水不通畅者，加三棱10g，莪术10g。

腰痛甚者，加川断12g，杜仲12g。

低烧者，加青蒿10g，白薇10g，去柴胡改银柴胡10g，加丹皮10g，栀子10g。

黄体不健或子宫内膜分泌不良者，加菟丝子12g，枸杞12g，淫羊藿10g，覆盆子12g，淡大云10g。

耳鸣、眩晕者，加石菖蒲6g，远志6g，郁金10g。

乳腺肿块者，加王不留行10g。

输卵管积水者，加桂枝10g，云苓12g，萹蓄10g。

大便干结者，加火麻仁12g，桃仁6g，大黄10g。

大便稀溏或腹泻者，加黄连 6g，木香 10g，薏苡仁 24g。

灌肠方

皂刺 15g　蒲公英 30g　川朴 15g　大黄 10g　银花藤 30g

每晚 1 剂，50~100ml 保留灌肠，经期停用。

若大便稀溏或腹泻者灌肠方中去大黄。

药包外敷方

皂刺 15g　蒲公英 30g　路路通 15g　威灵仙 20g　乳香 20g　没药 20g　红花 15g　透骨草 15g　赤芍 15g

做成包，蒸 40 分钟，双侧下腹各 1 包，敷 30 分钟，可重复使用 2~3 次，疗程不限。

本组 77 例中有 29 例用过西药，其中 21 例曾配合应用过抗生素；19 例应用过泼尼松；21 例应用过菠萝蛋白酶片。

本组 77 例，经 3 个疗程的治疗，共妊娠 56 例，占 72.7%。其中治疗 1 个疗程妊娠 28 例，2 个疗程妊娠 16 例，3 个疗程妊娠 12 例。治疗 3 个疗程后仍未妊娠者 21 例。

本组诊断为附件炎者 51 例，治疗后妊娠 33 例（其中包括附件炎性包块 12 例，治疗后 10 例妊娠）；输卵管积水 13 例，治疗后 8 例妊娠；子宫肌瘤 1 例，治疗后妊娠；输卵管不通并伴有流产史、盆腔炎病史者 23 例，治疗后均妊娠；盆腔或输卵管结核 3 例，均未妊娠。

77 例中，治疗前输卵管通畅试验显示输卵管不通或阻力很大的 47 例，治疗后 28 例妊娠，19 例未妊娠。合并黄体不健者 21 例，治疗后 13 例妊娠，8 例未妊娠。本组中有原发不孕 42 例，治疗后 23 例妊娠，19 例未妊娠；继发不孕 35 例，治疗后妊娠 33 例，2 例未妊娠。

陈某　女，32 岁（初诊年龄），工人。

结婚 5 年未孕，丈夫精液常规正常。本人长期低烧，经量少，痛经，腰与少腹疼痛，苔白厚，脉细滑。妇检：子宫较小，左侧附件增粗压痛。输卵管通畅试验示阻力很大，水流不得通过（1979 年 9 月），BBT 双相，月经中期宫颈黏液可见羊齿状结晶。诊断为输卵管粘连所致不孕症。采用天英煎剂随症加减治疗，共 2 个疗程，加三棱、白薇、青蒿。未配合任何西药。于 1981 年 3 月受孕，后剖腹产一女婴。

边某 女，30 岁（初诊年龄），教师。

结婚 3 年。婚后 1 年，停经 32 天，突发宫外孕内出血休克，在一县城医院行左侧附件切除术，术后盆腔内发生感染，至今未孕。

患者痛经重，双侧少腹经常疼痛。脉沉细，苔薄白，舌质红。妇检：子宫正常大，左侧附件已切之残端压痛，右侧附件增粗，压痛。1985 年 4 月做输卵管通水术，完全不通，且术后腹痛严重，术后 B 超探测诊断右侧附件管径 1.3cm，无明显暗区。静脉滴注青霉素 320 万单位 ×4 天预防感染，后用天英消癥方口服方煎剂加金铃子散、贯众、野菊、三棱、桃仁、荔核，每日 1 剂。完成 3 个疗程后于 1986 年元月受孕。

周某 女，35 岁（初诊年龄），教师。

结婚 7 年未孕，丈夫精液常规正常。1982 年诊刮：子宫内膜部分腺体分泌不足。1983 年 2 月输卵管碘油造影诊断：双侧输卵管粘连、堵塞。1984 年初诊时妇检：双侧附件增粗，压痛明显，子宫稍小。脉细数，舌质暗，苔少。用天英消癥方口服煎剂加贯众、野菊、丹参、银花藤、淡大云、淫羊藿。经过 1 个半疗程治疗，于 1984 年 11 月初行输卵管通气术，膈下见游离气体。此时天英消癥方已完成其通管，继续促黄体治疗，历时 2 个月经周期，于 1984 年 12 月受孕。

自 1975 年起我科用天英消癥方治疗附件炎性包块、急性及亚急性盆腔炎、盆腔静脉曲张综合征、子宫内膜异位症取得一定疗效。在治疗上述疾病的过程中，发现有少数因输卵管粘连、堵塞所致之不孕症患者，通过天英消癥方口服或灌肠取得了受孕的良好效果。我们从中受到启发，开始将此方用于不孕症的治疗。

天英消癥方以皂刺、蒲公英为主药。其中，蒲公英清热解毒作用强，能消恶肿；皂刺又名天丁，辛散温通，性锐力利，具有消肿、托毒、排脓之功，凡痈疽脓毒未成能消，已成能溃，与本方中穿山甲共为《外科正宗》透脓散之消肿溃脓主药。我们受透脓散的启发，应用皂刺、穿山甲，使其透达输卵管粘连、堵塞之病所；配蒲公英、银花藤（或野菊、贯众）等药，达到消炎通管之作用。本方还配以柴胡、当归、白芍、香附等妇科良药，疏肝解郁，再加上红花、路路通、青皮、陈皮、乌药行气化瘀，使全身气机宣达，加速血液流行，促进炎症消散，以利于输卵管之通畅。

本文 77 例患者皆属于肝气郁结，气滞血瘀，部分患者瘀久化热，只有少数患者合并肝肾不足，故主要治则仍采用疏肝理气，活血化瘀，软坚散结，清热解毒。多数学者指出，由于输卵管壁僵化，纤毛不能蠕动，使精虫活动受限，输卵管即使恢复通畅，但妊娠率为零或是很低，仍然是不孕的原因。本组 77 例妊娠率达 72.7%，且无一例宫外孕发生，这一点值得引起注意与探讨。附件炎急性、亚急性发作时，不得勉强施行通畅试验手术，以免炎症扩散，使病情加重。

本组 77 例中，21 例经天英消癥方治疗后未妊娠，其中原发不孕 19 例，盆腔或输卵管结核 3 例，3 例基础体温呈低平曲线。说明天英消癥方对上述疾病疗效不够理想，今后应在配合用药和方剂加减上再下功夫。

附：滑胎

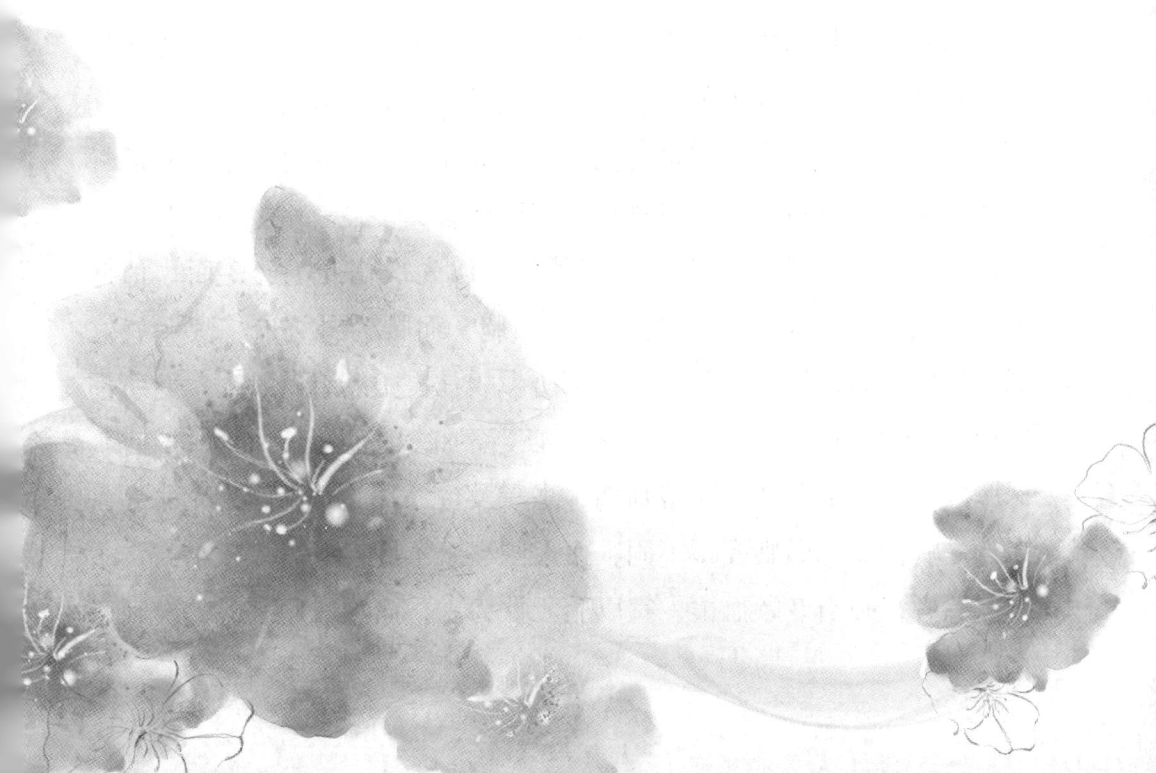

张景岳

数堕胎论

张景岳（1563~1640），名介宾，明代医家

夫胎以阳生阴长，气行血随，营卫调和，则及期而产。若或滋养之机少有间断，则源流不继而胎不固矣。譬之种植者，津液一有不到，则枝枯而果落，藤萎而花坠。故《五常政大论》曰：根于中者，命曰神机，神去则机息；根于外者，命曰气立，气止则化绝。正此谓也。凡妊娠之数见堕胎者，必以气脉亏损而然。而亏损之由，有禀质之素弱者，有年力之衰残者，有忧怒劳苦而困其精力者，有色欲不慎而盗损其生气者，此外如跌仆、饮食之类，皆能伤其气脉。气脉有伤而胎可无恙者，非先天之最完固者不能，而常人则未之有也。且胎怀十月，经养各有所主，所以屡见小产堕胎者，多在三个月及五月、七月之间，而下次之堕，必如期复然，正以先次伤此一经，而再值此经，则遇阙不能过矣。况妇人肾以系胞，而腰为肾之府，故胎妊之妇，最虑腰痛，痛甚则坠，不可不防。故凡畏堕胎者，必当察此所伤之由，而切为戒慎。凡治堕胎者，必当察此养胎之源，而预培其损。保胎之法，无出于此。若待临期，恐无及也。凡胎孕不固，无非气血损伤之病，盖气虚则提摄不固，血虚则灌溉不周，所以多致小产。故善保胎者，必当专顾血虚，宜以胎元饮为主，而加减用之，其次则芍

药芎归汤，再次则泰山磐石散或《千金》保孕丸，皆有夺造化之功，所当酌用者也。又凡胎热者血易动，血动者胎不安，故堕于内热而虚者，亦常有之。若脾气虚而血热者，宜四圣散。肝肾虚而血热者，宜凉胎饮。肝脾虚而血热者，宜固胎煎。又立斋法，治血虚血热数堕胎者，于调补之外，时值初夏，教以浓煎白术汤，下黄芩末二钱，与数十帖得保而生，亦可法也。此外凡有他证而胎不安者，当于安胎条中酌而治之。

（《景岳全书》）

堕胎论

周贻观，清代医家

丹溪论：血不足以荣养其胎而胎堕者，犹枝枯而果落，藤萎而花堕也。其劳怒动火而堕者，犹风撼其木，人折其枝也。二论极是，然未详细辨论，无怪妊妇之不慎戒也。夫妇人冲脉主血海，血旺始成胎，任脉主胞胎，静养则胎安。若怒伤肝，劳伤肾，致二脏失其相火，耗血动气，未有能保孕之不漏不堕者，且堕后尚多血崩之症。其半产之多在三五七月者，除跌仆损伤外，有内热而虚者为多。曰热曰虚，当分轻重。若前次三个月而堕，则下次必如期复然，盖先于此时受伤，故复至期必应，乘其虚也。故遇有半产者，须多服药补其虚损，并兼服白凤丸两月。如下次有胎，当先于得孕两个月后，即服三合保胎丸，并另服固胎饮十数服，以防三个月之堕。其有连堕数次，胎滑甚者，服药更须加倍，始可保全。下次再有，嘱者如衰弱及曾堕之妇，有娠必须恪遵胎教，斯火不动，则血旺阴胎。神不劳则气血完，而胎固且生子，禀全易养，形端体正。况屡堕损血倍于正产，怒劳致堕，自取先后之忧也。

（《秘珍济阴》）

陈修园

堕胎屡患论治

陈修园（1753~1823），名念祖，清代医家

妇人有胎，恐服药有碍，灶中黄土研末，以水和，涂于心下及脐下，干则易之。

受胎二三月，必呕，恶心，以月水不通，阳明之气壅盛上僭，至四五月自愈。如病甚，用六君子汤加砂仁以和之，方中半夏得参、术，能安胎健胃，不必顾忌。

胎前下血，名曰胎漏，气虚不摄血也，多服补中益气汤。如因恼怒伤肝者，宜加味逍遥散加生地。

胎动不安，血不养胎也，宜四物汤去川芎，加白术、杜仲；若有火者，再加黄芩；如腹时痛，多寒者，加川椒，此一味，今人罕用，《金匮》用以养胎。

堕胎证屡患者，必应期而堕，总属气血大虚。余昔惑于丹溪之说，以黄芩、白术为安胎圣药，内子患此，四年中连服五次皆堕，后有老医用四物汤加真鹿胶、补骨脂、菟丝子、杜仲、川续断而安。余始悟命门为人立命之本，女以系胞，必用温药、热药始效。赵氏《医贯》用六味、八味，加艾叶、阿胶，大有灼见。如不受温热峻剂者，以杜仲八两，糯米汤泡，炒勿焦，取粉，真桑上寄生、人参、五味子各四两为末，以黄芪一斤，白术、大枣各六两，煮膏为丸，米汤送下四钱，一日两服，神效。

齐秉慧

安胎秘要

齐秉慧（1764~？），字有堂，清代医家

安胎之道，法当求其动胎之故，未有无故而胎自堕者。其中或因脾虚气弱而不能载，或因纵欲伤肾而不能安，或因攀高，或因跌仆。凡此均宜大补元气，调理脾胃，用芪、术、参、苓、覆盆、故纸。若火旺，加阿、地、归、芩；虚寒者，加附子、姜、桂；若胃有寒痰，加炮姜、半夏；若呕逆，加砂、蔻、吴萸、丁香。若兼三阳外感，头痛壮热，表邪大盛，正气受伤，而胎痛不安者，则当分经解表，以去其邪而胎自安。若为三阴中寒，阴邪内攻，下利厥逆，腹中急痛，其胎必动，宜亟回其阳，以驱其阴，而胎自安。阳明内结，火邪入胃，铄竭阴津，胞胎立坏，外见恶热不眠，舌苔干燥，喷热如火，大便闭结，法当亟驱其阳，以救其阴，能治之于早，善息见机调养，不失其宜，胎亦可保。

曾医房婶 怀孕三月而患热病，求予药。吾见其口燥心烦，渴欲饮冷者，阳明里热也，法宜白虎汤以撤其热；汗出恶热，大便闭结者，胃实也，法宜调胃承气汤以荡其实；口苦咽干者，少阳腑证也，法宜黄芩以泻腑热；舌苔干黑，芒刺满口者，内火铄干津液，阴欲竭之征也；腹微痛而胎欲动者，热邪逼及胞胎者，若不急行驱阳救阴之法，胞胎立坏，不可为矣。即用白虎汤合调胃承气汤加黄芩，一剂而

热势略杀。再投一剂，泄下二次，结去津回，诸证皆愈，其胎立安。此但治其病，不必安胎而胎自无不安也。

曾见怀孕五月者 卒病中寒，头重如压，腰痛如折，厥逆恶寒，腹痛急而胎欲坠，法当急驱其阴，以救其阳，而胎自安。庸工不知分经辨证，但用胶艾四物汤数剂，其胎竟坠且殒其生。

又见怀孕七月者 漏下清水，时值秋分之际，燥令大行，乃为肺经受燥。医者不识，谬执成法，以为脾虚，而用芪、术、砂、半之药不效。又谓药不胜病，再加大剂十余服，水更加甚，而胎落矣。其后仍复下水，医谓小产后元气暴虚，更重用大补数剂，而证变喘促直视，口不能言。延予诊之，右寸洪劲无伦，面色焦槁，肌肤槁燥，鼻靥煽动，吾知其不可为矣。乃斥医者曰：子谓脾虚，何所征验？盖脾虚者，当必自利不渴，今大便结硬，口干心烦，乃为秋燥伤肺，其气下迫胃中，津水长驱而下，而反用芪、术、砂、半健脾，愈助其燥而肺愈伤，今见脉动无伦，鼻靥煽动，乃肺气立绝之候，尚何可为哉？医者不能置喙，少顷气涌而死矣。冤哉！惜予遇之不早也。

又有怀孕七月受秋燥而漏下清水者 其证与前死者无异，其家惧而求吾药。诊视之，依然右寸脉洪劲，皮色干枯，心烦不眠。吾用天冬、麦冬、玉竹、蒌仁、阿胶、鸡子白以清肺燥，桔梗开提，甘草和中。一剂而效，五剂痊愈。可见安胎必当治病，病不能除，命且去矣，可不慎欤！

孕妇小便癃闭不通，女科书名转胞，谓气虚则胎下坠，压翻膀胱为转胞，因而胞系了戾（了戾者，纹细也），小便不通，法主大补中气。何其胡说也？胞为胎胞，膀胱为尿脬，并非尿胞。小便不通，关系出窍，于系何干？何必曰胞系了戾耳。小便不通，名曰癃闭，不宜骤补，法当宣畅胸膈而醒脾胃，使上焦得通，中枢得运，而后气化能行。方宜白蔻、砂仁、半夏、肉桂，加桔梗开提，生姜升散，俾转运之机乃得先升而后降。妄投芪、术、参、苓，壅遏不行，有何益哉？

观胎前诸证，惟恶阻一证为中脘停痰，可为定例。其有子淋、子肿、子悬、子痫、子喑等证，皆有寒热虚实不同，务必察其根由，确有所据，而后按法用药，方为妙矣。女科诸方，中肯綮者鲜矣，吾谁适从耶？

胎前预服良方

黄芪炙　制白术各三钱　炙草八分　覆盆　菟丝子俱酒炒　白茯苓　破故纸各二钱　西砂仁　广陈皮各一钱　姜煨，一片

水煎服。若体虚者，加归、地；火旺者，去砂仁，加黄芩。此方并宜多服，自受孕以后，即服是药，不可停歇，俾元气足则胎自固，而无堕胎之患；内气充则产自易，而无难产之厄。且临产不受亏，产后必无病。胎元足，儿体坚，此为培母亲之后天，即所以毓儿之先天上乘法也。

凡孕妇有病，必当及时治之，务令其病尽愈，元气康复，饮食加健，方无后患。切不可遗其病于产后，治之更难，甚且不救。慎之慎之。

（《齐氏医案》）

张锡纯

流产最宜菟丝子，安胎当求寿胎丸

张锡纯（1860~1933），字寿甫，晚清民国医家

菟丝子炒，四两　桑寄生二两　川续断二两　真阿胶二两

上药将前三味轧细，水化阿胶和为丸，一分重（干足一分）。每服二十丸，开水送下，日再服。气虚者加人参二两，大气下陷者加生黄芪三两，食少者加炒白术二两，凉者加炒补骨脂二两，热者加生地二两。

胎在母腹，若果善吸其母之气化，自无下坠之虞。且男女生育，皆赖肾脏作强。菟丝子大能补肾，肾旺自能荫胎也。寄生能养血，强筋骨，大能使胎气强壮，故《神农本草经》载其能安胎。续断亦补肾之药。阿胶系驴皮所熬，最善伏藏血脉，滋阴补肾，故《神农本草经》亦载其能安胎也。至若气虚者，加人参以补气。大气下陷者，加黄芪以升补大气。饮食减少者，加白术以健补脾胃。凉者，加补骨脂以助肾中之阳，补骨脂善保胎，陈修园曾详论之。热者，加生地黄以滋肾中之阴。临时斟酌适宜，用之无不效者。

此方乃思患预防之法，非救急之法。若胎气已动，或至下血者，又另有急救之方。

曾治一少妇　其初次有妊，五六月而坠，后又有妊，六七月间，忽胎动下血，急投以生黄芪、生地黄各二两，白术、山萸肉（去净

核）、龙骨（煅，捣）、牡蛎（煅，捣）各一两，煎汤一大碗，顿服之，胎气遂安。将药减半，又服一剂。后举一男，强壮无恙。

流产为妇人恒有之病，而方书所载保胎之方，未有用之必效者。诚以保胎所用之药，当注重于胎，以变化胎之性情气质；使之善吸其母之气化以自养，自无流产之虞。若但补助妊妇，使其气血壮旺而摄，以为母强自能荫子，此又非熟筹完全也。是以愚临证考验以来，见有屡次流产者，其人恒身体强壮，分毫无病；而身体软弱者，恐生育多则身体愈弱，欲其流产，而偏不流产。于以知或流产，或不流产，不尽关于妊妇身体之强弱，实兼视所受之胎善吸取其母之气化否也。由斯而论，愚于千百味药中，得一最善治流产之药，乃菟丝子是也。

寿胎丸，重用菟丝子为主药，而以续断、寄生、阿胶诸药辅之。凡受妊之妇，于两月之后徐服一料，必无流产之弊，此乃于最易流产者屡次用之皆效。至陈修园谓宜用大补大温之剂，使子宫常得暖气，则胎自日长而有成，彼盖因其夫人服白术、黄芩连堕胎五次，后服四物汤加鹿角胶、补骨脂、续断而胎安，遂疑凉药能堕胎，笃信热药能安胎。不知黄芩之所以能堕胎者，非以其凉也，《神农本草经》谓黄芩下血闭，岂有善下血闭之药而能保胎者乎？盖汉唐以前，名医用药皆谨遵《神农本草经》，所以可为经方，用其方者鲜有流弊。迨至宋元以还，诸家恒师心自智，竟用药或至显背《神农本草经》。是以医如丹溪，犹粗忽如此，竟用黄芩为保胎之药，俾用其方者不惟无益，而反有所损，此所以为近代之名医也。所可异者，修园固笃信《神农本草经》者也，何于用白术、黄芩之堕胎，不知黄芩之能开血闭，而但谓其性凉不利于胎乎？究之胎得其养，全在温度适宜，过凉之药，固不可以保胎，即药过于热，亦非所以保胎也。惟修园生平用药喜热恶凉，是以立论稍有所偏耳。

（《医学衷中参西录》）

罗元恺

封藏为本，固摄安胎

罗元恺教授认为，胎孕之形成，主要在于先天的肾气，而长养胎儿又赖母体后天脾胃生化的气血所滋养。若先天禀赋不足，如子宫发育不良或形态异常，为先天之虚；若大病久病，为后天之虚；若因妊娠期劳累过度，或房劳所伤，甚或屡次堕胎、小产，是封藏失司，皆属肾虚。除先天禀赋不足者外，病因多由劳伤，影响肾之封藏，以致胎元不固，发生胎漏、胎动不安，甚则堕胎、小产、滑胎。安胎之基本原则，重在补肾以固胎元。是以固摄之法，制动以静，使之恢复封藏之功。肾主先天，脾主后天，故安胎还须兼顾脾胃，益气养血。肾脾合治，从先天以固胎元，从后天以养胎体。并结合孕妇体质的寒热虚实，适当加以用药。他在张锡纯“寿胎丸”的基础上创制了“补肾固冲丸”，已载入《中医妇科学》第4、5、6、7版教材，由此而研究开发中药新药“滋肾育胎丸”，以补肾固摄为主，佐以健脾养血。对于补肾安胎的药物，以菟丝子为首选。《本草正义》说：“菟丝子多脂微辛，阴中有阳，守而能走，与其他滋阴诸药之偏于腻者绝异。”该药具有安胎和去暗斑之效。而在补气健脾药中，党参是首选之品，《本草正义》谓：“其健脾而不燥，养血而不滋腻，能鼓舞清阳，振动中气而无刚燥之弊。”故菟丝子、党参二味，应列为首选药物加以重用，必要时可适当再加用人参。

对于血热所致胎漏、胎动不安的治疗，罗元恺教授主张养阴清热为主。热性善动，扰动胎气，在清热之际，须顾护阴津，热去精藏，以达保胎之功。肾阴不足导致虚热内生者，重在滋阴潜阳以降火，实热炽盛者，可适当清热凉血，但务须兼顾养阴。前者可用寿胎丸合二至丸，或加少许黄芩；后者可选保阴煎，酌加茯苓，以健运脾胃，并有安神镇静作用；或用清经散，酌加续断则固肾而安胎。有阴道出血者，加地榆、侧柏叶、仙鹤草等凉血止血。

劳伤冲任是导致胎动不安的重要原因。劳伤，包括劳神、劳体和房劳。劳神者，忧虑过度伤心脾，郁怒则伤肝，惊恐可伤肾，悲伤易伤肺，可影响气机，使气虚失摄，或气机逆乱。劳体者，劳倦过度则伤脾肾，跌仆外伤则伤气血。房劳者，往往是妊娠早期不节房事，损伤肾气，伤动胎气。针对因劳而动胎的常见诱因，罗老提出："安胎之要，着重一个静字，药性宜静不宜燥，身体宜静不宜动，情绪宜静不宜躁。"主张以静制动，在药食、情志、生活起居等方面进行调护，以达到最佳的安胎效果。

陈某　女，36岁。1976年3月17日初诊。

患者结婚7年余，前3年连续堕胎4次，每次孕后均经中西医安胎，终未奏效。每次怀孕两三月后必应期而堕，末次堕胎迄今已四载，曾在各地医院诊治，各项检查未发现异常，但治疗后仍未复孕。向来月经量较多，色淡红有小血块，周期尚准，末次月经2月25日。现觉神疲体倦，腰酸痛，下腹坠胀，夜寐不安，多梦，胃纳欠佳。面色青白，上唇有暗斑，舌淡红，苔微黄略腻，脉细滑。

患者连续堕胎4次，而继发不孕，兼月经过多，三病虽异，其源则一，皆由肾气亏损，冲任不固，脾气虚弱，失于闭藏摄纳。治宜补肾健脾为主。

菟丝子30g　桑寄生25g　熟地25g　淫羊藿10g　狗脊10g　党参20g　白术15g　甘草炙，9g

二诊（5月22日）：按上方加减，间中服药已2个月余，前症改善，现月经刚净，神疲，腰微酸，白带多，质稠，经后仍以补肾扶脾为主，使精血充足。

菟丝子25g　桑寄生25g　淫羊藿10g　党参15g　白术15g　枸杞子15g　巴戟天15g　山茱萸12g　茯苓20g

三诊（6月19日）：经量较前减半，但经后仍觉腰酸，下腹坠胀，尿频，失眠纳差，舌淡暗，苔薄白，脉细弦缓。治以滋肾宁神。

菟丝子25g　干地黄25g　枸杞子15g　金樱子25g　夜交藤30g　何首乌25g　巴戟天15g　桂圆肉15g　山茱萸12g

四诊（8月18日）：近2个月来经净后服上方10余剂，精神好转，已无腰酸腹坠感，经量已减。现经行第4天，舌暗红，苔薄黄，脉缓略弦。治宜补肾健脾摄血。

熟地黄20g　桑寄生25g　何首乌30g　岗稔根30g　墨旱莲15g　女贞子15g　党参20g　白术12g　鹿角霜12g

五诊（9月29日）：停经45天，食后呕吐，胃纳尚可，下腹胀，神疲，腰酸，矢气频，大便干结，3天一行。妊娠试验阳性，舌暗苔薄白，脉细弦滑。喜知有孕，嘱绝对禁止房事，注意休息，用补肾健脾，益气安胎之法，拟寿胎丸加减，以防再次滑胎。

菟丝子25g　桑寄生20g　川续断15g　桑椹15g　党参15g　茯苓25g　陈皮5g

六诊（10月20日）：妊娠2个多月，腰酸，下腹坠痛，纳差，欲呕，身有微热，口苦眠差多梦，舌暗，尖稍红，苔微黄，脉细滑尺弱。审其脉证，肾虚夹有胎热，宜在前法基础上佐以清热安胎。

菟丝子25g　桑寄生15g　川续断15g　党参15g　北沙参15g　黄芪10g　白术12g

以后基本上以寿胎丸合四君子汤加减化裁。胎元终得巩固，妊娠顺利，1977 年 5 月足月顺产一男婴，体重 3500g，母婴均健康。其后全家移居香港，再次妊娠并生育一男孩。

（肖承悰　吴熙主编《中医妇科名家经验心悟》）

朱小南

滑胎诊治经验

朱小南（1901~1974），沪上名医，妇科大家朱南山之女

滑胎之名，见于《医宗金鉴·妇科心法》，谓："无故至期数小产。"形成一种习惯性流产。

谷某 38岁，已婚，文艺工作者。初诊：1962年1月10日。

患者婚后曾生二胎，自第三胎起，妊娠数月，即行小产，以后连接数次如此，先后小产7次。1961年年底，停经2个月时，化验妊娠小便阳性，乃来就诊，告曰："滑胎患者，虽有猝不及防，但一般为有腰酸为其先兆征象，可作为小产的预兆，所以应在有此现象时即来诊治，不应见红后始恐惧而来，此时再行安胎，每因胎元已损，难于挽回。"

患者于预感腰酸时即来诊治，虽数度有滑胎征象，此次终究得固。怀孕两月半，头眩胸闷，纳呆神疲，泛泛欲恶，兼有腰酸，脉象浮滑，舌苔黄腻。症系肾虚而胎气上逆。治宜宽中和胃，固肾安胎。

生地12g 焦白术6g 淡子芩6g 川断9g 杜仲9g 桑寄生9g 姜半夏6g 姜竹茹9g 苏梗6g 陈皮6g

嘱其注意休息，防止腰酸如剧。

二诊（3月9日）：怀孕4个半月，工作时突感腰酸频作，兼有咽喉干燥，音哑不畅，脉象滑而无力，舌质降而少苔。告其暂时不宜练

嗓参加歌唱，并另购生梨膏冲服。

归身炒，4.5g　大熟地 9g　白芍炒，9g　川断 9g　菟丝子 9g　覆盆子 9g　金樱子 9g　焦白术 6g　桑寄生 9g　凤凰衣 2.4g　苎麻根 9g

服 4 剂后而腰酸止。

三诊（4 月 18 日）：怀孕 5 个半月，由疲劳遂感精神倦怠，腰酸特甚，小腹且有下垂感，患者恐将早产。经辨证为中气不足，肾气亦亏，胎元虽受损，但脉虚中带滑，能及时预防，尚可无虑。

孩儿参 9g　黄芪 9g　熟地 9g　茯苓 9g　白术 6g　桑寄生 9g　杜仲 9g　苎麻根 9g　南瓜蒂 3 枚　陈皮 6g

经一个月的卧床休养，症状消失。

四诊（7 月 13 日）：怀孕 8 个月，因跌仆受伤，踝关节痛，腰酸复作，复因暑日饮食不慎，大便溏泻，小腹隐隐作痛，有垂坠感，幸而胎儿尚动，脉象虚弱带滑。治宜固肾正肠，壮筋安胎法。

潞党参 4.5g　焦白术 6g　广陈皮 6g　焦扁豆 12g　杜仲 9g　续断 9g　狗脊 9g　桑枝 9g　鸡内金 9g　马齿苋 12g　香连丸入煎，4.5g

上方 4 剂后，证象已转危为安，便溏止，腰酸腹坠亦减，乃于 8 月中旬，足月而平安生产。

滑胎，医籍中多记载，巢元方谓："故不能养胎，所以致胎数堕。"汪石山谓："堕胎太多。气血耗甚，胎失滋养，故频堕也。"本症以肾气虚弱，冲任受损者居多。治疗应在怀孕而兼有腰酸现象时即行安胎，所谓防微杜渐。否则每月一旦流血，旋即堕，措手不及。

本例滑胎，接次因练唱伤小产 7 次，冲任损伤。恶阻碍胎，泛恶兼有腰酸，治以宽中和胃与固肾安胎并重。中气不足，从而有碍胎气，音哑兼有腰酸用润喉安胎法，得以安度。再次因操劳过度，腰酸兼见小腹坠胀，症又演进一步，乃以补气养血，固肾安胎法为治，使肾气足，系胞有力，不致下坠。最后跌仆受伤兼有小腹痛坠而便溏，两者都能伤胎，幸而未流红，复及时调治，固肾以托胎，整肠以治泻，终于足月生产。殊可欣慰。

治疗本症，主要掌握以下原则：一是补气益血，凡有小腹重坠感觉时应注重补气，太子参、黄芪等都可使用，中气足，带脉固，胞胎不致下垂。而益血乃为补充胎儿营养，促使发育成长，熟地、阿胶等亦颇惯用。二是固肾气，肾系胞，肾气不足则胞元不固，胎动不安或胎漏下血，更需固肾气，强冲任，使胞胎稳固，杜仲、续断等得以入选。三是健脾胃，脾胃为水谷之海，生德之源，消化吸收，输布精气与母胎营养和健康，莫不有直接之关系。朱老安胎的常用方为太子参、土炒白术、白芍、阿胶、杜仲、续断、桑寄生、藕节、苎麻根。

尚有一点，应特别提出：素有滑胎者，不宜怀孕过密，否则屡孕屡堕，徒然形成气血虚亏，冲任损伤，而后嗣终不可得。朱老逢滑胎象，嘱于小产后必须避孕年余，而在期间，杜仲、续断、菟丝子、覆金子、紫河车、芪、地等补肝肾，补奇经，使受损之胞宫得以充分恢复正常后再行受胎，则胎元结实不致轻易滑矣。

（肖承悰　吴熙主编《中医妇科名家经验心悟》）

夏桂成

固脱求益气，补肾须宁心

《傅青主女科》认为子宫是心肾交合的场所，故本病重点在于心肾失交，而尤以肾虚为前提。治疗上必以补肾为主，补肾尤当重视补益肾气。寿胎丸是公认的补肾安胎方药，其中菟丝子、桑寄生、杜仲等尤为要药。但鉴于滑胎有滑脱的特点，临床上常需加入或加重补气固脱之品，如黄芪、党参、白术、苎麻根、茧壳、黄牛鼻子等，以增强补肾固脱的作用。我们临床所用验方“牛鼻保胎丸”，载于我院编写的《简明中医妇科学》。但补肾必须宁心，《慎斋遗书》说得好：“欲补心者，须实肾，使肾得升；欲补肾者，须宁心，使心得降。”心得降，肾得实，精得定，子宫得固藏。

宁心法在临床上所使用的有清火宁心、安神宁心、疏导宁心。清火宁心在补肾固胎法中，常使用于上热下寒类型的患者，下则温补脾肾以固胎，上则清降心肝以定神。多用寿胎丸或牛鼻保胎丸加入钩藤、炒黄连、莲子心等。务必注意清火宁心之品对胎儿及脾肾虚寒患者的影响，如下寒重者，需加砂仁、艾叶、炮姜等。安神宁心在补肾法中，主要针对睡眠甚差或失眠的患者，一般用炒枣仁、五味子、合欢皮、茯神、柏子仁，甚则加入青龙齿、牡蛎、龟甲，此乃交济心肾之法。疏导宁心是运用语言疏导，消除紧张心理，安定心神，从而达到定精固肾的目的，这在滑胎病人中，特别是对盼子心切，或感情脆弱，心神不定者，有着重要的意义。但临床上如出现十分明显的心神不安症状，应根据急则治标的原则，先安心神，临床上除语言疏导外，可用生脉散加入炒枣仁、青龙齿、合欢皮、钩藤、白芍、绿萼梅、苎麻根等等，待心神稍有安定，再转入补肾固胎的方法。

李　可

习惯性流产案

某矿长之妻　37岁。其时不重计划生育，已生3个女儿，求子心切，屡孕屡堕，又流产4胎。1970年10月再次怀孕，某老大夫断为男胎，唯滑胎已成痼疾，恐难保全，遂求治于余。询之，知前流产4胎，间隔最长半年，最短70天。今次怀孕60天，时觉少腹冷痛、憋胀，肛门坠胀，咳则遗尿，小便多，腰困如折，夜多噩梦，眼圈、环唇色黑，舌边尖有瘀斑。脉迟涩，58次/分。诸多见症，悉属瘀阻，兼见气虚下陷，肾元不固。患者屡孕屡堕，堕后即服坐胎补剂，致胞宫旧创未复，积瘀未化，即是致瘀之根源。如此怀孕，岂非高大楼建于沙滩之上？冲任肾督既伤，复又瘀阻胞宫，胞胎失养，故不出3月必堕。病根既明，则当在益气运血、温阳固肾之中，佐以活血化瘀之法。重用参芪益气运血，以寿胎丸、青蛾丸、胶艾四物养血滋冲任而固肾壮胎，附子、肉桂养命火，少腹逐瘀汤、坤草、泽兰叶、桃红温化积瘀，使胞宫得养，则胎孕或可保全。如此治法，骇人听闻，实是险着。乃疏方，并剖析原委，供病家酌定。

生芪90g　红参另炖，15g　寿胎饮　青蛾丸各30g　坤草　当归各30g　赤芍20g　川芎10g　失笑散包，20g　附子　油桂　没药　小茴香炒　姜炭　细辛　艾叶醋炒　桃仁　红花　泽兰叶　炙草各10g

二煎混匀，日分3次服，10剂。若能顺利度过3个月堕胎期，每月初连服3剂，直至产期。

患者遵嘱服药，胎儿竟得保全，足月顺产一男孩。

又治胎萎不长，孕后不出3月必胎死腹中之疾，亦愈。可见，活血化瘀之法，只要妥为驾驭，佐以益气运血，滋补冲任，温养固肾诸法，对胎孕疾患，非但无害，反有奇效。若不打破妊娠禁忌的千古戒律，则以上诸疾必将永无愈期矣！“有故无殒，亦无殒也”。

李广文

加味寿胎丸治疗习惯性流产

习惯性流产，肾虚是其主要病因。因为肾为生胎之元，肾虚则胎元不固。古方中的千金保孕丸和良方杜仲丸，均只有杜仲和川断两味益肾药组成，疗效良好。笔者多年来用加味寿胎丸（经验方）治疗各型滑胎，疗效满意。其方药组成如下。

川续断 30~60g　桑寄生 12~15g　菟丝子 9g　阿胶珠烊化，12g　生杜仲 12~15g　生黄芩 9g　生白术 9g　香附子 9~12g　春砂仁 6g　广陈皮 9g　紫苏梗 9g　苎麻根 9g

水煎服。

药理研究证明：川断含有大量维生素 E，用大量安胎而无副作用，杜仲有镇静镇痛作用，香附能抑制子宫收缩和提高痛阈，陈皮亦能抑制子宫收缩。本方用于临床不需大的加减，若气虚重加参、芪各 30g，血热明显加生地 15~30g。

对习惯性流产的治疗还应注意：孕期治疗与非孕期治疗相结合。根据治病必求其本的原则，非孕期查清病因，适当调治，明确妊娠后尽早保胎治疗，防患于未然。使用当归应后入。当归有养血活血作用，保胎时当用否尚有争议。因当归有“二向性”，即其非挥发性成分能兴奋子宫肌，使其收缩力加强，而其挥发油能抑制子宫收缩，使子宫弛缓，有利保胎，故孕期使用当归以后入为宜。适当选用养心安神药。滑胎患者孕后往往精神紧张，心神不安，医者常在主方中配以枣仁、远志、合欢花，以达养心安神之目的。但据现代药理研究，三药均有兴奋子宫使其收缩的作用，故以不用为宜。可用珍珠母、煅龙骨代之，既有镇静安神作用，又可补充钙质，以供胎儿骨骼发育之需要。

李光荣

习惯性流产治疗体会

李光荣（1935~　），中国中医科学院广安门医院
主任医师，博士生导师

习惯性流产是指自然流产连续发生3次或以上者，属妇科疑难病症之一。李老师对习惯性流产有独特而深刻的认识，临证采用审因论治和辨证论治相结合，遵古而不泥古，充分发挥中医药治疗本病的优势，取得了良好的疗效。

习惯性流产的原因很多，临床常见的原因有染色体异常、内分泌异常、免疫异常、全身性疾病影响、感染因素、生殖道异常等，且各原因之间往往相互交叉，使治疗错综复杂。李老师临证时，先查清原因，审因论治。如治疗ABO血型不合，常在辨证的基础上，加用理气活血的柴胡、香橼、益母草、赤芍等；如治疗黄体功能不足，加用补肾之菟丝子、生杜仲、桑寄生、熟地黄等。如患有全身性疾病首先积极治疗全身性疾病，待疾病控制或痊愈后再妊娠；对有感染因素者治愈后方可妊娠。

脾肾为固胎之本

肾藏精，主生殖，胞脉系于肾。肾气盛，精血足，则胎元得养而

发育正常。反之则冲任不固，胎失所养，可致胎漏、胎动不安；脾为后天之本，气血化生之源，脾气健运，气血充盛，则胎元得养。若脾虚、气血亏损，胎元失养而胎漏、胎动不安。故临床常见脾肾两虚所致胎漏、胎动不安。而习惯性流产患者，因屡孕屡堕，心情抑郁，易致肝郁，又可表现肝郁脾虚或肝郁肾虚等虚实夹杂之证。因此，治疗以健脾益肾，养血安胎为主。常用药物炙黄芪、炒白术、全当归、白芍、菟丝子、生杜仲、桑寄生、续断、陈皮、炙甘草等。若兼有肝郁，则加疏肝之柴胡、香橼等。

气血为养胎之源

胎元的正常发育，依赖气血的滋养。气血充盛是胎儿发育的物质基础。在孕期由于胎儿的缘故，母体血分更显不足。故临床常见因血虚，胎失所养所致胎漏、胎动不安。气血相互依存，相互滋生，伤于血，必影响到气；伤于气，也会影响到血，最终导致气血失调，或气血两亏，或气虚血瘀，或气滞血瘀等。治疗此类习惯性流产，以补气养血为主。但气血充盛又与脏腑功能息息相关，气血亏虚大多与脾虚，或肝郁脾虚，或脾肾两虚有关。选药必须审清脏腑所及，具体对待。常用药物太子参、茯苓、炒白术、炙甘草、全当归、白芍、生杜仲、桑寄生、枸杞子等。

血瘀为损胎之灾

妇人孕后，血聚冲任以养胎元。气血调达，冲任二脉方可畅达。若情志失调或感受外邪，气血瘀滞，冲任不调，血运受阻，气血不畅达于胞宫而致胎元失养，胎动不安。瘀不去则冲任不通，瘀不散则新血不生。习惯性流产患者，因屡孕屡堕，心情郁结焦虑，致肝郁不舒，气血阻滞，不得下聚胞宫养育胎儿，加之肝木克脾，脾虚不能化生气血，气血亏虚，胎元失养。治之必活血养血安胎。活血安胎，最早见于张仲景《金匮要略》，用桂枝茯苓丸治疗妊娠症痼善下血者。王清任在《医林改错》中记载用少腹逐瘀汤治疗习惯性流产，曰："孕妇体壮气足，饮食不减，并无伤损，三个月前后，无故小产，常有连伤数胎者，医书颇多，仍然议论滋阴养血，健脾养胃，安胎保胎，效方甚少。不知子宫内，先有瘀血占地……血既不入胎胞，胎无血养，故小产。如曾经三月前后小产，或连伤三五胎，今又怀胎，至两个月前后，将此方服三五剂，或七八剂，将子宫内瘀血化净，小儿身长有容身之地，断不至再小产。"现代生活观念和生活节奏的变化使许多妇女倾向于晚育，而育前的人工流产史（不论药物流产或手术）都将产生离经之血，离经之血即为瘀血，是再孕之时引起血不归经，胎失血养，胎动不安的病因所在。故李老师在治疗习惯性流产时，善于在辨证用药的基础上加用活血化瘀之品，认为流产次数越多，离经之血产生的越多，故必活血以养胎。常用药物：全当归、泽兰、丹参、赤芍、益母草等。

调畅情志，饮食清淡，适度活动。习惯性流产患者，屡孕屡堕，再度妊娠时精神高度紧张，心情郁结焦虑，肝郁不舒，气血易滞，或肝郁克脾，脾虚不能化生气血，胎元失养。对患者进行一定的心理疏导很有必要。孕期保持饮食清淡，防滋腻之品阻碍脾胃功能，多食蔬菜水果，防大便秘结。当阴道出血时应尽量卧床休息，血止则可适度室内活动，若没有出血，一定要坚持适度活动，这样可促进血液循环，有利于胎儿发育。

重视孕前调治，孕后及早保胎治疗。对习惯性流产患者必须重视怀孕前的调治。治疗时首先要查清导致流产的原因，审因论治，如是内分泌失调所致，还是免疫因素所致。要根据患者的具体情况辨证论治。同时要告知患者，加强体育锻炼，增强体质，保持良好的心态，为再次受孕做好准备。一旦得知怀孕，要积极早期予以保胎治疗，不要等到出现胎动不安才予保胎。这种保胎治疗要持续直至超过以往流产月份之后，且无胎动不安征象者，方可停药观察，但仍需予以严密追访。

（肖承悰　吴熙主编《中医妇科名家经验心悟》）

崔文彬

滑胎治分标本先后

崔文彬（1903~1986），内蒙古医科大学教授

滑胎之症，治疗棘手，因兼瘀者攻之则恐伤胎，兼虚损者填补之则恐壅塞，非一法一方即能奏效。此因滑胎病因甚多，可由气虚、血虚、肾虚、血热、惊恐、外伤等导致气血不调，肾气不足，冲任不固，胎元无根，如同草木根枯则叶落，藤萎则花坠也。且凡此之疾又多忧郁，虚羸之体又易外侵，故七情内伤，六淫外犯，兼夹繁乱者临床亦不鲜见。大抵看法，在患者总以静养为安，静养者，绝欲望而避寒热，遵医嘱而轻劳役；在医者总以补虚保胎为纲，知常达变，方能把握病机，药因证用，遂合《内经》"必伏其主，而先其所因"之旨。故余在临证治疗此疾之时，必分标本先后而治之，其中又以分清是母病而致胎动，或是胎动而致母病为其首要。母病而致胎动者，但治母病，病愈则胎自安。所谓母病而致胎动者，系指妊娠期间，由于六淫外感、七情内伤、跌仆闪挫、房事不节等原因而致胎动，故针其所因，疗母疾则胎自安。胎动而致母病者，但安其胎而母病自愈。然安胎之中又当分清标本。其标者，治当以调理脾胃为主，因胎在母腹，全赖气足血旺荫胎而胎安，而妇人受孕，脏腑之血均下聚以养胎，此时脾胃最当重要。若屡妊屡坠，势必耗伤气血，更损脾胃，使气血乏源，则胎必动，故调补脾胃之治，实系滋苗灌根之意。其本者，治当

以固冲任、补肾气为主，因冲为血海，任主胞胎，冲任皆起于胞中，胞脉上至于肾，肾主藏精系胞，故有“肾以载胎”之说。若肾气亏损，冲任不固，此乃胎动之根源，根蒂不坚则果实必落。故临证定要掌握标本缓急，因势利导，层次分明，方可见效。

王某 25 岁，怀孕 3 个月，因上班骑自行车被撞扭伤，随即腰痛下红，造成堕胎。现已停经 50 天余未潮，神疲肢倦，乏力嗜睡，腰酸困重，畏寒喜温，头晕耳鸣，下肢轻微浮肿，小便频数不畅，大便秘结。5 天前因洗衣服提水用力，即觉腰部不适，晨起腹中重坠，阴道有少量下血，急到医院经用孕酮肌内注射、口服维生素及镇静剂保胎，仍腰酸，腹部下坠，阴道出血较多，而改用中药保胎。检查所见：面色少华，精神萎靡，舌质淡，苔薄白，脉象沉弦细。据证分析，该患者孕头胎时不慎被撞扭伤而堕胎，如同不熟瓜果强扭而下，岂不伤藤损枝，损伤气血冲任，伤及胞宫肾气，于孕育坐胎伏下隐患。至于胎孕，肾气已衰，稍事劳作即成滑胎先兆。然屡妊屡堕，则气血骤伤，气随血下，冲任不固，胞脉系胎无能。故治之急当以补气养血、调理脾胃为主，以治其标。拟方：

人参 6g　黄芪 20g　焦白术 10g　带皮伏苓 10g　醋艾炭 10g　白芍炒，12g　川断 10g　杜仲炭 12g　龙牡煅，各 24g　地榆炭 10g　生地炭 12g　肉苁蓉 15g

3 剂。胎漏虽止，但根本尚未坚固，肾气不足，冲任不固，则系胞无力，胎无所倚，仍易滑胎。故在上方基础，转以补肾固胎为主，以治其本。药如菟丝子、桑寄生、阿胶、破故纸、杜仲、川断等。连服 10 剂余，精神转佳，食纳见增，睡眠好，腰酸困重减轻，少腹已无下坠感。气旺血足，冲任得固，肾气充实，则系胎有力。后足月生一男婴，可谓瓜熟蒂落。

（阳易　崔东祥　整理）

附：更年期综合征

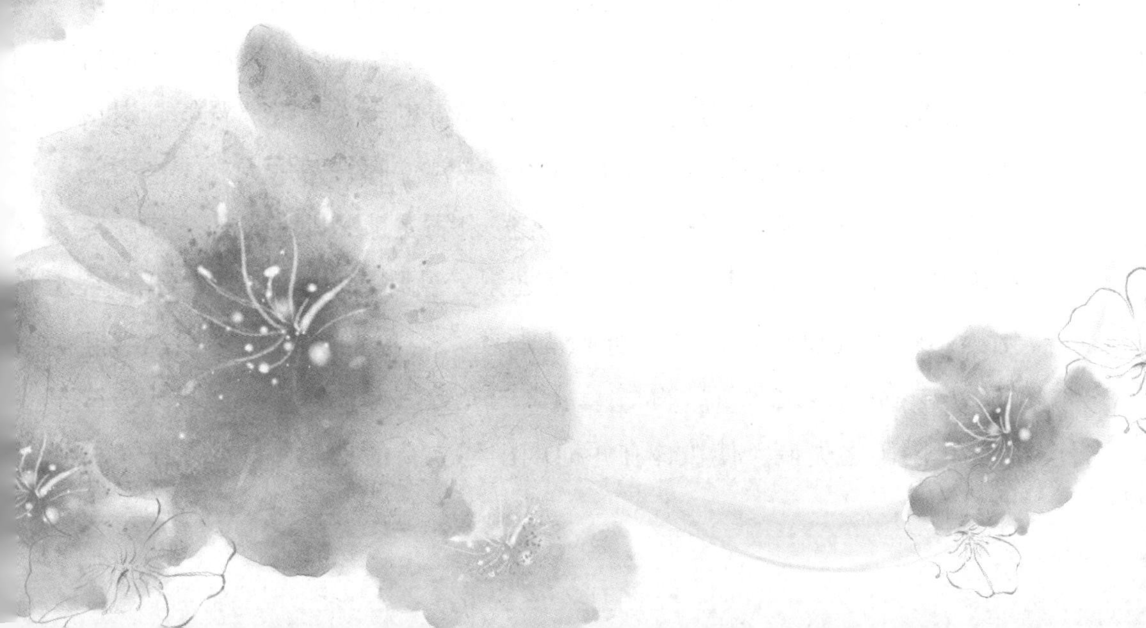

蔡小荪

治疗更年期综合征的思路

蔡小荪（1923~　），上海第一医院主任医师

本虚在肾气，补肾同时注重调脾

肾气衰退引起诸脏乃至全身功能失调是造成更年期综合征的根本原因，这一发病学观点在目前中医界已无异议。蔡师认为：本病病因虽然单一，但治本之法不能仅仅着眼于肾气精血的衰退。因此时肾气衰退乃生理性转变的大势所趋，任何治法方药终不能截断这种衰变。人力药物所能挽者，只是减缓肾气衰退速度，将由此引发的脏腑、阴阳失调尽可能局限在最小的范围内，从而达到消除或减轻症状的目的。其间，补益肾气固然重要，但调理脾胃也至为关键。肾气衰退最终必使其他脏腑因失先天之培育而功能失常。脾胃乃后天之本，为医者若能在疾病尚未累及脾胃之前，先安未病之地，即在发病之初就注重脾胃的调护，不仅脾胃可免肾衰之累，且脾胃健运，则谷安精生，化源不竭，气血充盈，其他脏腑灌溉不乏，可代偿其先天不足。同时，也能使已衰之肾气，得后天精微的充分滋养，有望减衰势，缓冲脏腑、阴阳之失调，使机体在短时间内建立新的动态平衡。基于这种

观点，蔡师在治疗本病时，常冶调理脾胃与补肾填精于一炉，每收事半功倍之效。尤对一些兼更年期功血症的患者，由于肾气衰变与大量失血形成恶性循环，致使气血阴阳极度匮乏，此时大剂补肾填精之品往往因至虚不受竣补而无功，大队收敛固涩药物又难挽暴崩久漏、气不摄血之势，故治疗颇为棘手。蔡师在家传“益气养营固摄汤”基础上，适当加重补脾药物，往往2~3帖药后即能使阴血干净。

曾治一更年期妇女 年余来经期延长，经量过多，崩下如注，各种检查排除器质性病变，诊时经来如崩20天，色淡红，无血块，已用卫生巾5包，面黄如蜡，畏寒怕冷，精神萎顿，气短语微难续，动辄心悸，头晕欲仆，赴诊途中曾晕厥2次，苔薄质淡而胖，脉细软无力。蔡师以党参、黄芪、茯苓、白术益气健脾摄血为君；旱莲草、女贞子、焦白芍、覆盆子滋肾柔肝为臣；生地炭、艾叶炭、生蒲黄、仙鹤草调摄止血为佐组方。3帖而经止。再诊去止血四药，加甘杞子、山药、生地、益智仁，调治3个月，经调症平。

标实在心肝，泻火勿忘理气化痰

蔡师认为本病虽为肾衰所致，但由此引起的病理变化较为复杂，因此谨察病机十分重要。肝为刚脏，体阴而用阳，主乎动、主乎升，乙癸同源，精血同源。今因肾气衰退，肝失肾水之滋养，则刚强之性暴现。通常出现两种结局：一是因水不涵木直接导致肝火亢盛、肝阳上亢，出现前人所谓“龙雷之火”升腾的症状；一是因肝失柔和条达疏泄之职，引起气机不畅，升降出入违常，致使体内水湿代谢障碍，湿聚成痰，产生气滞痰阻的病变。同时由于心失肾水上济，呈现心火偏亢、心神不宁的证候。临床上，往往是诸火（肝火、心火、痰火、郁火）、诸痰（气郁生痰、火盛炼痰）、气滞、阳亢多种病理变化互相影响，互为因果，引起一系列复杂多变的症候群。蔡师言："大凡本虚标实之证，常法当扶正祛邪并举。"而本病虽然亦属本虚标实，但根据长期临床观察和治疗体会，此类病人一诊之初，往往标实诸症颇重颇急，而患者又极易多思多虑，若一诊之后症状显减，则治病信心大增，若一诊之后疗效不显，患者即对医者技能抱有疑虑，或认为自己疾病不可救药，以后治疗往往难以奏功，故首诊疗效至为关键。补脾益肾固为治本之法，但对是时来说犹如远水近火。故初诊治疗之肯綮，在于抓住火、痰、滞三端，明审其中轻重缓急，用先治其标、后治其本之法，单刀直入，迅速有效地折其标实之势，一旦症状缓解，再增治本之品，多可获得满意疗效。

曾治一女干部 4年前绝经，即感精神疲惫，烘热阵作，汗出频频，心悸健忘，烦躁易怒，夜寐欠安，甚则彻夜难眠，渐致精神抑郁，忧思寡欢，悲伤欲哭，屡经中西治疗未效。诊见形体偏丰，面色灰滞，精神萎顿，苔白腻，质偏红，脉细数。蔡师拟以下方治疗。

龙齿12g　云茯苓12g　九节菖蒲4.5g　远志4.5g　柏子仁10g　柴胡5g　郁金12g　煅牡蛎12g　甘草炙，3g　知母10g　川柏10g　西珀末吞，1.2g

1周后再诊，诸症大减，随症加减3周后症渐平，增入扶正法，诊治4个月，自谓前后判若两人。

临证遣方，精简轻灵恒变有度

沪上曾有一俚语"九加一，蔡一帖"，称谓江湾蔡氏妇科用药精简，见效迅速。蔡师颇有家传遗风，用药以轻、简、验为特色。侍诊察蔡师治本病之处方用药，泻火多取黄柏、知母、丹皮、地骨皮诸药；平肝频用生石决、菊花、钩藤、白蒺藜之类；气滞柴胡、青皮、郁金、木香种种；痰阻陈皮、半夏、菖蒲、胆星、姜竹茹等；养心安神丹参、柏子仁、远志、灯心、磁石；缓急定志淮小麦、甘草、白芍、菖蒲；健脾益气党参、黄芪、云茯苓、白术；补益肾气生熟地、巴戟肉、仙灵脾、甘杞子。皆普通平常药物，随症选用 10~12 味为方，剂量轻者 4.5g，重者 12~15g，然取效多捷，令左右叹服。蔡师言："治病贵在深悟病之特性，辨证正确，用药精当切病，自能取得疗效。"其中深谙药性功用十分重要。如本病泻火药的选用，虽病属心肝火旺，但终是肾水不足之虚火，故忌用大寒大苦之龙胆、山栀、黄柏；知母既能滋阴，又能泻火，当推首选药物；次为丹皮、地骨皮；若火旺甚者，也可暂用川连、黄芩。但需中病即止，免犯虚虚之戒。

凡急躁易怒，悲伤欲哭，喜怒无常，多思多虑者，每以甘麦大枣汤配石菖蒲、白芍用之。蔡师指出：此类证候颇似《金匮要略》之脏躁证，乃心营内亏，肝阴不足所致。甘麦大枣虽平淡无奇，但最适此证；配白芍柔肝养血，与甘草伍，助缓急之功；菖蒲既能豁痰开窍，又能理气活血，治心气不宁,《重庆堂随笔》言其是"舒心气，畅心神，怡心情，益心志"之妙药也。五药相得益彰，用之颇验。疏肝解郁之品，蔡师最喜郁金，认为其性轻扬，能散郁滞，顺逆气，上行而下达，对心肺肝肾火痰郁遏不行用之最佳。夜寐难安，甚则彻夜不眠者，增西珀末 1.2g，于临睡前 1~2 小时吞服，有显效。蔡师曰：更年期综合征本虚之证不著，标实诸候复杂多变，故治疗应立足实践，细心体察，通常达变，灵活运用，自能取得较好疗效。

（瞿晓竹　整理）

俞长荣

益肾平调阴阳，平肝养血降逆

俞长荣（1919~2003），福建中医药大学教授

情志抑郁，肝气上冲

俞老认为，更年期综合征的发病，不但有生理因素，且与心理因素密切相关。妇女因经、孕、产、乳数伤于血，肝为藏血之脏，血伤则肝失所养，如有惊恐恼怒，肝气郁结化热，肝气上冲，从而导致种种复杂的临床症状。俞老常用奔豚汤加减，以补肝血，降逆平冲。并加养心安神、和中缓急之品，如甘麦大枣汤、酸枣仁等。阴虚较甚者，加枸杞、山茱萸、熟地黄等滋阴。肝阳上亢明显者，加双钩藤增强平肝息风之力。验之临床，每获良获。

欧阳某 女，48岁，1989年12月2日初诊。

患者平素性情急躁，月经失调3个月，经期延长，量多，色红，偶有血块，近来猜疑自己患了不治之症，忧思不安，夜寐不宁。诊时颠顶头痛，视力模糊，胸中烘热，自觉热气从少腹上冲，少腹微痛，舌暗红苔薄，脉沉细弦。病由经血过多，肝阴亏损，加之惊恐恼怒，肝气郁结化热，随冲气上逆所致。治宜养血平肝，降逆平冲，方用奔豚汤加减。

李根皮 15g　粉葛根 15g　双钩藤 15g　淮小麦 15g　黄芩 10g　半夏 10g　白芍 10g　酸枣仁 10g　当归 6g　甘草 5g　红枣 3 枚

每日 1 剂，连服 6 天，水煎服。

二诊（12 月 14 日）：上药服后，头痛消失，余症随之减。自行停药 1 周，又出现胸中烘热、少腹胀痛、热气上冲等症状，舌暗红苔薄，脉沉细。守前方再服 6 剂，诸症消除。嘱每月经前期服 3 剂。随访半年，顺利度过更年期。

患者因绝经期月经紊乱，量多，而致阴血不足。乙癸同源，肝肾同处下焦，肝肾阴虚，气无所附，肝气随冲脉上逆，而发少腹微痛、自觉热气从少腹上冲、胸中烘热等肝肾虚热上炎之症，其发病机制，同《金匮要略》奔豚气。俞老宗仲景之说，用奔豚汤补血养肝，降逆平冲。方中以葛根、李根皮为主药，一升一降，使郁逆之气上宣下行；伍双钩藤清热平肝，助降逆之力；黄芩、半夏苦辛寒温相配，能调理枢机；白芍、当归调养肝血，血充则气有所附，不致妄动；甘草、小麦、大枣、酸枣仁养心安神。药证合拍，古方新用，重放异彩。

肾阴亏虚，冲任失养

女性更年期综合征若以阴阳为纲进行辨治，则阴虚型较阳虚型明显为多，此与“妇人以血为基本”的生理特点相关。《内经》云：“年四十而阴气自半。”说明绝经前后期肾阴已为不足，这是更年期综合征发生的基础。俞老学宗仲景，博采众方，对于肾阴不足者，多用六味地黄丸加减补之，阴虚甚者，酌加石斛、制首乌、白芍等滋阴之药，减茯苓、泽泻渗利之品，师景岳“用六味之意，而不用六味之方”之说，圆机活法，应手而效。

郑某 女，50岁，1990年1月16日初诊。

患者绝经3个月。素易头晕耳鸣，失眠多梦，自诉每天傍晚四肢如遭电击，几分钟后烘热汗出，恢复正常，患者不堪困扰，卧病在床，舌红苔少，脉细数。拟为肾阴不足，冲任失养。治以滋阴补肾，方用六味地黄丸加味。

熟地黄15g 怀山药15g 牛膝15g 茯苓15g 山茱萸15g 牡丹皮10g 石斛10g 泽泻10g 制首乌10g 白芍10g 甘草炙，5g

每日1剂，连服3剂，水煎服。

二诊（1月19日）：药后筋脉掣引、麻木感消失，余症亦除。继前方加减，调理1个月。随访1年，愉快度过绝经期。

患者素来多愁善感，恰逢更年期肾气渐衰，冲任脉虚，肾精不足，不能濡养空窍，则见头晕耳鸣。精血亏少，心肝失养，则见失眠多梦，心烦易怒。阴虚阳旺，则见烘热汗出。血少络虚，肝风旁窜四肢，则筋脉掣引、麻木，被患者描述成“电击”感。此为一派阴虚阳旺、冲任失养之征，宜以滋阴柔肝、养血息风为治。熟地、山茱萸、制首乌、石斛、白芍养血息风，即“治风先治血，血行风自灭”之义；山药、茯苓、炙甘草健脾和中，补后天以养先天；丹皮、牛膝、泽泻活血利水。诸药并用，使之滋补而不留邪，降泄而不伤正，共奏滋水补肾之功。

阴阳俱虚，天癸将竭

更年期综合征阴虚、阳虚虽有偏颇侧重，然常又同时并存，此缘于肾为水火之宅。俞老推崇景岳阴阳相济说，善于“阴中求阳”“阳中求阴”“精中生气”“气中生精”，擅用右归丸加减，达到阴阳俱补的效果。

林某 女，45岁，1989年9月6日初诊。

患者月经紊乱6个月。素体虚弱，3个月前又遭丧偶之痛，一病不起。脸色晦暗，时常面部浮肿，胸闷心悸，动则气喘，腰膝酸软，饮食减少，夜寐多梦，极易惊醒，经常彻夜长坐不眠，月经量多，多有暗红色血块，舌淡红苔薄，脉沉微。证属肾阴肾阳俱虚，治以滋阴补阳，益气填精。

西洋参13g 熟地15g 山药15g 山茱萸15g 枸杞15g 巴戟天15g 菟丝子15g 酸枣仁10g 丹参10g 远志6g 五味子5g 甘草5g

每日1剂，连服3天，水煎服。

二诊（10月6日）：患者自行停药，随访时得知，药后能入睡，面部浮肿消失，余症悉减，能外出劳动。诉素有颠顶疼痛，外感及劳累时加重，夜寐多梦。效不更方，上方加双钩藤15g，继服6剂，嘱每月于月经后服上方3剂。随访1年，健康度过更年期。

患者素体虚弱，劳伤过度，而致肾阴亏损，阴损及阳，肾阳不足，不能生土，脾失健运，面部浮肿；脾不摄血，月经量多；精血亏少，心肝失养，故见失眠多梦；肾不纳气，则胸闷心悸，动则气喘；肾虚，故腰膝酸软。用右归丸治肾阳不足，因阴阳俱虚，用药上注意滋阴勿寒凉，温阳勿刚燥。原方附子、肉桂改为巴戟天；伍菟丝子补阳而不伤阴；熟地、山茱萸、枸杞滋肾养阴，此本阴阳互根，于阴中求阳之意；山药、甘草补中养脾；五味子、酸枣仁有敛补之功；远志、丹参化痰祛瘀安神，有补而不滞之效。值得一提的是人参在本方的作用，正如景岳在右归丸加减法中指出：“如阳衰气虚，必加人参以为之主，随阴药而入阳分，故欲补命门之阳，非此不能速效。”俞老师古而不泥于古，在精于辨证的前提下，证明了“古方新病可相得”的论点。

（林慧光　林雪英　整理）

唐吉父

燮理脏腑须柔润，疏肝开郁药每求

唐吉父（1903~1986），复旦大学上海医学院妇产医院教授

更年期综合征的治疗原则，立足于燮理阴阳，调和营卫。药须柔润，不宜刚燥，处方立法也须顾及脏腑阴阳的协调。二仙汤为和谐阴阳的方剂，甘麦大枣汤具缓急润燥之功。临床上常以该二方为主加减应用，对更年期综合征有一定的疗效。烘热潮热、乍寒乍热为最常见的症状，我常用前方合小柴胡汤加减治之。药用：

柴胡 9g　黄芩 9g　太子参 12g　甘草 6g　当归 9g　白芍 9g　川黄柏 9g　仙灵脾 12g　巴戟肉 12g　淮小麦 30g　珍珠母 30g

全方配合，可获和营敛阴，泄热潜阳之效，以冀阴阳和谐而烘热自平。过度的情绪改变亦为更年期综合征常见的症状，属肝郁气滞，郁久化火，心肝之阴内伤，阴不敛阳，可用前方合百合地黄汤及逍遥散加减。药用：

柴胡 9g　当归 9g　白芍 12g　生地 15g　百合 12g　黑山栀 9g　知母 9g　仙灵脾 12g　娑罗子 12g　川楝子 12g　石菖蒲 12g　生铁落 15g

诸药合用可疏肝解郁，育阴柔肝，养心润燥，除烦宁神，俾心肝之阴复，阴阳得和，情绪亦得宁静而自安。若见烘热汗出，惊惕肉瞤，或有气上冲，不能自控等症者，则以前方合柴胡桂枝龙牡汤加减。药用：

柴胡 9g　黄芩 9g　桂枝 6g　白芍 12g　当归 9g　川黄柏 6g　仙灵脾 12g　五味子 3g　淮小麦 30g　甘草 6g　钩藤 12g　牡蛎煅，15g　龙骨煅，15g

若心悸怔忡，心烦失眠为主，则前方合酸枣仁汤加减。药用：

柴胡 9g　知母 9g　仙灵脾 12g　当归 9g　白芍 9g　川芎 6g　茯神 12g　枣仁 9g　五味子 6g　淮小麦 30g　甘草炙，9g　红枣 10 枚

罗元恺

每求益肾，药须平补

罗元恺（1914~1995），广州中医药大学教授

妇女年近五旬，肾气渐衰，冲任虚少，天癸将竭，月经向断绝阶段过渡，由于生理情况的重大转变，有些妇女机体一时不能适应，阴阳二气失于和调，因而会出现一系列证候，如头晕耳鸣，烦躁易怒，烘热多汗，五心烦热，怔忡健忘，失眠梦多，口舌干燥，腰膝酸软等；又或精神不振，面色晦暗，形寒怕冷，面目虚浮，便溏尿频，带下清稀等。前者可见舌红少苔，脉细数；后者可见舌淡红而胖嫩，苔白润，脉沉缓无力。本病每呈肝肾阴虚或脾肾阳虚，这可因人而异。临床上则以肝肾阴虚者为多，故治法常以滋养肝肾为主，惟需佐以潜阳及稍加温肾之品，此即景岳所谓“善补阴者，必于阳中求阴，则阴得阳升，而泉源不竭”之意。方用左归饮加龟甲、仙灵脾、女贞子。药用：

熟地 15g　山药 20g　山萸肉 15g　云茯苓 20g　枸杞子 15g　甘草炙，5g　生龟甲 30g　仙灵脾 6g　女贞子 15g

水煎服。若见上述精神不振等脾肾阳虚表现者，则可径用右归丸原方，盖此方已符合“善补阳者，必于阴中求阳，则阳得阴助，而生化无穷”之义。若改用汤剂，则熟地可用 15g，山萸肉 15g，怀山药 20g，鹿角胶 10g，菟丝子 15g，杜仲 20g，熟附子 9g，当归 9g，肉

桂心 1.5g。倘月经过多时，则去当归、肉桂，而改用党参 20g，川断 15g。因当归、肉桂辛温，容易增加出血量也。凡更年期综合征患者，应配合心理治疗，务宜解除思想顾虑，保持精神愉快，心情舒畅，同时宜适当做些室外运动，如打太极拳等，收效较好。

陈继明

补益为主勿妄施，化痰消瘀亦常求

陈继明（1919~1990），南通市中医院主任医师

更年期综合征是部分妇女在自然绝经前后常见的以自主神经系统功能紊乱为主的症候群。临床症状较为复杂，一般多见眩晕烘热，倦乏自汗，心悸失眠，多怒易嗔，或焦虑抑郁等症。中医辨证，责之“肾气衰，天癸竭”所导致的脏气失衡，故以补肾为主，兼调他脏，以求“阴平阳秘，精神乃治”。个人临床体会，肾虚须辨阴阳，调治宜顾奇经。盖肾脏精气亏虚，必然累及八脉，冲任跻维尤多受累，故在补肾之中，参入通补奇经之药，可以提高疗效。如肾阴虚者，以左归丸为主方，佐入当归、白芍、丹皮、黄柏之类，去鹿角胶；肾阳虚者，以右归丸为主方，加仙灵脾、巴戟天、仙茅、桑寄生之属，去桂、附。随症化裁，均有效验。但此证由于禀赋各异，见症不一，虽属肾虚为主，阴阳失衡，然而累及他脏，脏气偏颇，尤需详辨。临床所见，痰瘀交阻，奇经失调之实证，亦不乏其例。其症形体丰腴，经候紊乱或闭止，体见眩晕胸疼，懊侬不安，心烦少寐，苔腻脉滑，即不可妄施补益，治宜化痰消瘀，通调气血。

曾治陆某　女，51岁。1年来经常眩晕，性情急躁，经绝半载，脘痞恶心，妇科诊为更年期综合征，曾服滋养肝肾之剂及成药“更年康”等，效不显著，近且夜难入寐，手足胀气，诊脉弦滑，苔腻舌质

暗紫。责之痰瘀交阻，脏气失调。冲任隶于阳明，治从中焦着手。方取温胆汤加味。药用：

竹沥　半夏10g　云茯苓12g　枳实6g　甘草6g　橘红6g　竹茹10g　北秫米包，12g　紫丹参12g　生楂肉30g　双钩后下，15g　焦山栀6g　泽泻12g

服5剂眩晕大减，恶心亦无，眠食转佳，精神亦振，仍予原法出入，治疗2周，诸症俱瘥。随访半年，病未复发。

足证病无常形，医无常方，总在辨证施治，以平为期，不可削足适履，刻舟求剑也。其次对本病的治疗，除服药外，尤须善言开导，说明此证乃生理过程中暂时的阴阳失衡，不可产生恐惧心理，要增强医患之间的信任，即便不能事半功倍，也是重要的一环。

林永华

加味甘麦大枣汤治疗更年期综合征

林永华，浙江大学医学院附属妇产科医院主任医师

中医并无更年期综合征的病名，但中医所描述的脏躁症，如无故悲伤、喜怒不节、心烦失眠、恍惚多梦、身如蚁走感、汗多口苦、不思饮食、喜独居暗室等症状，颇似妇女更年期综合征。为此，我们于1976年开始探讨甘麦大枣汤治疗妇女更年期综合征的临床疗效。初期应用淮小麦，红枣15g，炙甘草10g，加水浓煎，去甘草（药渣），次服下，并吃部分大枣、小麦，初获疗效。以后的方剂由淮小麦30g、红枣15g、炙甘草5g、杞子12g、石决明12g、珍珠母30g、紫草12g、仙灵脾10g、当归10g组成。

在临床用药的过程中，我们还对部分患者进行了治疗前后阴道细胞学检查及尿24小时垂体促卵泡素测定。结果表明，治疗后阴道涂片性激素水平有右移现象，提示本方可能有类女性激素的效能。但本方对降低垂体促性腺激素的作用不明显。

通过临床大量病例的观察，我们认为加味甘麦大枣汤用于治疗妇女更年期综合征，确实有较满意的治疗效果，值得推广应用。在应用时，必须根据患者的主症和兼症，随症加减。对于阴虚肝旺、肝肾阴虚的患者，加用生地、沙参、麦冬等养阴药物，可提高临床的疗效，尤其对潮热、出汗、心烦等症状疗效更为显著。对于气虚者，加党参；肝郁者加柴胡；热胜者加山栀；烦躁者加灵磁石。

王子瑜

肾虚辨阴阳，水火需交济

王子瑜（1921～　），北京中医药大学附属东直门医院主任医师

更年期综合征，中医学称为“绝经前后诸证”，是妇女将临经断之年，肾气渐衰，肾精不足，冲任脉虚，天癸将竭，阴阳平衡失调，出现肾阴不足，阳失潜藏，或肾阳虚衰，经脉失于温养等，发生肾阴阳偏胜偏衰现象，从而导致脏腑功能失常，故肾虚是致病之本。临床常见的有肝肾阴虚、肾阳虚和心肾不交等类型。

1. 肝肾阴虚

头晕头疼，耳鸣，腰膝酸软，烦躁易怒，烘热汗出。月经周期紊乱，经量少，色紫红，淋漓不断。大便燥结，小便短赤，口干。舌质红苔少，脉细而数。兼症可见心悸健忘，五心烦热，眼干涩，精神不集中，记忆力差，倦怠嗜卧等。有的出现瘙痒现象，常发生在发根、手指、脚跟、外阴、舌、上腭、耳道、肛门周围等部位。有的感觉异常，皮肤似有蚁行感，甚或麻木抽筋。治宜滋肾平肝，育阴潜阳。药用生地、熟地、枸杞子、桑椹子、龟甲胶、白芍各15g，生龙牡（先煎）各30g，或以大补阴丸合二至丸同用（龟甲、熟地各15g，知母、黄柏各10g，旱莲草20g，女贞子15g）。

若肝阳亢盛引起肝风内动抽搐，血压升高时，加羚羊角粉（吞）3g，钩藤、天麻各10g，或以三甲复脉汤加减：龟甲、鳖甲胶、生牡

蛎（先煎）、白芍各 15g，鸡子黄 3 只。若血虚生风，皮肤瘙痒有蚁行感者，前方加当归、凌霄花各 10g，丹参 15g，全蝎粉（吞）1.5g。

2. 肾阳虚

月经量少，色淡质稀，经期后延，面色苍白或晦暗，精神萎靡，喜静怕扰，神情淡漠，倦怠无力，腰膝酸软，手足发凉，背部怕冷，阴部有下坠感，带下清稀如水，夜尿多，舌淡苔白，脉迟而弱。治宜温补肾阳。药用仙茅、仙灵脾、巴戟天、当归各 10g，党参、鹿角霜、胡芦巴、菟丝子各 15g，并配用健身全鹿丸，早晚各服 1 丸。

若出现浮肿便溏者，前方去当归，加补骨脂 15g。

3. 心肾不交

头晕心悸，耳鸣，彻夜不眠，交睫则多梦，头面阵发性潮红汗出，心烦躁急，腰酸腿软，精神不集中，记忆力减退，甚或情志失常，昏厥。舌质红绛，脉细数，按之无力。治宜滋补肾阴，养心安神。药用生熟地各 15g，枸杞子 15g，玄参 15g，女贞子、山萸肉、天冬、麦冬、百合、朱茯神各 10g，莲子心、远志各 6g，紫贝齿（先煎）30g，交泰丸（吞）10g。

徐升阳

更年期综合征四证

徐升阳（1929~　），武汉市中医医院主任医师

我们以脏腑学说为指导，辨证治疗更年期综合征121例，显效60例，有效54例，无效7例，总有效率94.21%。辨证分四型。

1. 阴虚证（61例）

其中肝肾阴虚56例，心肾阴虚5例。主症是腰膝酸软，耳鸣眩晕，潮红夜汗，手足热，烦躁失眠，心悸，脉弦细数，舌红少苔。主方：白芍、沙苑子、枸杞子、菊花、泽泻、丹皮、川楝子、生地、菟丝子、龟甲。失眠加枣仁、五味子；眩晕加龙骨、牡蛎；躁怒加栀子、龙胆草；汗多加浮小麦；热甚选加知母、黄柏、黄连。

2. 阳虚证（19例）

其中脾肾阳虚17例，心肾阳虚2例。主症是腰膝酸软，萎靡倦怠，形寒喜温，气短心悸，自汗，纳呆便溏，夜尿频数，脉沉无力，舌淡暗。主方：杜仲、破故纸、白术、当归、淫羊藿、仙茅、枸杞子、菟丝子、肉桂、木香。心悸气短加黄芪、党参、桂圆肉；自汗加黄芪、浮小麦、五味子；纳呆加谷芽；夜尿频加金樱子、芡实、覆盆子；浮肿加茯苓、车前；胸闷背寒加薤白、瓜蒌、半夏、桂枝；关节冷痛加桂枝、附片、姜黄、川芎。

3. 肝郁气滞证（30 例）

主症是胸胁少腹疼痛，抑郁太息，嗳气呕逆，纳呆腹胀，或头痛眩晕，口苦躁怒，失眠，或经血夹紫块，脉弦或弦数。主方：当归、白术、茯苓、丹皮、白芍、合欢皮、郁金、薄荷、甘草、柴胡。口苦躁怒加黄芩、栀子、龙胆草；呕逆加半夏、玫瑰花、竹茹、陈皮；头痛加蔓荆子。

4. 营卫不和证（11 例）

主症是乍寒乍热，或上寒下热，面色潮红，或赤白交替，阵阵出汗，汗后怯冷，兼见腰膝酸软，头昏失眠，脉细或细数，舌红苔薄白。主方：白芍、生地、仙茅、淫羊藿、山萸肉、当归、桂枝、红枣、炙甘草、生姜等。心悸加枣仁、桂圆肉；气短加黄芪、党参；汗多加五味子、牡蛎；形寒加破故纸、附片。

肾虚是本病的基本病理，故调理肾阴肾阳是根本之法。肝郁气滞者症状改善后，亦当以六味丸、左归丸调理。值得指出的是，营卫不和乃全身阴阳失调的反映，以桂枝汤加味服 3~5 剂后，症状即能改善，随后显露出阴阳虚损之候。故必继以左归丸、右归丸之类收功，否则每易复发。

姚寓晨

调养冲任，益肾菟地方
痰瘀同治，气血每兼调

姚寓晨（1920~　），南通市中医院主任医师

更年期综合征，中医学称“绝经前后诸症”，是妇女在49岁前后，因肾气衰退，阴阳失调，脏腑功能失常所引起的疾病。对于本病的治疗，总以调养冲任为本，因冲任虚衰可以导致肾经虚亏（包括阴虚、阳虚、阴阳两虚），并可波及他脏，时见肝肾不足、脾肾亏乏等证型。针对这些病情，自拟益肾菟地汤。

菟丝子12g　生熟地各12g　仙灵脾12g　白芍炒，10g　知柏炒，各12g　巴戟天12g　紫丹参12g

方中菟丝子、仙灵脾、巴戟天温补肾阳；生熟地、肥知母、川黄柏滋益肾阴；白芍敛肝和营，紫丹参活血养心。如肝肾阴虚偏于肝旺阳亢者，去仙灵脾、巴戟天，加女贞子12g，墨旱莲15g，生牡蛎30g，甘杞菊各12g，嫩钩藤（后下）15g，紫草30g，能滋阴潜阳，镇肝息风。如脾肾阳虚偏于气不行水者，去知母、黄柏，加黄芪20g，党参15g，白术12g，茯苓12g，肉桂6g，泽泻12g，能益气运脾，温阳利水。如心阳偏盛，心阴日耗，心肾失于交泰，出现精神失常，悲伤欲哭不能自主者，去仙灵脾、巴戟天，加炙甘草10g，淮小麦30g，大枣10g，熟枣仁12g，麦冬12g，龙齿15g，菖蒲6g，紫草30g，能养心滋

肾，镇惊安神。总之，本方系培益肾气、燮理阴阳的方剂，临床上可灵活掌握，加减应用。

至于虚实夹杂的病例，多因肾气虚亏，痰瘀互结所引起。每见烘热自汗、头痛目眩、心悸失眠、胸闷肢麻、情绪不安等症状，其治法当以化痰瘀、行气血为主，其中以疏通气血尤为重要，选方用药必须注意痰瘀同治，兼调气血。本人自拟痰瘀雪消饮：生黄芪、莪术片、大川芎、炮山甲、全瓜蒌、淡海藻、生山楂、云茯苓、福泽泻等共9味，治疗多例，均获良效。临床应用时在本方的基础上酌予加减：苔黄腻衬紫加半夏、竹茹、丹皮、赤芍；苔白腻衬紫加川朴、半夏、陈皮、丹参。

曾治1例以顽固性失眠头痛，甚则出现阵发性啼哭为主要症状的更年期综合征患者，察其苔脉尚正常，先投益肾菟地汤加减，效不显，后按痰瘀互结论治，即在益肾菟地汤的原方中加用莪术、菖蒲、海藻、山楂等味，竟收奇功。临证治疗本病，既要看到疾病中机体肾虚之“常”，又要想到痰瘀继发致病之“变”，抓住主要矛盾，大多可迎刃而解。为了巩固疗效，还须注意益气扶正，双补脾肾，以善其后。这对病愈不再复发，实为不可缺少的重要环节。

夏桂成

更年期干燥综合征证治三法

夏氏将更年期妇女感到阴道干燥、带下亏少、口干无津、涕泪甚少、皮肤干燥等症状者，谓之“更年期干燥综合征”，大多与更年期综合征同时出现，是临床上较为常见的病证之一。更年期干燥综合征，与肾气衰、天癸竭有着重要的关系，属内燥病的范畴。通过辨证论治与辨病论治相结合，能够取得一定的疗效。但由于本病亦属衰退过程中的一种疾患，因此疗程偏长，患者需要耐心服药，同时注意食养疗法，获取较好效果。

1. 阴虚证

主症为月经后期量少，甚或闭经，阴道干燥，带下全无，或有少量黄水黏液。伴有口干咽燥，夜间尤甚，唇干燥裂，目涩视昏，涕泪甚少，肌肤干燥，形瘦色苍，头晕耳鸣，腰膝酸软，倦怠乏力，五心烦热，齿浮牙松，纳少便结，舌苔少质光红，脉细数。治法：滋阴养津，宁心安神。方选二甲地黄汤加减。

方药：龟甲（先煎）、鳖甲、怀山药、干地黄、丹皮、茯苓、泽泻各 10g，玄参、炙知母、山萸肉各 6g。水煎分服，每日 1 剂。加减法：火旺灼热者，可加黄连 3g，黄柏 9g；低热缠绵，骨蒸潮热者，加地骨皮 10g，白薇、银柴胡各 6g；口干咽痛燥裂痛者，加入柿霜 6g，芦根、石斛各 10g；皮肤瘙痒明显者，加入沙参、枸杞子各 10g，甘菊、桑叶各 6g，白蒺藜、白芍各 10g；若兼脾虚湿阻者，去地黄、知母、玄参，加薏苡仁 15g，碧玉散（包煎）10g，焦山楂、白术各 10g，泽泻 9g。

2. 阳虚证

主症为月经稀少，或者闭经，伴有气短心烦，倦怠无力，纳少便溏，面色㿠白，口干少饮，涕泪甚少，阴道干燥，小腹作胀，小便不畅，或溺后余沥不净，肢端欠温，甚至畏寒身冷，脉细，苔薄白，舌质淡胖，边有齿痕。治法：补阳益气，化湿蒸液。方选二仙汤合圣愈汤。

方药：红参 6g，黄芪、白术、仙灵脾各 10g，仙茅、炙甘草各 6g，红枣 5 枚，荷叶 1 张，白芍 10g，怀山药 15g。水煎分服，每日 1 剂。加减法：虚寒甚者加制附片 6~10g，肉桂 3~5g，胡芦巴、补骨脂各 10g；关节冷痛者，加桑寄生、杜仲、骨碎补各 9g，川桂枝 5g，功劳叶 10g 等；大便溏泻明显者，加炮姜 5g，补骨脂 10g，芡实 10g，煨肉果 6g 等；浮肿明显者加防己 10g，泽泻、车前子各 9g。

3. 瘀滞证

主症为月经后期，色紫黑有血块，小腹痛。妇科检查发现了子宫肌瘤，质地较硬，阴道干燥，口干舌燥，唾液甚少，涕泪缺乏，舌质紫暗有瘀点，苔甚少或无苔，脉细涩。治法：滋阴化瘀，舒气增液。方选大黄䗪虫丸加减。方药：归尾、桃仁、鳖甲各 15g，熟军 6g，赤白芍各 10g，土鳖虫 9g，熟地、牡蛎、丹皮、山药各 10g，水蛭 6g。服法：水煎分服，或以上方增加 10 倍量研细末蜜丸，每次 6g，日服 2~3 次。加减法：夹痰浊者加玄参 10g，山慈菇、风化硝各 9g，贝母、炒枳壳、竹沥半夏各 6g 等；兼气虚阳衰者加入黄芪、党参各 10g，灵脾 9g，肉桂 3g 等；夹有湿热者加泽泻 10g，炒黄柏 9g，茯苓、薏苡仁各 15g。

夏氏指出本病虽有阴虚、阳虚、瘀滞之分，但以阴虚为主要，好发于中老年，尤以更年期为多见，病程长，病情错杂，兼夹因素较多。如阴虚日久，必及其阳，阳虚影响脾运，火不暖土，脾弱则湿浊内阻，气不生津，干燥更甚，形成阴阳虚实寒热燥湿并存的局面，治疗颇为棘手。滋阴润燥，对脾虚湿浊不利；健脾利湿，有损阴津，于阴虚不利。因此，治疗需从两方面入手。

其一，新病宿恙，先治新病。如阴虚津耗者属宿恙，但脾虚燥湿者后继也，可算新病，先调脾胃，脾胃复再予滋阴润燥。

其二，分清主次缓急进行论治。阴虚为主，病情尤急者，先从阴虚论治，兼顾脾胃，选张景岳的补阴益气煎、五福饮、七福饮等应用之；如脾阳之气虚为主为急，先从脾胃论治兼顾阴虚，选参苓白术散加入白芍、炙乌梅、山萸肉等；如湿热偏甚，病情偏急者，先从清利论治，兼顾阴虚，选甘露消毒丹或验方养阴利湿汤，方药中可用怀山药、干地黄、山萸肉、丹皮、茯苓、泽泻、碧玉散、山楂、六曲等品即可，夹有瘀滞者可加五灵脂、赤芍、炙鳖甲、桃仁等品。同时配合心理疏导，稳定情绪，注意食养，缓缓图治，以获良效。

（据丛春雨主编《近现代二十五位中医名家妇科经验》改写）

附：盆腔炎

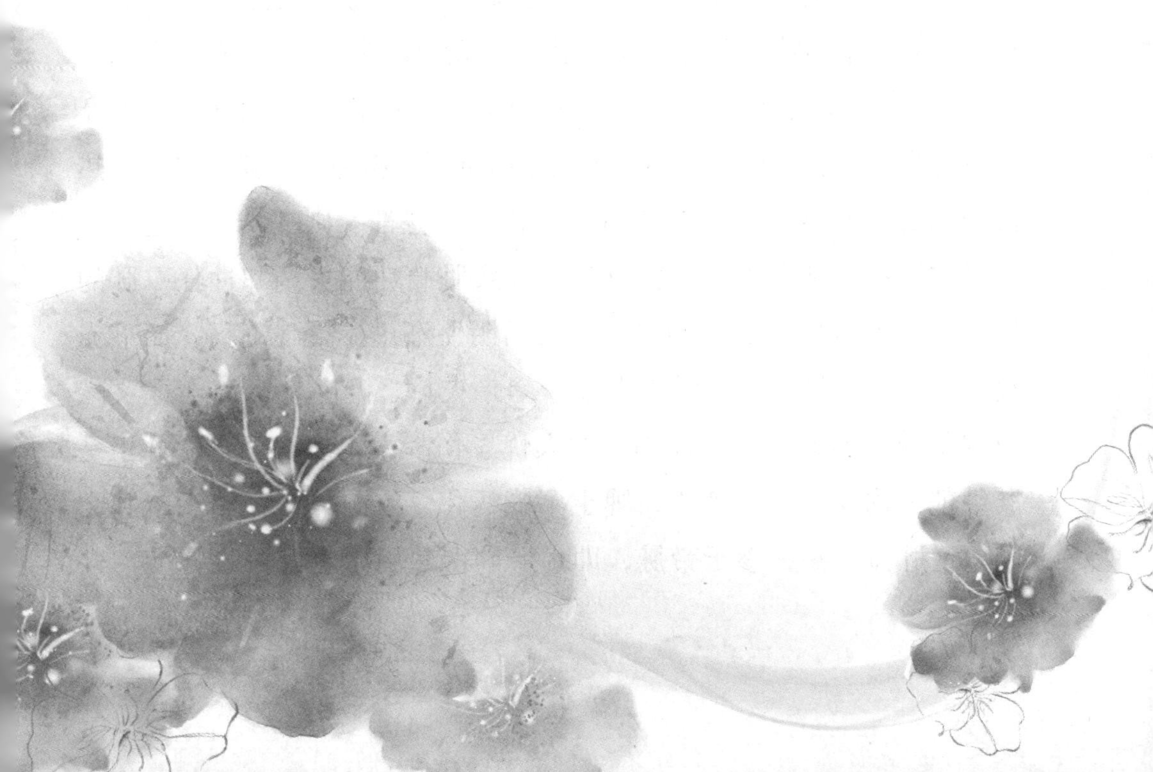

赵松泉

盆腔炎五证

本病的发生是由于六淫之邪外侵，或手术感染，或房劳所伤，当身体防御功能下降，体虚的情况下，导致盆腔炎症而发病。如果未得到妥善防治，病邪长期稽留在内，则转归为慢性盆腔炎。在外因方面，有因寒邪与血相搏，血为寒凝，营卫气血不和，血行不畅，壅遏经络，不通则为痛，而现腹冷痛、带下淋浊、癥瘕等病。或久居阴湿之地，湿为阴邪，其性滞着而易下注，湿邪困脾，运化失司则脾病，湿邪郁久化热，湿热壅遏，则见身热不扬、腹胀坠、带下淋浊之症。湿邪与寒相结，则为寒湿；湿邪与风互结则为风湿。种种病因所侵部位不同，所表现的症状也不同。热邪与血相搏，热郁于内，伤及气血经络，则引起经络失调，出现赤白带下、腹痛、腰骶痛等症。热甚则结肿，血聚成瘕，七情内伤以致肝气悒郁，则气结、气逆。二者又常引起气滞其血、血滞其气，导致脏腑功能失调和冲任二脉的损伤，成为本病主要机制之一。久而阴血渐虚，中气渐损，而下赤矣。傅青主也谓："赤带火热故也，黑带火热之极也。"以上各条文献说明了带下癥聚腹痛的原因，如人忧思伤脾，又加郁怒伤肝，于是肝经郁火内炽，下克脾土，脾土不能运化，致湿热之气蕴于带脉之间，迫肝血不藏，渗于带脉，即由肝脾湿热引致盆腔炎性病变与并发症。

盆腔炎主要症状有腹痛、腰痛、白带、发热、房事后腹坠剧痛等，甚则出现不孕。白带多之症，有稠黏稀薄透明或腥秽，颜色有青、白、黄、褐之分。证型有寒热虚实的不同，患者表现腹痛满闷者为实，不闷胀者为虚寒；拒按、阵发性痛者多属实，喜按持续性绵绵作痛者多属虚；绞痛得热痛减属寒；刺痛属热。临证则须运用四诊八纲以鉴别之，并以辨证与辨病相结合，进行诊断分析，从各种发病机制之不同中找出主要关键，既要了解邪在何络，病在何脏，更要探求其相互之间的关系影响，才能从复杂病变中确诊而无误。本着治病必求于本，即溯本穷源，遵循《内经》“勿失相宜”之训，须予以及时的治疗，不使盆腔炎症发展或扩散，且在辨证治疗时还应灵活运用，临证化裁。

首先要了解本病的发病机制，以伏其所主、先其所因、以本核标的整体观结合临床症状，一般归纳为五个证型。

湿热壅遏

患者素体湿盛，湿郁困脾，运化失司，或肝郁伤脾，蕴郁生热，或外感湿邪，湿郁化热，湿热互结，下注胞络，损伤冲任而致本病。

主症：头晕烦躁，身热重痛，胸脘痞闷，口干不欲饮，少腹疼痛或腹坚拒按，腰酸腹胀连及腿痛，或带下黄白腥秽，小便短赤，灼热尿痛，大便秘结，月经提前，色紫黑成块；脉滑数或濡数；舌苔黄腻。治法：清热利湿，散结软坚定痛。方用本院拟定的盆腔炎1号合剂（赵氏经验方）。

知母炒，9g　黄柏炒，9g　瞿麦9g　萹蓄9g　白芍9g　川楝子6g　蒲公英9g　黄芩9g　延胡索6g　郁金5g　山慈菇9g　木通5g　草河车

20g　败酱草 15g

寒湿凝滞

寒湿皆为阴邪，易伤人之阳气。叶天士曾说："湿胜则阳微也。"寒湿之邪凝结，阻碍阳气之宣通，影响营卫气血之生化。寒湿伤于下焦，损及经络，客于胞宫，经血为寒湿所凝，运行不畅而作痛，或肾阳不足，阳虚则内寒，不能温煦胞宫，湿寒相搏，皆能损伤冲任二脉。

主症：面色白，腰胁作痛，冷痛拘挛，腹坠痛或隐痛绵绵不休，喜热喜按，得热痛减，食欲不振，憎寒肢冷，口不渴，经水量少，色泽不鲜，有血块，色黑如豆汁，时有闭经或经行错后，带下清冷；脉象沉紧或濡缓；舌苔白或白腻而滑。治法：温经散寒，化瘀软坚止痛。方用茴香橘核丸加减及本院拟定的盆腔炎 2 号合剂（赵氏经验方）。

橘核 9g　川胡 6g　广木香 3g　荔枝核 9g　香附 5g　乌药 5g　茴香 6g　艾叶 5g　吴茱萸 6g　白术 6g　制乳香 5g　没药 5g　丹参 9g　桂枝（或肉桂心 1.5g）6g

血瘀郁结

因肝郁气滞，气滞则血行不畅（气行则血行），荣卫不和，血气相结，或瘀血阻滞经脉，积聚痞寒，故痛经难忍，而导致盆腔炎。

主症：小腹胀痛，瘀血阻滞经脉，不通则痛，或聚而成癥瘕，腹痛而硬，肌肤甲错，目眶黑晕，心烦急躁，少腹拒按，大便干燥色黑，小便不爽；舌边紫或有瘀血点；脉沉滑不匀或沉涩，脉虚弱者难愈。治法：活血化瘀，软坚消肿。方用膈下逐瘀汤加减。

桃仁 10g　红花 10g　生蒲黄包，10g　灵脂 10g　川芎 5g　归尾 10g　延胡索 5g　丹参 10g　泽兰 10g　益母草 12g　牛膝 10g　青皮 10g　制乳香 10g　没药 10g　赤芍 10g　丹皮 10g　枳壳 10g　留行子 10g　败酱草 12g　血竭 0.9g

肝郁气滞

因肝气郁结，气机抑滞，气不能运血以畅行，血不能随气以疏通，冲任经脉不利，经血滞于胞中，或因木郁不达，克伐脾土，属肝郁脾湿之证，致带下腹痛之盆腔炎。

主症精神抑郁，头胀晕眩，心烦急躁，胸闷乳胀，泛恶食少，两胁窜痛，少腹掣痛，或有癥瘕痞块，拒按，白带质黏色青绿，经行量少，淋漓不畅，有血块，脉弦，或沉弦涩。治法：疏肝理气，健脾化湿。方用加味逍遥散。

当归 9g　白芍 9g　柴胡 5g　茯苓 12g　白术 6g　甘草 3g　生姜 3 片　薄荷 5g　丹皮 9g　山栀 9g

阴虚内热

因七情所伤，热郁化燥，灼液伤津，阴虚火旺，表现虚热之象，阴血少荣，血涩热滞于下而腹痛，带下腰酸，导致慢性盆腔炎。

主症：头目眩晕，颧红口干，手足心热，心悸少寐，腰酸腿软，潮热盗汗，尿频而黄，腹痛白带多，月经失调，久不孕育或滑胎；脉象细数；舌质红，苔花剥或无苔。治法：滋阴清热，凉血散瘀。方用鳖甲散、清骨散加减。

银柴胡 10g　青蒿 9g　知母 10g　鳖甲先煎，15g　胡黄连 9g　白薇 9g　生地 15g　丹皮 9g　地骨皮 9g　败酱草 15g　黄柏 6g　赤芍 9g　白芍 9g

（1）在临床实践中体会到，机体功能与病邪对抗是活动的演变过程，五个证型之间也能发生由重而轻的转化。在治疗时应分清标本缓急，如湿热证型是热重于湿，还是湿重于热；在寒湿凝滞型中，是寒湿结聚，还是虚寒并重；在气血方面，是气滞其血，还是血滞其气，以及病在气分，还是在血分。治疗上尚须灵活运用，临证化裁加减，不能机械地按某病用某方。

（2）肝、脾与此病密切相关。傅青主所说："夫带下俱是湿证……白带乃湿盛而火衰，肝郁而气弱，则脾土受伤，湿土之气下陷。"法当以四君子补益脾土之元，则脾气不湿，何难分消水气。佐以疏肝之柴胡，用白芍条达风木，则健脾疏肝益肾有相得益彰之妙。若湿邪壅遏，日久化热，注于下焦而成淋浊带下，因脾性喜燥而恶湿，脾气宜升，在治则上从燥湿强脾着手。所以治带宜治湿，使湿邪分利而解。

肝经之经脉抵少腹，盆腔炎所致两侧腹痛疝痛窜痛，由于脾湿肝热引起的占多数。湿热之邪根据其留滞部位不同，症状各异。盆腔炎形成包块，症见腹痛带下、尿短赤等下焦湿热表现。由于下焦湿热久蓄，热甚则红肿，血聚成痈，肉腐为脓，湿得热邪恋而深陷于内，热因湿而愈炽，则发热、腹痛拒按，为盆腔脓肿症。治须以活血化瘀，方中重用红花、公英、败酱草、草河车、犀黄丸之类药物，以清热解毒，开窍散瘀，以免炎症扩散，形成弥漫性腹膜炎或菌血症等危候。或气滞不行，则少腹作痛，血瘀而成癥瘕积聚，此时非用活血化瘀之品不足以奏效，如用赤芍、丹参、丹皮、乳香、没药以活血散瘀，消肿止痛；用香附通行十二经，入气分而行气中之血；用延胡索入厥阴血分而行血中气滞，通过改善血循环而达到气血畅通的目的。运用软坚散结的药物，能使结缔组织之类包块软化，加之活血化瘀以疏通经脉的作用，即达到通则不痛的目的。

（赵光燕　整理）

哈荔田

盆腔炎主以解毒祛湿，理气化瘀

哈荔田（1912~1989），天津中医药大学教授

我临床治疗盆腔炎以解毒祛湿、理气化瘀为主法。急性盆腔炎临床主要表现为：发热，腹痛拒按或下坠，带下量多，色黄绿如脓，或夹有血液，或浑浊如米泔，秽臭难闻，舌红苔黄或腻，脉洪滑而数或弦数。此由湿毒内侵，郁闭血脉，热盛肉腐所致。治当以清热解毒祛湿，理气和血为法。余临床习用银花、蒲公英、败酱草、青黛、虎杖、红藤、川楝子、延胡索、土茯苓、瞿麦、苍术、黄柏、甘草等随症加减。高热、面赤、便秘者，可酌加黄连、黄芩、大黄等以泄热通腑；痞满呕恶者，可酌加香橼、竹茹、姜半夏等以理气和胃。方中青黛，用于妇科炎症较鲜见，本人体会，其凉血解毒，不仅适宜于上焦热毒，而且对妇女急性盆腔炎亦有较好的疗效。此外虎杖清热利湿、活血解毒，红藤清热解毒、祛风活血，效果较为显著。

若湿热蕴结而形成"脓肿"者，属中医之"内痈"范畴。初期体温尚高者，仍应以清热解毒祛湿为主，可稍加丹参、赤芍等以活血化瘀，切不可骤然使用三棱、莪术、山甲、皂刺等破癥积之药，以防热毒扩散而发生险恶之证，必待体温恢复正常后，方可议攻破之法。

慢性盆腔炎临床主要表现为：小腹坠痛或有包块，痛若针刺或长期隐痛，或腰骶酸痛，带下量多色白或白中带黄，舌质青暗或有瘀

斑，舌苔白润，或腻，或舌根苔黄，脉弦细，或细涩，或沉细。此为余邪未尽，正气受损，瘀积胞中所致。治当以理气化瘀散结为主，兼以扶正祛邪。余常习用香附、乌药、制没药、醋鳖甲、生牡蛎、党参、当归、炒白术、车前子、虎杖、红藤、甘草等，随症加减而获效。

慢性盆腔炎由于病程较长，临床以虚实夹杂者较为多见，所以遣方用药不能以气血郁滞而专行辛燥攻破之品，进一步耗伤气血、损伤脾胃，应统筹兼顾。兼手足心热、颧红盗汗者，酌加生地、地骨皮、青蒿等以育阴清热；兼腰膝酸软、神疲乏力者，酌加狗脊、杜仲、川断等以壮腰补肾；兼少腹冷痛、喜热畏寒、手足不温者，去红藤、虎杖，酌加巴戟天、小茴香、肉桂等以温阳散寒；兼头晕心烦、乳胀、胸胁不舒者，酌加柴胡、青皮等以疏肝理气。

此外，在急、慢性盆腔炎带下量多的情况下，余常用熏洗剂配合治疗，临床收到了较满意的效果。其方如下：蛇床子 9g，黄柏 6g，淡吴萸 3g。带下色黄腥臭者加蒲公英 12g；带下色白清稀者加小茴香 6g；瘙痒甚者加地肤子 9g。上药布包，温水浸泡 15 分钟后，煎数沸，倾入盆中，趁热熏洗、坐浴，早晚各 1 次，每次 5~10 分钟，洗后可拭干阴部。经期停用。

李衡友

盆腔炎治分三型

本人对盆腔炎的辨证治疗归纳为以下三型。

1. 湿热型

多见于急性或亚急性盆腔炎。症见下腹痛，拒按，带下黄稠，口苦尿黄，或有发热，舌苔黄腻，脉弦数。治宜清热利湿，可用龙胆泻肝汤或丹栀逍遥散加白英、败酱草、紫花地丁、银花等。

2. 气郁型

多见于慢性盆腔炎，以附件或盆腔腹膜增厚为主。症见少腹痛，白带增多，月经不调，经期乳房胀痛，脉细弦，舌质稍暗或偏红，苔薄白或薄黄。治宜疏肝理气，用逍遥散加橘核、川楝子、延胡索、香附等。

3. 瘀滞型

多见于盆腔炎性包块、输卵管积水等。症见下腹胀痛，拒按，腰骶坠胀，白带增多等，脉沉或涩，舌质较暗，或有紫暗点。治宜理气活血，逐瘀软坚。炎性包块用橘核昆藻汤。橘核昆藻汤（自拟方）组成如下。

橘核 12g　昆布 10g　海藻 10g　鳖甲先煎，12g　夏枯草 10g　当归 10g　赤芍 10g　川楝子 10g　延胡索 10g　茯苓 12g　海蛤粉 12g　香附 6g　白英 15g

加减法：如素有胃痛者，去海藻、海蛤粉，加佛手片，鸡内金6g；包块较大者加莪术6~10g，丹参15g，龟甲12g。

橘核昆藻汤治疗盆腔炎性包块有显著效果，且药性和平，可以久服。配以外敷相得益彰。我院曾总结中医辨证论治治疗慢性盆腔炎50例，总有效率达98.00%；炎性包块消失率、基本消失率共达88.88%。

输卵管积水用桂枝茯苓丸加减，并可配合外敷：千年健90g，追地风60g，川断120g，五加皮120g，桑寄生120g，川椒60g，白芷90g，透骨草250g，艾叶250g，羌活90g，独活90g，红花90g，赤芍120g，归尾120g，防风120g，乳香90g，没药90g，丹参90g，桃仁60g。上药共研粗末，每袋0.5kg，纱布袋装，每日隔水蒸热，用干毛巾包好，热敷下腹部1次，每次敷半小时，药袋用后放通风处晾干，次日再用。1袋可用10~15天，月经期不敷。

李　可

急性盆腔炎寒证

耿某　女，33 岁，草桥村农妇。1983 年 8 月 27 日初诊。

少腹两侧痛，拒按，黄带如注，秽臭。妇检子宫前位，化验：白细胞 19.5×10^9/L，中性粒细胞 0.80。诊为慢性盆腔炎急性感染，转中医治。诊见脉迟细，58 次 / 分，舌淡胖水滑。胃中酸腐作呕，腰困膝冷，神疲欲睡，面色嫩红如妆。妇科虽诊为急性盆腔感染，而患者症情有异，不仅中上气化无权，且见浮阳飞越之戴阳危象。若妄用清热利湿之剂，难免顷刻生变。予少腹逐瘀汤合四逆汤，加党参、云苓、泽泻、鸡冠花各 30g，附子 15g，易官桂为油桂（研粉，冲服）3g，引浮游之火归原，3 剂。

二诊（9 月 14 日）：上药服 3 剂，面赤如妆得退，腹痛止，带减，纳食已馨，两目有神，语声朗朗，诊脉滑数，94 次 / 分。正气来复，加清热解毒药、性和平之公英 60g 清化之。

11 月 14 日，患者带幼子来门诊治腹泻，询其旧病，自服二诊方后已愈，农事繁忙季节亦能胜任家事劳作。

对炎症的治疗，当因人而异。不可把“炎”字理解为火上加火，不可一见血象高便恣用苦寒攻泻。由于体质禀赋的差异，血象虽高，证属虚寒者并不少见。此例农妇，8 口人，6 个孩子，劳力少，生活困难，由劳倦内伤而致病，正气先虚，故多寒化、虚化。《金鉴》外科云：“膏粱之变营卫过，藜藿之体气血穷。”古代中医已认识到疾病的个体特异性。豪门权贵、富商大贾与穷苦人民，患同样的病，而病机转归便截然不同。前者恣食膏粱厚味，肥羊美酒，无病进补，必然营卫壅塞，病多化热化毒，凡患痈疽，宜攻宜泻；后者食难求饱，衣难蔽体，吞糠咽菜，劳倦内伤，正气先虚，易于内陷，凡患痈疽，便当补托，起码要慎用攻伐，以保护脾胃为第一要义。即使当攻，也要中病则止，勿伤正气。

于载畿

盆腔炎大法化瘀

于载畿，山西医科大学第一附属医院主任医师

盆腔炎是妇产科常见多发病，包括子宫炎、输卵管盆腔结缔组织炎及盆腔腹膜炎。一般分为急性、慢性、结核性三种。急性盆腔炎以采用中西医结合治疗为宜。现谈谈慢性盆腔炎和结核性盆腔炎的治疗。

急性盆腔炎治疗不当，可迁延为慢性，但也有急性期并不明显，待发现时已属慢性。可无全身症状，时有低热起伏，下腹酸痛胀坠，腰骶疼痛，经期或劳累加重，可有月经失调、痛经、带下、癥瘕、不孕等。治疗用活血化瘀、清热解毒法。药用：

丹参 15g　赤芍 15g　桃仁 9g　乳香 6g　没药 6g

若触及盆腔一侧或两侧有片状或索条状增厚，或有输卵管水肿、输卵管卵巢囊肿等炎性包块者，加三棱、莪术。若经期延长，经血量多，白带多、色黄秽臭，大便秘结，舌质红、苔黄，脉弦数，可加入清热解毒药，如银花、连翘、败酱草、蒲公英等。若小腹胀痛，有冷感，得温则舒，月经后期，量少，有味，白带清稀，舌质淡、苔白薄，脉沉，可加肉桂。月经期停止服药。月经量多者去桃仁，量仍多者加鸡冠花。若恶心、呕吐者去乳香、没药。

结核性盆腔炎轻者往往不易发现，重者多有月经紊乱，经量进行

性减少，甚至闭经，下腹憋痛，食欲不振，体倦乏力，午后盗汗，手足心热，舌光无苔，脉细数。治以活血化瘀、养阴清热之剂。

丹参 15g　赤芍 12g　桃仁 9g　生龟甲 9g　生鳖甲 9g　生牡蛎 9g　夏枯草 9g

水煎服。若输卵管梗阻或可触及盆腔炎性包块者，加三棱、莪术各 3g。月经量少者，加当归、川芎、熟地、白芍、鸡血藤、枸杞子、覆盆子、菟丝子、肉苁蓉。有低热者，加银柴胡、地骨皮、秦艽。盗汗者加浮小麦、五味子、山萸肉。脾虚食欲不振者加党参、茯苓、山药、陈皮。偏寒者加肉桂。

王子瑜

化瘀解毒总为主，病别两期主次明

盆腔炎为妇科常见病多发病，一般有急性、慢性的区别，从中医的病因病机来看，均有不同程度的瘀血。急性炎症期，多为热毒壅盛，血热瘀滞型；而慢性炎症期，则多为气滞血瘀及寒湿凝滞型。在治疗方面，要有主有次。

对于急性盆腔炎的治疗，我以清热解毒为主，活血化瘀为辅。常用药物：连翘、银花、红藤、败酱草各15g，红药子、丹皮、柴胡、赤芍、桃仁各10g，枳实、野菊花各12g，川军（后下）、生甘草各6g。如腹胀甚加川楝子10g，木香6g；痛甚加制乳没各10g；带多气秽加土茯苓15g。水煎服，每日2剂。待症状减轻后，改为日服1剂。7~10天为1个疗程，连服3个疗程，经期停服。

慢性盆腔炎的治疗，则以活血化瘀为主，辅以清热解毒之品。对于气滞血瘀型，治以行气活血，清热解毒。常用药物：柴胡、枳实、赤芍、当归、桃仁、延胡索、川楝子、没药各10g，丹参、败酱草各15g，木香、生甘草各6g。日服1剂，连服6个疗程，经期停服。对于寒湿阻滞，血瘀凝结者，多数兼有包块形成，治以温经散寒，燥湿化瘀消癥。常用药物：桂枝、炒小茴香、乌药、桃仁、丹皮、赤芍、五灵脂、当归、延胡索各10g，胡芦巴、苍术、茯苓各15g，广木香6g。若腹冷痛甚者，方中桂枝易肉桂6g；胀甚者加荔枝核12g；腹部有包块者加三棱、莪术各10g，海藻15g。连服9个疗程。另外，对于慢性盆腔炎兼有气虚者或久治效果不佳者，常配用生黄芪30g，以益气扶正。

对于急性炎症及慢性炎症中的气滞血瘀者，我均喜配用四逆散。因为其主症均有少腹疼痛，少腹为肝经所过，少腹疼痛是由于肝气郁结，经脉阻滞，不通则痛。故以四逆散疏肝解郁，行气活血。另外芍药配甘草可以缓急止痛，用之屡获良效。

李某 女，34岁，已婚，1987年3月初诊。

患者1个月前孕3个月自然流产后阴道出血，淋漓断续月余未净，后来出血增多，腹痛腰痛，经某医院检查谓不全流产，施清宫术后出血虽减，但腰腹痛加剧，发热恶寒，小腹胀痛拒按，腰骶酸坠，带多色黄，质稠秽臭，有时呈脓性，小便短赤，大便燥结，舌质红，苔黄腻，脉弦数。妇科检查阴道内有脓性分泌物，宫颈举痛明显，宫体压痛，双侧附件增厚有压痛。查血象：白细胞18.6×10^9/L，中性粒细胞82%。

诊为急性盆腔炎。曾用抗生素等效不显。证属湿热内蕴，结于下焦，治以清热解毒，化瘀止痛。处方：

连翘15g 银花15g 败酱草15g 野菊花10g 红藤15g 红药子10g 蚤休15g 柴胡10g 赤芍10g 丹皮10g 桃仁10g 川军后下，10g 生甘草10g

4剂，水煎，日服2剂。

药后，发热渐退，腹痛明显减轻，惟带下仍多。前方川军减为6g，加土茯苓15g，3剂，日服1剂。药后发热全退，带下亦少，唯时而少腹灼热轻痛。再拟四逆散合金铃子散加马鞭草、丹参、丹皮，疏郁清热，消瘀止痛。前后共服药16剂，病愈。复查白细胞加分类均正常。

罗元恺

治疗盆腔炎两首效方

中医学无盆腔炎之病名，主要归在经病疼痛范畴。不论行经期间或非行经期间下腹部均感疼痛，这是盆腔炎的主要特征。其原因为血气不调，或血气郁而化热。气滞者宜行气或破气，血滞血瘀者宜活血而化瘀，血气郁而化热者以清热解毒为主，佐以行气活血。

就诊病人以慢性盆腔炎者较多。此类患者往往经年累月下腹疼痛不止，经前或行经时疼痛较明显，但平时亦隐隐作痛，带下增多，精神郁闷，同时可兼有月经先后、多少不定，或小便频急，大便失调，恶心纳呆，舌色暗红、苔白或黄，脉沉弦等。此多属气滞血瘀，治宜活血化瘀行气以止痛。余常用丹芍活血行气汤（自拟方），药物组成为：

丹参 15g　赤芍 15g　乌药 12g　丹皮 9g　川楝子 9g　延胡索 12g　桃仁泥 12g　败酱草 30g　当归 10g　香附 9g

水煎服。同时用双柏散外敷（广州中医药大学附属医院方，由大黄、黄柏、侧柏叶、泽兰等组成），或用大黄、虎杖、蒲公英、丹参、枳壳水煎，保留灌肠。每日 1 次，以 10 天为 1 个疗程。内外合治，效果较好。本病如郁而化热，急性发作，症候除腹痛明显外，兼有全身发热，小便黄赤短少，大便秘结，口干，舌红苔黄，脉数者，治宜清热解毒为主，佐以行气活血。方用蒿蒲解毒汤（自拟方），药用：

青蒿后入，9g　蒲公英 30g　白薇 15g　丹参 20g　赤芍 15g　丹皮 10g　黄柏 12g　青皮 6g　桃仁泥 12g　连翘 15g

水煎服。邪热清退后，可继用治疗慢性盆腔炎方法处理。

徐志华

盆腔炎的效方达药

徐志华，安徽名医

带多腹痛瘀湿热，慢性盆炎有良方

慢性盆腔炎以带下量多为主症者，多以经验方慢性盆腔炎方论治。

当归 15g　白芍 15g　牡丹皮 15g　延胡索 10g　莪术 10g　三棱 10g　红藤 10g　川芎 5g　败酱草 10g　土茯苓 10g　樗白皮 10g　墓头回 10g　蜀羊泉 10g　白花蛇舌草 10g

功用：清热利湿，行气逐瘀止痛。

主治：慢性盆腔炎。

方解：方中当归、白芍活血补血；牡丹皮清热凉血；三棱、莪术、川芎行气止痛，三棱、莪术破血祛瘀，川芎兼有祛风之效；延胡索活血行气止痛；红藤、败酱草活血祛瘀止痛；土茯苓、墓头回、白花蛇舌草清利湿热；樗白皮、蜀羊泉既有清热利湿之效，又具固下止带之功，为带下病的常用药。全方共奏理气行滞、逐瘀止痛、清热利湿之效。对于邪热未清，瘀阻气滞者尤宜。

周某　女，34 岁，工人，已婚。初诊日期：1975 年 3 月 23 日。

人工流产后2个月，带下量多，伴下腹隐痛坠胀。足产2胎，人工流产2次。患者于1975年元月行人工流产术，术后恶露持续20余天方净。两个月来白带增多，色黄黏稠，下腹经常隐痛，肛门、会阴部坠胀感，腰骶部酸痛。月经前后症状加剧。平时伴有低热（腋下37.5℃左右）。胃纳减退，精神不振，头晕失眠，口干喜饮。妇科检查：宫颈轻糜；宫体正常大小，活动欠佳；双侧附件增厚，压痛明显。西医曾用胎盘组织液、青霉素、链霉素治疗，症状未减。舌质略红，苔薄黄，脉弦滑。证属瘀热相结，气血壅滞下焦。

治法：清热利湿，化瘀止痛。处方：慢性盆腔炎方加黄药子、川牛膝。5剂，水煎服。每日1剂。

复诊（1975年3月30日）：服药后，下腹痛、腰骶酸痛有所减轻，体温恢复正常，仍宗原方5剂。

上述方药共服20余剂；诸症消失，妇科检查：双侧附件增厚，压痛（－）。

上述为常见之妇科病证，多为湿、热、瘀之邪久稽下焦，蕴郁胞络，以致腰酸痛，带下多，少腹拘急，甚则有状若临盆，苦楚不堪等临床症状。徐老自拟“慢性盆腔炎方”，具有活血化瘀，行滞止痛，消癥散结的功能。本方于1964年载入《中医临床手册》，经临床实践验证，对本病疗效显著。对于少数病情顽固、迁延缠绵、反复发作者，可运用本方加减亦可收到良效。

慢性盆腔炎方专为湿、热、瘀蕴郁下焦胞络而设，理气行滞、活血燥湿、清热止带之效尤佳。特别要指出的是，徐老在该方中联用几个药对，如：延胡索、三棱、莪术；当归、白芍、牡丹皮；红藤、川芎、败酱草等。就此三组药对而言，既有活血清热，又有活络镇痛之功效。全方药力集中，尤对病迁日久，病灶不清，反复发作的病例，每能取显效，临证时可多效法。

二丹败酱红藤汤，慢性炎症服之康

慢性盆腔炎盆腔以腹痛为主症者，多以经验方二丹败酱红藤汤论治。

牡丹皮 10g　丹参 10g　红藤 10g　败酱草 10g　当归 10g　赤芍 10g　三棱 10g　莪术 10g　延胡索 10g　黄芩 5g　薏苡仁 5g　甘草 5g

功用：活血消瘀，清热解毒。

主治：下腹疼痛，腰骶痛，白带增多，月经失调，盆腔炎性肿块。

方解：血瘀气滞是本病的病因病机。方中牡丹皮、丹参除血中之热，活血消痈止痛；三棱、莪术相须为用，行血中之气，善治一切有形之积；红藤、败酱草历代医家视为内痈首选药，取其清热解毒、通络消肿以清除壅结于下焦之热邪之意；再以赤芍、黄芩助其清热化瘀止痛；薏苡仁利湿排脓；延胡索不仅能止痛还能消癥积。全方意在活血清热，血行热去肿消，包块自会消失。加减：大便秘结加大黄，低热者加地骨皮，腹胀加陈皮，输卵管积液加车前子。

吴某　女，30 岁，干部，已婚。初诊日期：1992 年 10 月 28 日。

平时感小腹疼痛，近日腹痛加剧，腰酸，带下色黄。妇科检查：阴道分泌物增多，黄白相兼，质稠，右侧附件可触及包块约 4cm × 3cm × 3cm 大小，周围粘连，压痛明显。B 超检查提示：慢性附件炎。舌淡红，苔薄黄，脉弦细。

证属胞脉瘀热互结。治宜活血化瘀，清热解毒。方用二丹败酱红藤汤，5 剂，水煎服，每日 1 剂。

复诊（1992 年 11 月 4 日）：服药后腹痛等症减轻，带下量减，药已中病，效不更方，继服 10 剂。

三诊（1992 年 12 月 23 日）：诸症消失，B 超复查：子宫附件正常。

追访半年，未见复发。

瘀热邪气内蕴，阻塞气机，恶血内结，凝聚少腹，使冲任受阻，日久形成癥瘕。盆腔炎性包块的发生多在经行、产后或人工流产术后，身体正气虚弱，防御功能下降情况下，病邪乘虚而入，郁阻血脉，导致盆腔炎。病邪长期滞留未祛，伤及气血经络引起气滞血瘀，积久成癥。徐老认为病在血分非用活血化瘀之品不足以奏效，故以丹参、牡丹皮、三棱、莪术、赤芍、当归疏通经脉、消肿止痛，红藤、败酱清热消痈，使气血畅通，瘀积渐消。

（肖承悰　吴熙主编《中医妇科名家经验心悟》）

姚寓晨

阳虚寒凝温阳消结，湿热瘀阻活血行水

姚寓晨（1920~　），南通市中医院主任医师

慢性盆腔炎，临床主要表现为腹痛、腰痛、白带增多，病情顽固而易复发。我在临床上观察到除见“不通则痛”外，还常夹有“不荣则痛”的病理过程。一部分病人常出现遇劳即发，面色晦暗，畏寒怯冷，腹痛喜按，白带清稀，月经稀少，色暗，舌淡苔薄，脉象沉细。妇科检查，附件可触及条索状物，局部压痛不明显。偶可伴有轻度低热。辨证属阳虚寒凝，治用温阳消结法。药用：

鹿角片 10g　大熟地 30g　白芥子 6g　川桂枝 10g　炮姜 10g　生黄芪 30g　麻黄 5g　昆布 15g　海藻 15g　皂角刺 6g

为提高疗效，常配合外敷药：透骨草 100g，京三棱 12g，白芷 10g，花椒 10g，路路通 15g。研成粗末，装入布袋中，水浸后隔水蒸 30 分钟，敷于下腹部病侧。每次敷 20 分钟，15 天为 1 个疗程，可连用 3 个疗程。经期及皮肤过敏者勿用。

还有的临床见有烘热时作，口干腰酸，腹痛阵阵，带下黄赤，月经提前，经色红有小块，舌质暗红，脉象弦数。妇科检查，盆腔充血明显，盆腔的一侧或两侧可摸到囊性肿块，子宫多粘连固定。辨证属湿热瘀阻，治用活血行水法。药用：

益母草 30g　凌霄花 10g　石见穿 20g　紫丹参 15g　琥珀末吞，3g

生薏仁 45~60g　茯苓 12g　车前子包，12g

临床实践提示，活血行水法对于促进局部血液循环和炎症吸收，避免和消除组织粘连，有相辅相成的作用。

我认为，在发病学上，热毒湿邪虽为慢性盆腔炎的主要病因，但气滞血瘀、虚实夹杂亦系其基本病理过程。在辨证上，应分清寒热两纲，抓住脾肾两脏。偏寒立温阳消结法参以益肾，治肾多选鹿角、巴戟天，重用大熟地；偏热立活血行水法参以健脾，健脾多选芡实、茯苓，重用薏仁。在预防上，既要注意已病，又要注意未病，慎饮食，节房事。人工流产及引产后则服用自拟双花汤。

鸡冠花 15g　金银花 15g　当归 10g　泽兰 10g

这对预防盆腔炎的发生具有积极意义。

丁启后

环宁安冲汤治疗上环后诸证

“上环术后诸证”是指部分妇女上环后，出现以带下异常、经期延长、月经量多，伴腰腹疼痛或痛经、口干心烦、潮热失眠等同时出现为特征的一类证候。它可归在中医妇科的带下病、月经过多、经期延长、痛经等病的范畴。“上环术后诸证”的病名在中医书籍里无此记载，因在随丁氏诊疗的数百例上环者中，发现都是以多个症状而无一例是单一症状来就诊，同时也为了文中叙述方便，故将上环术后出现的一系列症状统称为“上环术后诸证”。

丁氏认为，该证的起因主要是“瘀热”。因环为有形之物，搁置宫腔，必碍气机，使胞宫内气血瘀阻不畅，瘀久化热，热迫冲任，加之胞脉瘀滞，血不循经，致带中有血，经期延长，经量过多；瘀热内阻，“不通则痛”，则现腰腹疼痛或痛经，并以胀、钝、刺痛为特点。长期带血或经多不止，加之热耗阴津，出现口干心烦、潮热眠少；阴损及阳，脾虚湿注，或湿毒之邪乘虚而入，使带多黄臭；气阴两伤又加重带症、经症。如此周而复始、恶性循环，致使上环者病程绵长，反复不愈。因此，该证应属瘀热湿毒所致阴血伤耗为主的虚实夹杂证。其治疗方法应是凉血祛瘀、清热解毒、养阴益气。丁氏积多年之临床经验，自拟“环宁安冲汤”治疗该证疗效尚佳。

病例选择均为44岁以下生育期妇女，在医院认可有上环适应证而上环者。上环时间最长18年，最短10天。病程最长13年，最短10天。

均在医院透视过环位正常，诊断为“子宫内膜炎”。用过西药抗生素为主治疗者48例，服“金鸡片”或中药者14例，因效不显或无效而来诊，5例未治。只要出现上述症状并认定与上环有直接关系者即可诊断。

用法：“环宁安冲汤”每日1剂，水煎服，日3次。

方药组成：生地15~30g，茜草、白头翁、败酱草、山药、白芍、生龙骨、生牡蛎、乌贼骨、延胡索各12~15g。

随症加减：瘀滞重加丹皮、川楝；湿热重加土茯苓、地榆、苦参；带血或经多不止加贯众炭、旱莲草；带多黄臭加椿根皮、鸡冠花；烦热口干加莲子、枣仁；气阴虚明显加太子参、麦冬。

疗效标准：10天为1个疗程。2个疗程内主要症状全部消退者为痊愈；2个疗程内主要症状明显好转为显效；2个疗程内主要症状减轻者为有效；2个疗程内主要症状无减轻者为无效。本文将带下异常、经期延长、月经量多、腰腹疼痛作为上环后的四大症状，因腰腹疼痛常随前三症状的出现而出现、缓解而缓解，故把前三症状作为主要症状进行疗效观察。

治疗结果：痊愈46例、显效12例、有效4例、无效6例，总有效率91.2%。

臧某 40岁，已婚，于1993年3月29日初诊。

述10年前人工流产上环，术后常现带多黄臭，时夹血丝，伴腰腹胀痛，月经量尚正常，7~10天干净，周期规律。透视环位正常。诊为“子宫内膜炎”。多次用过“青霉素”“链霉素”“庆大霉素”“甲硝唑”等，开始用有效，近年用之效不佳。就诊时带多夹血有臭味，腰坠胀痛，口干心烦，手心潮热，月经仍7~10天干净。舌胖暗尖红，苔薄黄腻，脉细。辨属瘀热湿毒蕴结胞宫并阴亏气虚之带下病、经期延长。用“环宁安冲汤”加土茯苓、地榆、旱莲草、莲子。服5剂带血止，带仍黄多，上方去旱莲草，加椿根皮，5剂带转正常，余症明显减轻。

共服20剂，于1993年4月28日来述，月经来潮5天净，带正常。

徐某 35岁，已婚，1992年12月28日初诊。

上环4年，术后经多，每次用纸4包，5~7天干净，常现腰腹疼痛。近半年带有血，呈粉或酱色，腰腹症状加重。曾到省医院透视环位正常，诊为“子宫内膜炎”。用过“庆大霉素”“复方新诺明”“金鸡片”等药，症状已明显改善，就诊时带下酱红色，口干心烦，夜寐梦多。舌红苔薄黄，脉细乏力。辨属胞宫瘀热、冲任不固之经多、带下病。用“环宁安冲汤”加女贞子、旱莲草、地榆、贯众炭。服5剂带下无血。上方共服4周（20剂），于1993年2月8日来诊，经来用纸2包，6天净，带下正常，余症好转。

“环宁安冲汤”实为“清带汤”之发展。张锡纯之“清带汤”本“治赤白带下”。丁氏在此方基础上加生地、茜草、败酱草、白头翁、白芍、延胡索。方中生地重用为君药，配茜草清热凉血化瘀，茜草又止血；败酱草、白头翁清热解毒凉血；败酱草又活血行瘀；龙牡、乌贼骨收敛止血，固精止带；延胡行气活血止痛；山药、生地、白芍滋阴而固元气。全方共济清热凉血祛瘀，解毒行气止痛，收敛养阴益气，使环置宫腔之瘀热湿毒诸证得以解除。

胞宫瘀热的实质及疗效分析：210例中，带下异常151例次，月经改变146例次，腰腹疼痛186例次。西医认为，血性带下，带多黄臭，经期延长，经量增多，特别是带下异常伴腰腹疼痛（除外肿瘤）常为生殖器官炎症的重要特征，而血性带下，经期延长，月经过多，又常是宫内膜损害不能如期修复的症状表现。因此胞宫瘀热的实质可考虑有两个方面，一是宫腔内反复持续的感染性炎症，二是环置宫腔刺激子宫内膜发生损害。这种炎症和损害可导致宫腔内局部血循障碍，血循障碍又加重炎症和损害的发生，它们之间互为因果。因而对该证治疗的方药，必须考虑抗感染和对内膜的修复作用。

“环宁安冲汤”的主体药物生地、茜草、败酱草、白头翁就有此功用。现代药理学研究早已证实，活血祛瘀药能改善局部微循环，解除炎症的梗阻，促进炎症的吸收，加快病理损害的修复，并能调节机体免疫力。清热解毒凉血药有抗菌、抗炎、抗感染的作用，能提高机体免疫力，增强吞噬细胞和白细胞的吞噬能力。方中龙骨、牡蛎、乌贼骨的“生肌收敛”实为帮助损害内膜的修复以达止血止带，并有较好的镇静除烦作用。此外，方中山药、生地、白芍养阴益气而扶正，可提高机体抗病力。该方几类药物不同功用，相互增效。“环宁安冲汤”这种既能治疗局部病变，改变宫腔内环境，又能调节全身机体抗病力的综合协同作用，是它临床疗效较好和优于单纯西药抗生素治疗的根本所在。从统计结果来看，有 20 例仅服药 5~10 剂痊愈，其中以带下异常为主症者治疗时间最短，疗效最好，其次是经期延长症。这都说明了该方对宫腔炎症有较强的控制力，对内膜损害有较好的修复力。无论从西医学的角度认识它或从临床疗效验证它，该方的组成和功用的确具科学性和临床实用性。210 例的症状统计无一例发生小腹冷痛、带下清冷之寒湿证，均以瘀热证表现为主，这为丁氏主张“从瘀热论治上环术后诸证”提供了更可靠的临床依据。

夏桂成

人工流产术后及宫内节育器放置术并发症证治体会

人工流产术后并发症证治四法

人工流产手术，是避孕失败后的补救措施，不能作为主要的避孕手段，也不宜多作，以免引起各种并发症，给身体健康、工作、学习带来不良影响。

在正常情况下，早期妊娠人工流产术后，阴道出血一般7~10天干净，短的3~5天即净，一般不引起并发症。但由于种种原因，有时难免会出现一些并发症。如出血量多如月经样，或淋漓较长时间不净，即所谓“人工流产后子宫出血”；或腹痛漏红不止；或血崩量多，为“瘀阻子宫”，常是绒毛、胎膜残留所致；或发热腹痛，漏红与带下并见，为“术后盆腔感染”。夏氏每从以下几证辨治。

1. 气血两虚证

主症为出血量时多时少，或淋漓不净，色淡红或稍暗，小腹胀坠，或伴腰痛，神疲乏力，纳食欠佳，头昏心慌，汗出较多，夜寐欠佳，脉细无力，舌质淡红，边有齿痕。妇科检查：子宫偏大，质软，宫颈口关闭。

治疗宜益气养血、固冲止血之法。方选加减归脾汤。方药：党参、黄芪、白术各15g，归身、白芍10g，艾叶炭6g，阿胶（炖烊冲）、桑寄生各10g，炙远志、炒枣仁各9g，陈皮，炙升麻5g。服法：水煎分服，每日1剂。血止后续服1周。加减法：食欲甚差者加香谷芽、麦芽各15g，山楂炭，六曲9g；出血多者，加炙乌贼骨15g，煅龙骨、煅牡蛎（先煎）各20g，血余炭10g。

2. 瘀阻子宫证

其主症为出血量时多时少，或淋漓不净，色紫黑，有血块，腰腹阵发性疼痛，腰骶酸胀，头昏乏力，恶心泛吐，纳食欠佳，口渴不欲饮，大便秘结，舌质紫暗，脉细涩。妇科检查：子宫略大，或有轻度压痛，宫口松，或有胎膜组织堵于宫口。治宜逐瘀固冲、益气养血之法。方选加味生化汤。方药：当归15~30g，赤芍15g，川芎9g，桃仁、山楂各10g，黄芪、党参各12g，益母草15~30g，川续断15g，炮姜6g。水煎分服，每日2剂，4小时服1次，血止后停服。加减法：兼湿热者，原方去炮姜、川芎，加败酱草、苡仁各15g，马鞭草15g；兼阴虚火旺者，去川芎、炮姜、党参，加钩藤、丹皮各10g，炙鳖甲（先煎）15g。

3. 湿热壅滞证

主症为出血量时多时少，色暗红，质黏腻，有臭气，小腹作痛，发热头昏，腰酸下坠，纳欠口腻，小便黄少，舌苔黄腻质红，或有紫点，脉细数无力。妇科检查：子宫正常或略大，有明显压痛，活动差，附件增厚有压痛。治宜清热解毒、益气化瘀之法。方选自制经验方清宫汤。方药：银花、蒲公英、马鞭草、败酱草各15g，炒当归、赤芍各10g，蒲黄（包煎）6g，车前草、益母草各15g，焦山楂10g，五灵脂10g。水煎分服，每日2剂，4小时服1次。加减法：小腹胀痛者，加广木香6g，制香附9g，延胡10g；热重者，加大青叶、红藤各12g；出血多者加大小蓟各15g，侧柏炭10g，大黄炭6g；腰酸痛者，加川续断、桑寄生各10g；食欲不振者，加谷芽、麦芽、六曲各10g；

盆腔有炎性包块者，加三棱、莪术各10g，土鳖虫6g。

4. 瘀浊交阻证

主症为周期性腹痛剧烈，难以忍受，经量甚少或闭经，舌质暗紫，脉象细涩。可借助宫腔镜检查之，多为宫腔宫颈粘连。治法宜活血化瘀，利湿导浊。方选血府逐瘀汤加味。方药：当归、桃仁、三棱、莪术、玄胡各10g，川芎6g，川桂枝5g，制乳没各4g，制香附9g，苡米仁30g，冬瓜仁10g。水煎分服，每日1剂，经前1周开始服，服至经净即停。经期每日2剂，4小时服1次。加减法：经净后，上方去桃仁、三棱、莪术、制乳没，加赤白芍、炙鳖甲、山楂、怀山药、丹参、川续断、桑寄生等补肾养阴之品，可以继服。

夏氏指出人工流产后，主要有出血、胎盘组织残留、宫内或盆腔感染三大病症。在辨治上，既要参考月经失调、痛经、生殖器炎症、不孕不育等相关内容，亦要注意到本手术所致疾病的一些特点：①子宫冲任损伤：手术损伤子宫冲任是本病证不同于其他病证的特点之一。子宫冲任隶属于肾，又隶属于阳明脾胃，若子宫冲任损伤不复，必然累及先天肾与后天脾胃。故调复肾与脾胃，才能恢复子宫冲任。②女子以血为本，子宫冲任以血为用：人工流产术后，余瘀未净，血流不畅，极易致瘀，由于瘀之成分、性质、程度、范围不同，可以诱发各种不同病证，也可以长期潜伏，流注各处，产生各种怪症。因此，在处理本证时，既要考虑到“多瘀”的特点，亦要考虑到稽留多变的特点，延长化瘀和络方法的运用也是必要的。③心理影响不可忽视：人工流产术后，均有不同程度的心理影响。古人有“小产之伤，十倍于大产”之说，其中亦包含有心理影响。这种影响常致气血失和，心神不宁，故药物治疗的同时，必须配合心理疏导，同时要做好避孕绝育工作，尽可能避免本手术。

宫内放置节育器并发症证治三法

使用宫内节育器仍存在一些至今未能完全消除的并发症，常见的有月经过多、经漏以及痉挛性腰腹疼痛等。必须给予调治，以保证宫内放置节育器的继续应用。

1. 月经过多，经漏

主症为术后漏红2周以上，或量多色红，或淋漓色紫红，或月经量多，达平时经量的2倍以上，或经期延长，淋漓不已，腰酸小腹隐痛，头昏心悸，脉象细弦，舌质偏红。治宜补肾化瘀，固经止血。方选固经丸合加味失笑散。方药：炙龟甲（先煎）20g，炒黄柏9g，椿根白皮、制香附、炒川续断各10g，大小蓟各15g，五灵脂10g，炒蒲黄（包煎）6g。水煎分服，每日1剂，出血多时每日服2剂。加减法：兼有脾胃气虚者，加党参15g，白术10g；兼有心肝郁火者，加山栀9g，钩藤15g，炒柴胡5g。

2. 经行腰腹酸痛

主症为放环后小腹痉挛性疼痛，下腹或腰骶部酸甚，行经期加剧，神疲乏力，脉象细弦，舌质偏红。治宜滋肾调肝，利湿和络。方选滋肾生肝饮合独活寄生汤。方药：当归、赤芍、白芍、怀山药、川续断、桑寄生、山楂、玄胡、熟地、茯苓各10g，炒柴胡5g，川独活、陈皮各6g，鸡血藤15g。水煎分服，每日1剂。加减法：心烦失眠者，加丹参、合欢皮各10g，钩藤15g，炒枣仁6g；腹胀矢气、大便偏溏者，上方去熟地，加煨木香6g，炒白术、六曲各10g。

3. 胃肠道反应

主症为术后恶心泛吐，纳呆腹胀，矢气频作，神疲乏力，身困嗜睡，头昏心悸，舌质淡红，苔黄白腻，脉象细弦，治宜养血和胃、健脾益气之法。方选归芍六君汤加减。方药：丹参、赤芍、白芍、炒白术、太子参各15g，煨木香5g，茯苓、焦山楂、炒谷芽、合欢皮各10g，广陈皮、制半夏各6g，荆芥5g。水煎分服，每日1剂。加减法：烦躁失眠者，加炙远志6g，炒枣仁、夜交藤各15g；腰酸尿频者，加川续断、桑寄生、狗脊各10g；少腹时或刺痛者，加鸡血藤12g，益母草15g，五灵脂10g。

夏氏体会：宫内放置节育器并发症，最为常见的是月经过多、经漏，其次是腰腹作痛，再次是胃肠道反应。月经量多的原因与放置节育器有直接关系。因此，中医治疗时虽分血热、气虚、血瘀三者论治，但因病情错杂，常须三组方药配合使用，并重视异物性血瘀问题，通涩奇经子宫，泻中有藏，藏中有泻，复方施治。药用黄芪、党参、炙龟甲、炒黄柏、五灵脂、蒲黄炭、炙乌贼骨、茜草、阿胶珠、煅牡蛎、血余炭等。偏于热的加清热药，偏于脾虚的加重益气健脾药，偏于血瘀的加重化瘀药，以较好地控制出血。腰腹痉挛性疼痛，可能由于子宫欲排除异物而引起的肌肉收缩痛，在治疗上，除滋肾调肝的方药外，尚须加入化瘀和络的药物，如鸡血藤、炒当归、炒白芍、干地龙等。胃肠道反应的出现，多因患者对节育器有顾虑，术前未做好思想工作，思想负担重，引起神经系统兴奋和抑制过程失调，自主神经功能紊乱。所以在调理脾胃的同时，务必加入疏调心肝之品，同时结合心理疏导，才能稳定疗效。

（据丛春雨主编《近现代二十五位中医名家妇科经验》改写）

姚寓晨

节育术后诸证治疗心得

姚氏认为节育术后诸证的发生皆与脉络瘀阻、气血运行不畅有关，故治疗应以通为贵。放环后月经失调及人工流产术后出血，临床根据病人体质之差异，出血的色、质、量及少腹疼痛的性质可分为寒瘀和瘀热两型。寒瘀者治以温通为法，常选艾叶、香附以温经通络。而瘀热者治以清通为法，常选丹皮、赤芍以凉血活血；瘀热甚者，加川军炭以活血清热；瘀热交结日久，灼伤营阴者，应先以大剂化瘀清营，通因通用，继以酸甘柔养，佐以清泄宁络之品。止血散瘀常选用煅花蕊石与琥珀相配，清营宁络常选炒黄芩与贯众炭相伍。人工流产术后出血过多，气随血散，阴随血耗，可致气阴两虚，伤及冲任，血运不畅之虚实夹杂证，治宜攻补兼施，以益气清营化瘀为法，常选太子参以益气养阴，黄芩炭以清营固冲，生山楂以活血化瘀。对于上环后月经不规则出血，宜慎用枳壳、蒲黄，以免此类药物过度缩宫后增加环对子宫内膜的刺激。人工流产后闭经一般多为虚实夹杂证，治宜攻补兼施，温而通之，常选紫丹参、紫石英、紫参暖宫温肾，化瘀通经；炙黄芪配鹿角片益气温阳，补中寓通；或加用昆布、海藻软坚散结，促进瘀行，不可一味攻伐，以防精气被耗，亦不可单纯填补，以防瘀血难去，新血不生。另外，姚氏自拟之双花汤（金银花、鸡冠花、全当归、泽兰）对预防人工流产术后感染出血有一定的效果，并对月经周期的恢复亦有较好的作用。人工流产、引产后腹痛多因气血失和，脉络被阻，不通则痛所致，可选用当归芍药散加生山楂以活血化瘀止血，下坠较甚者加炙升麻、柴胡以升举阳气。人工流产术后发热属瘀热者，初期多因外邪乘虚侵入人体所致，治宜祛邪散瘀。中后期多为阴虚，虚火内生所致，治宜扶正活血凉血，忌过分滋腻，以防营卫被遏，用药常选沙参配泽兰、生地配地骨皮。人工流产术后盆腔感染之病理以瘀血为关键，姚氏疗此常重用失笑散以化瘀行气。对瘀血较甚者，可用土鳖虫活血破瘀；偏寒者，加用阳和汤伍以软坚散结之品；偏热者加用白头翁配蜀羊泉或红藤与败酱草以清泄湿热。

胞络上属于心，下系于肾，心肾相交，水火既济，升降相宜，月事如常。故姚氏治疗节育术后诸证如月经失调、神经官能症等常以调节心肾阴阳升降为法。多选用人中白配生地黄以升补肾阴，咸降心火；北五味配牛膝甘温益气，交通心肾；紫石英配合欢皮，一重一轻，功能暖宫益肾，宁心安神；灵磁石配肉苁蓉，一刚一柔，功能降火定志，补肾益精。人工流产术后逆经者多伴心烦、少寐、腰酸等症，乃因心肾升降失调所致，治宜清降心火，滋阴填精，引火归原，常选黄连、肉桂、阿胶、代赭石、淡竹叶、生地、玄参等。结扎术后情志不舒，思虑郁结，郁久化热，耗伤营阴，扰乱神明者，治疗宜先以酸甘之品调心肾，继以轻通之剂和血脉，同时配合心理疏导，多能应效。绝育术后极少数有癔病发作者，治疗常选莲子心配大生地、北五味配巴戟肉、炙远志配紫石英、细辛配川桂枝等调节心肾之品，并应重视心理疏导。对人工流产术后低热属气阴两亏、心肾失济者，姚氏常用自拟之交通煎（柏子仁、青蒿、京玄参、紫丹参、太子参、老紫草）疗之，以奏益气养阴、交济心肾之功。

另外，姚氏临床常结合辨证选用成药治疗节育术后诸证，取得较好疗效。如对于因湿热蕴阻所致之上环后阴道出血，人工流产术后出血淋漓不净者，可选用甘露消毒丹以化湿清热。其应用指征是：①苔黄腻，舌暗红，脉濡数；②出血质稠量少，淋漓难净；③平素可有口黏腻，带黄白相兼，质稠有腥味。若出血较多者，可配合云南白药同时服用。对于因阳气虚弱、脉络失荣所致之人工流产后阴道内冷痛，腹痛隐隐，遇温则舒，神疲腰酸，苔薄，舌淡脉细者，可选用四神丸以温肾散寒。对于因瘀血热毒内蕴所致之人工流产术后盆腔急性感染或发热者，可选用当归龙荟丸以燥湿泻火，清热解毒。其应用指征是：①术后腹部持续性胀痛，下血紫黑瘀块，带下秽浊不清，大便干结；②苔黄腻，舌红脉数。如阴虚、脾弱之发热腹痛又当禁忌。

（据丛春雨主编《近现代二十五位中医名家妇科经验》改写）

跋

余有幸受教于经方家洪哲明先生，耳提面命，启迪良多。并常向陈玉峰、马志诸先生请益，始悟及古今临床家经验乃中医学术之精粹，舍此实难登堂入室。

自1979年滥竽编辑之职，一直致力于老中医经验之研究整理。以编纂出版《吉林省名老中医经验选编》为开端，继之编纂出版《当代名医临证精华》丛书，并对整理方法进行总结，撰写出版了《老中医经验整理方法的探讨》一书。1999年编纂出版《古今名医临证金鉴》，寝馈于斯，孜孜以求，已30余年矣……登门请益，开我茅塞；鱼素往复，亦如亲炙，展阅名师佳构：一花一世界，千叶千如来；真知灼见，振聋发聩；灵机妙绪，启人心扉……确不乏枕中之秘，囊底之珍，快何如之！

《古今名医临证金鉴》出版后为诸多中医前辈所嘉许垂青，得到了临床界朋友们的肯定和关爱，一些朋友说：真的是与丛书相伴，步入临床的，对于提高临床功力，功莫大焉！其中的不少人已成为医坛翘楚，中流砥柱，得到他们的高度评价，于心甚慰！

《古今名医临证金鉴》出版已16年了，一直无暇修订。且古代医家经验之选辑，乃仓促之举，疏欠砥砺，故作重订以臻于完善，方不负同道之厚望。这次修订，由原来22卷重订至36卷，妇、儿、外、五官科等卷，重订均以病名为卷，新增之内容，以古代、近代医家经验为主。囿于篇幅之限，现代医家经验增补尚少。

蒙国内名宿鼎力支持，惠赐大作，直令丛书琳琅满目，美不胜收。重订之际，一些老先生已仙逝，音容宛在，手泽犹存，不尽萦思，心香一瓣，遥祭诸老。

感谢老先生的高足们，探蠡得珠，筚路蓝缕，传承衣钵，弘扬法乳，诸君奠基，于丛书篇成厥功伟矣！

著名中医学家国医大师朱良春先生为丛书作序，奖掖有加，惓惓于中医事业之振兴，意切情殷，余五内俱感！

《古今名医临证金鉴》丛书是1998年应余之挚友吴少祯先生之嘱编纂完成的，八年前少祯社长即要求我尽快修订，出版家之高屋建瓴，选题谋划，构架设计，功不可没。中国医药科技出版社范志霞主任，主持丛书之编辑加工，核正疏漏，指摘瑕疵，并鼓励我把自己对中医学术发展的一些思考，写成长序，于兹谨致谢忱！

我的夫人徐杰编审，抄校核勘，工作繁巨，感谢她帮助我完成重订工作！

尝见一联“徐灵胎目尽五千年，叶天士学经十七师”，与杜甫诗句“别裁伪体亲风雅，转益多师是汝师”异曲同工，指导中医治学切中肯綮。

文章千古事，得失寸心知。相信《重订古今名医临证金鉴》不会辜负朋友们的厚望。

单书健

二〇一六年孟夏于不悔书屋